Ruediger Dahlke

Das Geheimnis der Lebensenergie in unserer Nahrung

Mit heimischen Superfoods
von Brennnessel bis Löwenzahn

Redaktionelle Mitarbeit:
Dr. Cristina Capelli (Rezepte)
Simone Vetters (Superfoods)

GOLDMANN

Sollte diese Publikation Links auf Webseiten Dritter enthalten, so übernehmen wir für deren Inhalte keine Haftung, da wir uns diese nicht zu eigen machen, sondern lediglich auf deren Stand zum Zeitpunkt der Erstveröffentlichung verweisen.

Von Ruediger Dahlke sind bei Goldmann und Arkana außerdem erschienen:

Von der großen Verwandlung (22036)
Wenn wir gegen uns selbst kämpfen (22093)
Das Raucherbuch (21954)
Hör auf gegen die Wand zu laufen! (22206)
Herz(ens)probleme (21952)
Wie Sex und Liebe sich wieder finden (22140)
Krankheit als Sprache der Seele (21813)
Seeleninfarkt (22044)
Das Tier als Spiegel der menschlichen Seele (22135)
Krankheit als Weg (21558)
Mandalas der Welt (22019)
Die Psychologie des Geldes (21953)
Die Schattenreise ins Licht (22074)

MIX
Papier aus verantwortungsvollen Quellen
FSC® C083411
FSC www.fsc.org

Verlagsgruppe Random House FSC® N001967

1. Auflage
Originalausgabe Januar 2020

Umschlaggestaltung: UNO Werbeagentur, München
Umschlagmotiv: FinePic®, München
Lektorat: Anna Cavelius
JG · Herstellung: cb
Satz: Buchwerkstatt GmbH, Bad Aibling
Druck und Bindung: CPI books GmbH, Leck
Printed in Germany
ISBN 978-3-442-22293-3

www.goldmann-verlag.de

Inhalt

Danksagung 9

Vorwort 13

Ausblick und Einblick 21

Persönliche Erfahrungen – Vom eigenen Körper lernen • Prioritäten bei der Ernährung • Qualität und Quantität • Die Qualität der Quantität • Rückkehr zum gesunden Appetit

Teil I

Lebensenergie zuführen und erhalten – Grundlagen . 59

Was ist Leben, was Lebensenergie und -kraft? 60

Lebensenergie erleben • Ordnung und Licht • Geheimnisse östlicher Kulturen • Der Weg des inneren Lichtes • Atem- und Energie-Geheimnisse • Vom *guten* Essen • Gesunder Appetit als Schlüssel zu Gesundheit

Das Thema Frische 80

Dem Geheimnis auf der Spur • Der Trend zu verdichteter Nahrung • *Natür*liche Verpackungs-Geheimnisse • Wo kommt die Lebensenergie her, und was steckt dahinter? • Die Rolle der Ordnung in Ernährung und Leben • Gefahren allgegenwärtiger Monotonisierung • Krankheit als Ordnungsstörung

Alle Lebensenergie stammt von der Sonne 104

Die Entdeckung der Biophotonen-Strahlung • Licht als Ordnungsfaktor • Lichtmuster als Heil-Energie • Das Geheimnis der Frische in langlebigen Kulturen • Die Haltbarkeit des Lichtes in der Nahrung – Lebensfrische

Weitere Methoden der Stabilisierung – der Rhythmus des Lebens 121

Extreme Erfahrungen mit Lebensenergie • Das Phänomen der Lichtnahrung • Meine Lichtnahrungs-Eigenerfahrung • Frische Nahrung hält frisch • Bekannte Wunder an Langlebigkeit und Vitalität • Rohkost, Kochen und Fließen • Lebensenergie und Kochen

Die Lebenswärme der TCM 155

Die Denkweise der TCM • Test zur Bestimmung der eigenen thermischen Situation • Einteilung der Nahrung nach ihrer thermischen Qualität • Integration von östlichem und westlichem Ernährungs-Verständnis

Das Wunder im Fluss und die Kraft der Bewegung 173

Der Mensch im Lebensfluss • Zwischen Himmel und Erde • Die eigene innere Quelle der Lebensenergie • Schlaf und Lebensenergie • Persönliche Erfahrungen mit Lebensenergie

Teil II

Die Lebensenergie nicht behindern 187

Polarität und Ernährungslehre 188

Ernährungsgeschichte(n) • Und die Ernährungsgeschichte zieht weitere Kreise • Medizinische Gründe gegen Weizen • Und (ver)gib uns unser täglich Brot • Ist Weizen wirklich der Haupt- und Alleinschuldige? • Weitere Kohlenhydrate • Verständliche Stolpersteine • Die Fett-Falle • Hochleistungs-Cholesterin • Gutes und böses Fett oder fettige Polarität • Lebens-Rhythmus und Fettstoffwechsel-Steuerung

Fasten als Chance 230
Fasten für Ordnung und Rhythmus • Fasten-Ernährung = ketogene Kost • Weniger ist mehr • Fette Stimmung, Appetit und Gesundheit • Gesundheitsprogramm erster Ordnung

Schlauer als Mutter Natur? 242
Chronische Entzündungen als Wurzelübel • Fazit zu Glutensensibilität und Fett-Mangel • Chancen fettreicher, kohlenhydratarmer Kost • Wissenschaft als Entscheidungshilfe zwischen Diät-Widersprüchen • Krebs- und andere Diäten • Regelwidrigkeiten und Unordnung • Das Geheimnis des Gen-Alters

Seelendimension der Nahrung und Lebensenergie 264
Krankheits-symbolische Sicht moderner Ernährungsprobleme

Teil III
Praktische Konsequenzen 273

Pflanzen und ihre (sekundären) Stoffe 278
Das Ganze und seine Teile • Von Produkten der Qual und von Heil-Pflanzen • Im Rhythmus des Lebens und Jahres

Die Besten der Besten 287
Gemüse & Wildkräuter • Obst Und Nüsse • Gesunde Küchenhelfer: Kräuter und Gewürze

Getreide ohne Gluten 299
Hirse (diverse Arten) • Buchweizen • Amaranth • Quinoa • Reis • Mais

Keimlinge und Sprossen 303
Das Wunder der Keimung • Von der Sprosse zum Gemüse • Besonders wertvoll: Leinsamen-Keimlinge

Superfoods – die Entdeckung einer neuen Welt 306

Hanf • Kurkuma – das gelbe Wunder aus Asien • Ingwer • Camu Camu – die Fülle an Vitamin C • Chia-Samen – beste Omega-3-Quelle • Moringa – der Zauberbaum • Chlorophyll – Quelle des Lebens • Kokosöl – Fett, das schlank macht • Soja(-Rehabilitation) • Kakao und die Ehrenrettung der Schokolade

Aus der medizinischen Gesundheitsabteilung 339

Omega-3-Fettsäuren – DHA (Docosahexaensäure) • Resveratrol • Probiotika • Kalzium für starke Knochen • Magnesium – Mineral der Nerven • Eisen • Zink • Jod • Vitamin B_{12} – die Hürde für Veganer • Vitamin D – Sonne nicht nur auf der Haut • Vitamin A – verlängert die »besten Jahre« • Vitamin B_2 – Notwendigkeit von Vollwertigkeit

Schluss 356

Vermeidbare Stolpersteine • Ernährungs-Tipps von Fortgeschrittenen (und Forschern) • (Aus-)Wege aus der Falle • Lösungshilfen und spirituelle Dimensionen der Ernährung • Im Spannungsfeld von Himmel und Erde – das Geheimnis von Segen und Erdung

Literaturverzeichnis 371

Danksagung

Mein Dank steht nicht zufällig voran, denn im Anfang liegt alles. Die im Folgenden angeführten Forscher und Freunde bilden den Beginn dieser Arbeit. Es ist mir so ein Genuss, in der Fülle des vorgelegten Materials rote Fäden aufzuspüren und sie zu verbinden, um daraus den Zopf gesunder Ernährung für moderne Menschen zu flechten. Denn unsere Nahrung ist neben dem Atem unser erster Energiespender.

Besonderer Dank gilt dem österreichischen Physiker und Wissenschaftstheoretiker Erwin Schrödinger (1887–1961) und dem deutschen Biophysiker Fritz Albert Popp für ihre bahnbrechenden Arbeiten über Lichtenergie und Ordnung in der Nahrung wie auch Prof. Colin Campbell, Dr. Caldwell Esselstyn, den Vorreitern der pflanzlich-vollwertigen Ernährung, und ihren Gegenspielern Dr. David Perlmutter und Dr. William Davis, den Verfechtern kohlenhydratarmer fettreicher Mischkost. Prof. Richard Béliveau, Prof. Hans-Christoph Scharpf sowie Dr. Denis Gingras aus Béliveaus Team und Dr. med. L. M. Jacob verdanke ich die vielen wertvollen Hinweise in ihren Büchern und Studiensammlungen zum Thema »Ernährung«. Sie haben mich inspiriert und mir die Arbeit erleichtert. Auch all den nicht erwähnten Forschern, die in diesem Bereich bahnbrechende Ergebnisse erarbeiteten, danke ich sehr.

Meine Vorliebe als Psychotherapeut für spannende Lebensläufe und originäre und originelle Geister in der Forschung und die

Achtung vor ihren schicksalshaften Lebenswendungen und Entdeckungen haben mir dabei sehr geholfen und mich auf wichtige Spuren für dieses Buch gebracht: Richard Béliveau etwa, Professor für Biochemie an der Universität von Montreal und einer der Autoren des Bestsellers »Krebszellen mögen keine Himbeeren«, machte vormals Grundlagenforschung für die Pharmaindustrie, als ihn der Umzug seines Labors ins Kinderkrankenhaus der Universität mit krebskranken Kindern, ihren Eltern und Ärzten zusammenbrachte. Der Bericht von Forschern des Stockholmer Karolinska-Instituts, dass grüner Tee die Blutversorgung von Tumoren hindere, brachte ihn dann auf seine neue Spur: Ernährung bei Krebs! Nutrazeutika – Antikrebs-Lebensmittel im wahrsten Sinne des Wortes – waren geboren, eine Entwicklung, die Jahre später in dem Satz gipfeln sollte: »Nach allem, was ich im Laufe meiner jahrelangen Forschungen gelernt habe, würde ich heute auf die Frage, ob ich mir eine Ernährung ausdenken könnte, die die Krebsentwicklung maximal begünstigt, antworten, dass mir nichts Besseres einfiele als unsere gegenwärtige Ernährung.«

In meiner persönlichen Zusammenarbeit mit dem Gynäkologen und Umwelt-Mediziner der TU München, Prof. Volker Zahn, erlebte ich, wie dessen Wunsch, die Giftmenge bei Chemotherapien zu reduzieren und zugleich die aufbauenden und regenerierenden Kräfte seiner Patienten zu stärken, zu seiner von der Pharmaindustrie und den Kollegen bekämpften, gering dosierten Chemo bei gleichzeitiger Umstellung auf gesunde vollwertige Ernährung führte. Damals noch unverstanden, erscheint sein Ansatz heute in ganz anderem Licht und er selbst als der weitsichtige, überaus menschliche Schul- und Ganzheitsmediziner, als den ich ihn immer erlebt habe.

Prof. Claus Leitzmann war und ist über Jahrzehnte unser Licht in der Dunkelheit in Sachen Ernährung. Schon vor Jahrzehnten wurde er Vegetarier und ging uns mit bestem Beispiel voran in einer Zeit, als die angebliche Koryphäe der Universität München verlauten ließ, Vegetarier bekämen nach drei Jahren Mangelerscheinungen und würden nach sieben Jahren sterben. Als ich das hörte, lebte ich schon neun Jahre vegetarisch und traute meinen Ohren nicht – aber Claus Leitzmann umso mehr. Ihm danke ich für seinen Mut und seinen unbeugsamen Forschergeist!

Gerade erlebte ich ihn als 81-Jährigen auf einem Kongress in Verona geradezu zeitlos fit und war stolz, mit ihm und seinen beiden Kollegen Campbell und Esselstyn eine Bühne zu teilen. Campbell, ebenfalls mit 81 Jahren beeindruckend fit – dabei noch genauso engagiert wie auch bescheiden und ausnehmend freundlich –, teilt mit seinem gleichaltrigen Freund Esselstyn ein Stück Lebensgeschichte. Die beiden renommierten und ausgezeichneten Schulwissenschaftler, von Milchviehfarmen aus derselben Gegend der USA stammend, hatten noch am Ende ihrer erfolgreichen Karrieren den Mut, mit dem eigenen Lebensstil zu brechen, ihr Renommée zu riskieren und die pflanzlich-vollwertige (Welt-)Revolution in der Ernährungsmedizin in Gang zu bringen.

Selbst habe ich nie wissenschaftlich geforscht, sondern meine Patienten erlebt und beobachtet und in letzter Zeit auch meinen eigenen Organismus mehr zu Wort kommen lassen. Ich habe also nur Schlüsse aus vorhandenen Studien gezogen und dabei meist nur eins und eins zusammengezählt. Besonderer Dank gilt deshalb meinen Patienten. Und vor allem jenen, die mir die Grenzen noch so überzeugender Theorien aufzeigten, mein Nachdenken anregten und mich auf neue Ideen brachten, gerade weil sie und ihr Organismus nicht den Erwartungen bei einer Umstellung auf eine pflanzlich-vollwertige Ernährung folgten. Etwa jene PatientInnen, die, obwohl sie es so gern wollten, dabei nicht abnahmen, es aber nach zusätzlichem Weizen- und damit Glutenverzicht doch schafften. Dieses Thema werde ich daher auch in diesem Buch verstärkt aufgreifen.

Außerdem danke ich unserem Biogärtner in TamanGa, Paul Brenner, für wichtige Hinweise und ihm und seiner Frau Gertrud, die so konsequent ihren bewussten Weg mit Pflanzen gehen von der Kommunikation mit ihnen bis zu ihrer Erziehung, und vor allem für den wundervollen Anschauungsunterricht in unserem großen Garten.

Erstmalig möchte ich auch meinem eigenen Körper danken, der mir schon seit über sechzig Jahren versucht, den Weg zu weisen – meinen sowieso, aber wie ich zunehmend glaube, auch den für viele andere. Wäre ich ihm immer gefolgt, hätte ich von Kindheit an auf Tierprotein und vor allem Milch(produkte) verzichtet. Ab jetzt werde ich meinem Körper ungleich mehr Beachtung und vor allem Vertrauen schenken.

Dr. Cristina Capelli, die mir schon den Anstoß zu »Peace Food – vegano-italiano« (siehe Seite 293) gab und den Schritt zum Glutenverzicht sofort mitvollzog, verdanke ich die Rezepte in diesem Buch (siehe Bildteil in der Mitte des Buches) zur Weiterentwicklung von »Peace Food«. Der TCM-Therapeutin Sybille Schlüpen und Dr. Ingfried Hobert danke ich die Anregungen zur Lebenswärme von Nahrung, gespeist aus dem jahrtausendealten Wissen der Traditionellen Chinesischen Medizin. Dorothea Neumayr danke ich für den langen gemeinsamen Weg in Ernährungsangelegenheiten und hier speziell die Mithilfe beim Erstellen des Kapitels über wärmende und kühlende Kost.

Simone Vetters, meiner kräuter- und pflanzenkundigen Fastenleiter-Kollegin, gilt mein Dank für ihre inhaltlichen Beiträge zum dritten Teil dieses Buches, zu Pflanzen und Superfoods. Meinem Organisator Balthasar Wanz, der mir seit über zwei Jahrzehnten die Bürokratie vom Hals hält und mein bewegtes Essensleben teilt, gilt mein Dank für Anregungen, Uwe Lindner, meinem Assistenten, dafür, dass er mir Zeit verschafft, während er mich durch die Welt fährt. Anna Cavelius verdanke ich das einfühlsame Lektorat und die Ordnung im Ganzen.

» Wer etwas tun will, findet immer einen Weg. Wer nichts tun will, immer einen Ausweg. «

Prof. Claus Leitzmann

Vorwort

Seit dem erstmaligen Erscheinen dieses Buches im Jahr 2015 hat sich im Ernährungsbereich vieles getan – was mich persönlich freut und hoffnungsvoller in die Zukunft blicken lässt. Die pflanzlich-vollwertige vegane Kost, die ich mit dem Buch *Peace Food* so sehr gefordert und gefördert habe, ist heute schon selbstverständlich geworden. Ihre Verbreitung, an der ich weiter engagiert arbeite über Vorträge, Webinare der LebensWandel-Schule und in Büchern wie diesem, ist auf gutem Weg. Immer mehr Menschen lernen sie über (Online-)Ausbildungen wie »Ernährungsberater(in) Peace Food« oder über die (Koch-) Bücher der *Peace-Food*-Reihe kennen und schätzen.

Außerdem hat mich sehr berührt, wie die Freunde Andrea und Jürgen Fliege auf vegane Ernährung umstiegen und die gesundheitlichen Vorteile an Jürgen, den ich schon lange kenne, so rasch und deutlich sichtbar wurden.

Die weitergehende Erfolgsgeschichte von *Peace Food* hat mir noch viel mehr ermutigendes Feedback beschert und klarer gemacht, wie überfällig und wichtig der Schritt von der Misch- zur pflanzlich-vollwertigen Kost war. Aber es zeigte sich auch, dass *Peace Food* zwar die meisten, aber doch nicht alle Ernährungs- und Verdauungsprobleme löst.

Weder Tiere noch Pflanzen wollen von uns verspeist werden, davon können wir wohl ausgehen. Lediglich früchtetragende Bäume und Sträucher werden uns gern mit ihrem (Beeren-) Obst beschenken. Ist es doch auch ihr Vorteil, wenn ihre Samen nicht direkt unter ihnen Wurzeln schlagen, sondern – von uns gepflückt und verschleppt – weit entfernt zu neuen Pflanzen heranwachsen. Aber was hätten Getreide- und Gemüsepflanzen davon, in unseren Mündern zu landen und bestenfalls von schlechten Kauern wieder ausgeschieden zu werden?

Tatsächlich sträuben sich nicht nur Tiere gegen ihre Schlachtung, sondern auch Pflanzen gegen Tier- und anderer Leute Fraß. Der Fraßschutz der Tabakpflanze zum Beispiel ist ihr Nikotin; er funktioniert gut bei allen Tieren und Pflanzen. Unter Tabak wächst kaum Unkraut; Bienen überlassen ihre gefüllten Honigwaben dem in Tabakwolken gehüllten Imker, und nicht einmal die Rattenflöhe als Überträger der Pestbakterien befielen verrauchte Pestärzte. Nur bei uns Menschen schlug der Abwehrversuch ins Gegenteil um. Wir lernten, das Suchtmittel zu dosieren, und genießen seine raffinierten Wirkungen, die etwa am Morgen anregen und am Abend abregen können, genau wie der Raucher es braucht.

Ein anderer Abwehrstoff und Fraßschutz ist Gluten. Und

es gibt weitere solcher Lektine, die einigen von uns (noch) gar nicht bekommen. Denn heute beziehen wir unsere Nahrung aus buchstäblich aller Welt, darunter auch Pflanzen, an die sich anzupassen unsere Gene und unser Immunsystem gar keine Zeit hatten. In 12 000 Jahren hat sich nur die Hälfte der Menschheit an den Milchzucker Laktose gewöhnt und kann genügend Laktase zu dessen Verdauung bilden.

Bedenken wir, dass Christoph Kolumbus Amerika erst 1492 entdeckte und die Kartoffel hundert Jahre länger brauchte als der Tabak, um sich bei uns durchzusetzen. Wir hatten also noch keine fünfhundert Jahre Zeit, uns an sie zu gewöhnen. Der Siegeszug anderer Nachtschattengewächse wie der Tomate dauerte noch länger. Auch Scheingetreide wie Amaranth und Quinoa und selbst der Mais sind Kinder der Neuen Welt und sorgen im »alten« Verdauungssystem mancher Bewohner der Alten Welt für Unfrieden. Für sie und selbstverständlich auch für weiße Amerikaner stellen sie eher *War Food* statt *Peace Food* dar, sind sie doch – gemessen an den langen Zeitläufen der Evolution – für uns jung, fremd und noch unvertraut.

Züchtungen wie Hybridpflanzen, die auf Erbgutmanipulation durch geschickte Kreuzung hinauslaufen, und erst recht direkt genmanipulierte Pflanzen haben ein für viele von uns zu geringes Genalter. Ihre relativ neuen Genkombinationen provozieren unser »altes« Verdauungssystem und überfordern es nicht selten. Abgesehen davon haben sie nur einen geringen Gehalt an Biophotonen und folglich wenig Lebensenergie, da sich diese in den bei ihnen verklumpten Doppelspiralen der DNS nicht sammeln kann.

Was tun, wenn man auch mit *Peace Food* noch keinen endgültigen Frieden auf Verdauungsebene findet? In den USA propagieren Kollegen wie der Chirurg Steven Gundry extrem einschränkende und reduzierte Diäten, die alles weglassen, was problematisch sein könnte, und so – nach meiner persönlichen vierwöchigen Erfahrung – wirklich nicht mehr schmecken. Das kulinarische Elend solch eingeschränkter Diäten kann man sich aber leicht ersparen mit der Kombination von *Bewusst Fasten* und *Peace Food*. Der Aufbau nach einer Fastenwoche als Einstieg in den Umstieg kann die entscheidende Frage ganz leicht und angenehm klären: Was vertrage ich wirklich? Nach dem Fasten ist schon eine einzelne Pellkartoffel ein Genuss, und es klärt sich sofort, ob sie bekommt oder nicht. Ähnlich lässt sich mit allen Nachtschattengewächsen (Solanaceae) und den Ernährungserrungenschaften aus der Neuen Welt verfahren. Auf diesem Weg müssten in der Regel nur wenige Pflanzen vom Speiseplan genommen werden. Bei mir zählt dazu Paprika, er bekommt mir weniger, als mir die wundervollen Farben der verschiedenen Sorten suggerieren.

Es macht sogar Lust, nach dem Fasten auf diese einfache Art die Palette der Speisen bewusst von Mahlzeit zu Mahlzeit zu erweitern. Sich im Sinne einer Diät lange extrem einzuschränken, um dann den Organismus über viele Wochen wieder an alles zu gewöhnen, wie es etwa Gundry vorschlägt, ist dagegen maßlos spaßlos. Die Kombination von *Bewusst Fasten* und *Peace Food* hat jedenfalls schon vielen Menschen geholfen, ihr Essen sehr leicht um eine Menge Geschmackvolles zu erweitern, während sie lernten, weniges für sie persönlich Unbekömmliches wegzulassen. Und selbst dieser Verzicht ist zeitlich begrenzt und kann nach einigen Wochen konsequenter Meidung allmählich wieder mit kleinen Mengen aufgehoben werden.

Aus der Verbindung dieser beiden bewährten Methoden ergibt sich etwas Drittes und Neues: eine Kombination aus spannendem Aufbau und leichter und trotzdem nachhaltiger, weil erfahrbarer Diagnosestellung. Wenn ich merke, wie mir der so appetitlich erscheinende Paprika roh gar nicht guttut, kann ich ihn problemlos weglassen. Und von so vielem anderem weiß ich, wie gut es mir wirklich bekommt und nicht nur *mund*et, sondern für mich auch auf der ganzen (langen) Linie des Darmes von etwa elf Metern verdaubar ist. Paprika esse ich übrigens längst wieder – nach einer Pause von wenigen Monaten – in Maßen statt in Massen.

Als weiterer Kunstgriff erweist sich immer mehr die aktivierte pflanzlich-vollwertige Kost aus erstens fermentierten und zweitens gekeimten Lebensmitteln. Im Restaurant »Solar Kitchen« in Larnaca auf Zypern aß ich fünf Wochen »*activated vegan food*« und fühlte mich damit noch besser. Warum ist das so? Bei der fermentierten Kost haben Bakterien schon für uns vorgearbeitet und unterstützen so unser Milliardenheer von eigenen Bakterien, den sogenannten Symbionten. Mit Gekeimtem essen wir gleichsam neu entstandene Lebendigkeit, denn in den Keimlingen oder Sprossen haben sich viele Fraßgifte und Keimhemmer umgewandelt in Lebensmittel oder -stoffe wie Vitamine.

Ähnlich entscheidend ist, wie wir unser Leben verdauen und *Bhoga* üben, »Welt essen«, wie Buddhisten sagen. Hindus sprechen davon, die »Karma-Früchte« aus vergangenen Zeiten zu verzehren. In beiden Ausdrücken wird deutlich, wie sehr Essen auch Lebens- und Vergangenheitsbewältigung ist – ein heute bei uns noch weit unterschätzter Zusammenhang, genauso wie entscheidende psychosomatische Aspekte der Ernährung meist ignoriert werden.

Seit der Erstausgabe von *Das Geheimnis der Lebensenergie in unserer Nahrung* ist *Das Lebensenergie-Kochbuch* dazugekommen, das energiereiche Ernährung noch leichter praktizierbar macht. Außerdem habe ich *Das Alter als Geschenk* nicht nur für uns alte, sondern gerade auch für junge Menschen als eine Ermutigung zum genussvollen, stressarmen Altern geschrieben – und darin auch mit der von Pharmaindustrie und Mainstream-Medien propagierten Vorstellung, Alzheimer sei unheilbar, aufgeräumt. Mit einem Lebensstil, der vor allem die Ernährung im Sinn der *Peace Food Keto-Kur* umstellt, konnte Dale Bredesen (University of California) neun von zehn Alzheimer-PatientInnen verschiedener Krankheitsstufen heilen – der zehnte Patient war »nur« deutlich gebessert. Die Untersuchungen von David Snowden an sechshundert Ordensfrauen (»Nonnenstudie«) offenbarten, wie sehr die Lebensweise zählt und dass sich die schulmedizinische Forschung am »Alzheimer-Toxin« als Sackgasse erweist.

Eine weitere neue praktische Hilfe bietet das Buch *Peace Food Keto-Kur*. Es enthält die vorbeugende und für PatientInnen mit neurodegenerativen Erkrankungen wie Parkinson, MS und eben auch (Alzheimer-)Demenz ebenfalls heilsame Ernährungsrichtung und illustriert sie mit Rezepten. Sie ist außerdem optimal für alle Diabetiker geeignet und vor allem die zu empfehlende Kost bei Krebs, wie in meinem neuesten Buch *Krebs – Wachstum auf Abwegen* beschrieben.

Beim kompliziert erscheinenden Thema Nahrungsergänzung habe ich inzwischen eine sehr einfache Lösung gefunden. Das Präparat »Amorex« bietet mir die ideale Unterstützung für ein veganes pflanzlich-vollwertiges Leben. Es enthält eine mehr als ausreichende Portion Vitamin B12 (Methylcobalamin), außerdem 2000 I.E. Vitamin D als Basisversorgung, wobei ich – wenn irgend möglich – jeden dritten Tag eine halbe Stunde Sonne zusätzlich empfehle. Hinzu kommen Vitamin B6, das mir hilft, mich besser an meine nächtlichen Träume zu erinnern; außerdem so Wichtiges wie Vitamin B1, das Nerven- und Muskelgewebe erhält und für Wachstum zuständig ist, und schließlich Biotin, das große Bedeutung für Haut und Darm hat. Vor allem aber enthält »Amorex« die Vorstufen des Wohlfühlhormons Serotonin und des Belohnungs- und Glückshormons Dopamin, damit der Körper diese zentralen Neurotransmitter im Bedarfsfall ausreichend herstellen kann. Das Wachstumshormon HGH als drittes im Bunde für aufgeräumte Stimmung wie beim Fasten verschaffe ich mir mittels Kurzzeitfasten, das ich schon seit Jahrzehnten praktiziere und sehr empfehle. Als weitere Ergänzung nehme ich (»Take me«) Omega-3-DHA – aus Algen –, weil mir die Erfahrung gezeigt hat, wie schwer es zu schaffen ist, die notwendigen Mengen an Leinöl, Walnüssen und Hanf aufzunehmen, zumal die Umwandlungsrate in DHA so gering ist.

Diese Art geschickter Nahrung(sergänzung) – bei der Jugend als »Bio-Hacking« beliebt – hat mich im Zusammenhang mit der *Peace Food Keto-Kur* auch zum sogenannten Bulletproof Coffee geführt. Eine Tasse Kaffee (selbstverständlich in Bio- und Fair-Trade-Qualität) nach mittäglicher Tiefenentspannung mit anfangs einem, dann bis zu drei Löffeln MCT-Öl (mittelkettige Triglyceride) der wichtigsten und gesündesten Fraktion aus Bio-Kokosöl bringt einen verblüffenden Energieschub und Fluss in den Nachmittag.

Ähnliches weiß ich von Rohkakao zu berichten. Mit Zutaten wie Kurkuma und Maca wird daraus, noch über die Kakaowirkung hinaus, ein echtes Superfood. An der Vervollkommnung dieser gesunden Idee wie auch an einer milch- und zuckerfreien Schokolade, die (mir) richtig gut schmeckt, arbeite ich mit einem Freund – und bis dieses Taschenbuch erscheint, wird auch das erreicht sein. Wirklich gute Schokolade, die Lust macht (als Aphrodisiakum) und gesunde Süße ins Leben bringt, war für mich ein noch offener Traum. Allmählich erfüllt sich all dies gerade über pflanzlich-vollwertige Kost, und der Aspekt des Verzichts löst sich auf.

Neu ist auch, dass ich mein Fasten- und Seminarzentrum TamanGa in der Südsteiermark wieder unter meine Fittiche nehme, in dem sich all das einfach und angenehm, umgeben vom großen Grün als Seminar- und Einzelgast erleben lässt. Hier gebe ich in Zukunft noch mehr Seminarwochen und habe die TamanGa-Natur-Kur ins Leben gerufen. Sie beinhaltet alles Gesunde rund um lebensenergiereiche Ernährung. Das reicht vom Barfußgehen und damit von einer völlig natürlichen Aufladung mit Antioxidantien über Waldbaden als wirksamster Erhöhung der Lebensenergie – sichtbar in verbesserten Werten des Blutbilds und spürbar in einer verblüffenden Steigerung der Abwehrkraft – bis zu verschiedenen Schlafkuren mit dem Nebeneffekt, das Herzinfarktrisiko um mehr als fünfzig Prozent zu verringern. Diese Kur lädt etwa in unseren Buchen-Dom ein, um jene »Viriditas« oder Grünkraft zu tanken, von der schon Hildegard von Bingen schwärmte, aber auch zu geführten Meditationen, zu Yoga in freier Natur und vielem Gesunden mehr. Selbstverständlich ist TamanGa frei von WLAN-Strahlung, stehen die Klausenhäuser auf störungsfreien Plätzen und wurden durch ihren Baustil aus Lärchenholz und Lehmputz, aber auch durch viele weitere Kunstgriffe wie den Geonado-Wellen zu Orten der Kraft. Das gilt erst recht für unsere der Seelenentwicklung dienenden unterschiedlichen Säle und Übungsorte. Die Natur-Kur ist Werbung für ein einfach *natür*lich gesundes Leben voller Lebensenergie und -freude.

Und wir freuen uns über jeden Gast, der in diese Atmosphäre prickelnder Lebensenergie eintaucht – in TamanGa oder mithilfe dieses Buches. Insofern wünsche ich uns allen viele wundervolle Ausflüge in die Welt der Lebensenergie mit dem Ziel, sie in sich zu spüren, als Lebensfreude zu genießen und nach außen zu verströmen.

Frühjahr 2019 Ruediger Dahlke

Ausblick und Einblick

Als ich vor einigen Jahren das Ernährungs- und Lebensprinzip »Peace Food« vorstellte, hatte ich den Wunsch, Frieden zu säen für alle, die dies auch wollten im Sinne des heiligen Franziskus, der mein Lieblingsgebet mit dem Satz beginnt: »Herr, mach mich zu einem Werkzeug Deines Friedens.« Ich erntete damit aber auch einigen Unfrieden, der mich insofern erstaunte, als ich mit »Peace Food« ja nur Angebote mache. Niemals ging es darum, irgendjemanden auf eine pflanzlich-vollwertige Ernährungsweise zu verpflichten oder gar zu zwingen.

Die große Chance auch dieses Buches liegt daher auch in seinen Angeboten, die wissenschaftlich bestens abgesichert sind. Wer sie nicht aufgreifen will, lebt einfach weiter wie bisher, und nichts hat sich für ihn verschlechtert. Wer sie hingegen in sein Leben integrieren will, kann enorm profitieren.

»Niemand muss müssen, aber alle dürfen wollen.«

Die nächsten Seiten entschlüsseln die vielleicht tiefsten Geheimnisse der Nahrung und der ihr innewohnenden Lebens- und Heilenergie. Dabei verbinde ich Erkenntnisse und Ergebnisse vieler Studien zu einer Gesamtschau über die Energie unserer Nahrung, ihre Lebenswärme und die natürlichen Rhythmen, denen sie bei ihrer Entstehung unterliegt. Diese Zusammenschau erlaubt es uns, ungleich heiler zu werden. Gleich zu Beginn möchte ich diese hoffnungsvolle Nachricht etwas erläutern, um bei Ihnen große Erwartungen hinsichtlich einer erfüllteren Lebensqualität sowie von mehr Vitalität und Gesundheit zu wecken, aber auch, um schon gleich klarzumachen, dass es auch eines wachen Geistes, der Kenntnis der Schicksalsgesetze (siehe Seite 366) und guten Willens zu kleinen Veränderungen mit großer Konsequenz bedarf.

Die neuere Ernährungsforschung – an der zahlreiche der vorher genannten Wissenschaftler und Ärzte maßgeblich beteiligt waren und sind – zeigt uns nicht nur, wie wir Krebs, die zweithäufigste Todesursache in der modernen Welt, tendenziell auch wieder abschalten können. Sie zeigt auch, wie wir der weltweiten Haupt-Todesursache, den Herz-Kreislauf-Krankheiten, ihren Stachel nehmen können. Was für eine Chance ist das! Caldwell Esselstyn erklärte sie auf einem gemeinsamen Kongress in Verona zum Papiertiger, dem man jederzeit alle Macht mittels Ernährungsumstellung auf vegane Kost nehmen kann. Und das Schönste: Er konnte mittels Studie und Röntgenbildern von Herzkranzgefäßen demonstrieren, wie diese sich unter seiner Herz- und Gefäßschonkost wieder öffneten. Und in seiner berühmten China-Study – die wissenschaftliche Begründung für eine pflanzlich-vollwertige Lebensweise – zeigte Colin Campbell, wie mit derselben Kost oft auch Krebs wieder abzustellen und jedenfalls zu lindern ist.

Natürlich wird eine so bahnbrechende und den Lebensmittelkonzernen möglicherweise auf Dauer schadende Studiensammlung von jenen bekämpft. Und für derlei Scharmützel sind Wissenschaftler heute günstig zu haben. Es reicht ja für eine der Industrie hörige Presse, wenn drei Professoren die Studie anzweifeln, um sie als umstritten darzustellen – und das, ohne eine einzige Untersuchung gemacht zu haben.

Eine unendliche Geschichte

Das ist ein – bei der Ernährung – sich immer wiederholendes Szenario: Bereits 1972 wussten US-Epidemologen um die Gesundheitsschädlichkeit von Fleisch und Milch(produkten). Der damalige liberale demokratische US-Präsidentschaftskandidat George McGovern (1922–2012) hatte das Thema aufgegriffen und wurde daraufhin durch die wütende Reaktion der amerikanischen Fleisch- und Milchindustrie als Kandidat wie auch als Senator zu Fall gebracht.

Ähnlichen Gegenwind erlebt und beschreibt Colin Campbell. Bereits 1983 brachte die US-Cancer-Society ein Plakat heraus: *»Reduce your risk for cancer – reduzieren Sie Ihr Krebsrisiko.«* Darauf waren ausschließlich Bilder von Pflanzen zu sehen. Inzwischen gibt es über 500 000 Publikationen über den Zusammenhang zwischen Krebs und Nahrung, und alle handeln von der positiven Wirkung von Pflanzen(nahrung). Trotzdem ist der Widerstand der Krankheitsgewinnler auf Seiten der Industrie ungebrochen. Zugleich wächst allerdings auch die Aufbruchstimmung unter den immer jünger und zahlreicher werdenden Veganern. Und die sind für ihre Motivation nicht auf die Ergebnisse der China-Study angewiesen. Schon seit Jahrzehnten hatten deutsche Forschungsarbeiten Ähnliches belegt. Die über elf Jahre laufende Studie des Deutschen Krebsforschungsinstituts Heidelberg (DKFZ) etwa hatte bereits 1999 nachgewiesen, dass eine vegetarische Ernährung und gesundheitsbewusste Lebensführung bei Männern die altersbedingte Sterblichkeit um fast die Hälfte senkte und bei Frauen immer noch um ein Drittel. Sowohl das Risiko, an Herz-Kreislauf-Problemen, als auch das, an Krebs, Magen-Darm- oder Atemwegserkrankungen zu sterben, waren deutlich erniedrigt. Noch einmal elf Jahre früher, im Jahr 1988, hatte die von Prof. Claus Leitzmann durchgeführte Gießener Vegetarierstudie diese Vorteile auch anhand der Blutbilder von über tausend Studienteilnehmern aufgezeigt.

»Nichts wird eine Idee aufhalten, deren Zeit gekommen ist.«

Viktor Hugo

Jede(r) von uns isst im Leben ungefähr 30 Tonnen Nahrung und trinkt 50 000 Liter Flüssigkeit. Materiell bestehen wir daraus, auch wenn wir das meiste wieder ausscheiden. Aber Vorsicht, was wir oben hineinstecken, kommt zwar fast, aber eben doch nicht ganz wieder unten heraus. Der durchschnittliche Deutsche verzehrt laut Heinrich-Böll-Stiftung (Stand 2013) im Leben 945 Hähnchen, 46 Schweine, vier Rinder und vier Schafe,

46 Puten, 37 Enten und 12 Gänse. Dass das nicht gut für uns und die Erde ist, wissen wir – wissenschaftlich belegt – schon lange. Noch länger ahnen wir, dass alles, was für uns gut ist, es auch für die Erde ist. Die UN weiß darüber längst Bescheid, verbreitet das nur nicht engagiert. In ihrem 4. Klimareport (Carus 2010) heißt es: »Die Landwirtschaft, allen voran die Erzeugung von Fleisch und Milch, verbraucht 70 Prozent des Frischwassers, 38 Prozent des Landes und produziert 19 Prozent aller Treibhausgase … Eine weltweite Hinwendung zu einer veganen Ernährung ist lebenswichtig, um die Welt vor Hunger, Treibstoffmangel und den schlimmsten Auswirkungen des Klimawandels zu retten.«

Und sie weiß auch, dass einerseits 868 Millionen Menschen an Hunger und Mangelernährung leiden und andererseits bereits 1,4 Milliarden an Übergewicht. Demnach sind ca. 2,3 Milliarden Menschen auf dieser Welt völlig neben der Spur. Und für beide Extreme wäre die gleiche pflanzlich-vollwertige Kost lebensrettend. Trotzdem kommt nicht viel Unterstützung aus dieser Richtung – zu stark sind die Interessenverflechtungen.

Was die Welt wandeln kann und wird, ist die sogenannte Graswurzelbewegung (engl.: grassroots-movement), also eine Bewegung, die von der Basis an anders is(s)t und denkt. Auch dieses Buch kann hierzu enorme Chancen eröffnen und eine Revolution in Ihrem eigenen Leben wie auch in der Ernährungswelt auslösen.

Das Geheimnis der Lebensenergie unserer Nahrung liegt dabei in der Zusammenschau bestehender Fakten, denn alles Notwendige ist bereits da. Wir müssen sie nur zu einer Einheit zusammenfügen, praktisch umsetzen und täglich anwenden. Das wichtigste der Schicksalsgesetze – das der Polarität – kennt zu jedem Pol den Gegenpol. Die Suche nach der Lebensenergie unserer Nahrung wird uns mit diesem Gesetz konfrontieren.

Ein Beispiel dafür: Die Krankheitsbilder-Deutung von »Krankheit als Symbol« (siehe Literaturverzeichnis im Anhang) eröffnet die Möglichkeit, den seelischen Hintergrund von Symptomen auf einfache Weise zu erkennen und die Lernaufgabe darin zu erfassen, das heißt den Bedürfnissen der Seelenebene gerecht zu werden. Die Fülle der Studien zur Ernährung wiederum bietet die Möglichkeit, der Körperebene gerecht zu werden. Aus dem Zusammenspiel von beidem, Psyche und Soma, ergibt sich wirkliche Psychosomatik. Eine entwicklungsbereite Seele, die sich dem Leben mit seinen Herausforderungen stellt, ist schon sehr gut vor Krankheitsbildern geschützt. Kommen noch art- und typgerechte Ernährung und gesunde Bewegung hinzu, machen Sie sich bereit für Wunder!

Im Augenblick halten sich diese noch in Grenzen, weil Richtungskämpfe und scheinbare Unvereinbarkeiten den Blick aufs Wesentliche verstellen. Seele und Körper ergänzen sich und gehör(t)en immer zusammen. So ist es überfällig zu erkennen, dass die psychosomatische Krankheitsbilder-Betrachtung und die Somatik von Schulmedizin und Naturheilkunde sich nichts nehmen, sondern sich im Gegenteil wundervoll ergänzen und unterstützen. Statt sich im Krankenbett zu langweilen, könnte engagierte Psychotherapie in Eigenregie diese ansonsten sinnlose Zeit zu Reisen in innere Seelen-Bilder-Welten zur Heilung nutzen. Unseren Mahlzeiten könnten wir wieder Rahmen geben, wenn schon nicht mehr durch Gebete, so vielleicht durch Dank und Segen, denn inzwischen schämt sich bei uns eine Mehrheit für die eigene Tradition und hat sich ihr entfremdet.

Auf der Suche nach dem Geheimnis der Lebensenergie der Nahrung werden Sie vielleicht erstaunt feststellen, dass wir diese seit langem wissenschaftlich messen und wahrnehmen können. Wir werden Studien finden, die geradezu auf das Geheimnis hinweisen und trotzdem ignoriert werden. Vielleicht wird es neben Staunen auch ein wenig Angst auslösen, da die Beschäftigung mit Lebensenergie in der westlichen Wissenschaft bisher mit ziemlich entsetzlichen Maßnahmen geahndet wurde. Ihre Erforschung stand hierzulande die längste Zeit unter schwerer Bedrohung, während man im östlich-asiatischen Raum ganz frei darüber nachdenken konnte.

Das Geheimnis der Lebenswärme der Nahrung und ihrer natürlichen Entstehungs- und Ernterhythmen ignorierte der Westen komplett. Dabei kann jeder beispielsweise spüren, wie wenig Wärme einem im Winter ein Obstsalat aus Zitrusfrüchten, Mangos und Papayas gibt. Es bleiben uns darüber hinaus die Hinweise des gelben Kaisers Huang Di, des chinesischen Ur-Kaisers und mythischen Verfassers des Grundlagenwerks der Traditionellen Chinesischen Medizin (TCM), die hierzulande noch wenig (Be-) Achtung erfahren. So blieb das Wissen um die Lebenswärme von Nahrung über Jahrtausende unserem Kulturkreis verborgen. Bis sich unsere Wissenschaft diesem Geheimnis zuwendet –, die bisher noch nicht einmal zwischen dem energetischen Gehalt eines frisch gepressten und eines konservierten Flaschensaftes unterscheiden kann –, wird es allerdings wohl noch dauern.

Das Gute aber ist, wir können jetzt schon aus der TCM und ihrem Wissen um die Lebenswärme Nutzen ziehen, müssen es nur schaffen, diese Polarität zwischen (Lebens-)Frische beziehungsweise (Lebens-)Energie auf der einen und (Lebens-)Wärme auf der anderen zu integrieren. Unsere Lebenskraft ergibt sich aus beiden Polen.

Hier kommt auch der Rhythmus ins Spiel. Sein Geheimnis hat schon Rudolf Steiner (1861–1925) gelüftet mit der Erkenntnis, alles Leben sei Rhythmus. Bei uns hingegen verwechseln heute selbst weithin bekannte Lebenslehrer Rhythmus und Takt, obwohl sich diese wie Leben und Tod zueinander verhalten. Dabei haben alle lebenden Organismen Rhythmen, alle Maschinen dagegen Takt. In dem Moment, in dem unser Herzrhythmus zu einem Takt wird, wechseln wir vom Leben zum Tod. Die Herzraten-Variabilität nach David Servan-Schreiber (1961–2011) belegt das heute auch wissenschaftlich nachvollziehbar. Kurz gesagt geht es dabei um eine ständige Variationsbreite des Herzschlages. Sobald er etwas völlig Gleichförmiges bekommt, ist Gefahr im Verzug. Oder: Wenn wir etwa den Rhythmen des Jahres wieder Raum in unserem Leben geben und uns auch bei der Ernährung danach richten, indem wir nur saisonal geerntete Früchte und Gemüse verzehren, laden wir gleichsam das Leben zu uns ein. Wir brauchen – Gesetz der Polarität – nicht nur in der Musik beides: Rhythmus und Takt oder Leben und Ordnung.

Obendrein ist es durch die rasanten Fortschritte in der industriellen Viehzucht und der Manipulation des Erbgutes bei Pflanzen höchste Zeit, das Geheimnis des Gen-Alters zu entdecken. Unser Organismus kann mit diesen Entwicklungen nicht mithalten: Wir sind genetisch und damit körperlich uralte Wesen, und vieles, was sich im Laufe der Jahrzehnte – fast unmerklich – entwickelt hat, war hilfreich zu seiner Zeit, ist aber langfristig schädlich. So hat die Entwicklung von Hochleistungskühen und die weltweite Verbreitung von Milch(produkten) natürlich den Hunger gelindert, ebenso wie die Entwicklung des Kunstdüngers durch Justus von Liebig (1803–1873) für bessere Ernteerträge sorgte oder die Züchtung des modernen Hochleistungsweizens, die seinem Entdecker Norman Ernest Borlaug im Jahr 1970 den Nobelpreis einbrachte. Heute aber schadet uns allen die Milch von Hochleistungskühen, die kaum noch etwas mit der gemein hat, die unseren Vorfahren in der Jungsteinzeit zur Verfügung stand. Denn die Milch aus der Tüte, die viele heute noch trinken, ist homogenisiert und stammt nicht von einer einzigen Milchkuh, sondern wurde aus der von Tausenden von Kühen zusammengeschüttet. Auch der moderne Weizen ist nicht mehr mit dem urprünglichen Einkorn zu vergleichen, das noch vor hundert Jahren verzehrt wurde. Dieses hatte als ein Weizenvorfahre noch 14 Chromosomen. Der Emmer, der das Einkorn aufbessern sollte, brachte schon 28 mit, und der heutige Weizen hat 42 Chromosomen. Das Brot, das wir heute essen, darf mit über tausend Stoffen versetzt werden, darunter solchen, die das Reinigen der Backmaschinen erleichtern. Mit dem Brot der frühen Jahre hat es kaum noch etwas gemein.

»Wir haben einfach aus allem mehr gemacht, und es bekommt uns nicht.«

Unser Organismus kann mit diesen rasanten Entwicklungen nicht mithalten. Er ist von seinen Genen her uralt und braucht auch eine seinem Gen-Alter entsprechende Kost: Wir sind körperlich gesehen uralt, und unsere Psyche ist gelinde gesagt altmodisch und von ebenfalls uralten Seelen-Bilder-Welten und zeitlosen Archetypen geprägt. Beide brauchen als (Seelen-)Nahrung Altbewährtes wie Mythen und Märchen, im Hinblick auf Ernährung aber genauso alte Gene in den Lebensmitteln.

Das letzte große Geheimnis schließlich ist das von Synergie und Einheit. Wir müssen so viel scheinbar Unvereinbares vereinen – in unserem Leben – und auch in unserer Ernährung. Nur dann kann etwas Ganzes und Heile(nde)s daraus hervorgehen.

Auf der Ernährungsebene können Vorreiter der veganen Lebensweise wie Campbell und Esselstyn anhand vieler Studien belegen, wie schädlich Tierprotein und -fett für unsere Gesundheit sind. An deren Stelle empfehlen sie fettarme pflanzlich-vollwertige Kost. Mit großer Begeisterung bin ich ihnen als Tierfreund und Vegetarier gefolgt.

Auf der anderen Seite empfehlen ihre Kollegen, der Kardiologe William Davis und der Neurologe David Perlmutter, ebenfalls gestützt auf Studien, wie der Verzicht auf Gluten vor allem aus Weizen sowie die Nutzung guter Fette (z.B. Oliven-, Lein- und Kokosöl) ebenfalls viele Krankheitsbilder wie etwa Diabetes II heilen. Leider empfehlen sie dazu eine kohlenhydratarme und fetthaltige sowie auch noch tierproteinreiche Kost. Ihre Argumente und Studien überzeugen aber ebenfalls und ermöglichen mir auch, einiges in gut vierzig Arztjahren Erlebtes besser zu verstehen.

Alles ist denkbar

Dazu passt eine Geschichte vom Sufi-Weisen Mullah Nasruddin: *»Als Richter hörte der Weise zuerst den einen Angeklagten und beendete die Vernehmung mit den Worten: Sie haben vollkommen recht! Das anschließende Verhör des Kontrahenten endete zur Verblüffung der Anwesenden mit den gleichen Worten des Mullah: Sie haben völlig recht.«*

Natürlich können beide Seiten – aus ihrer jeweiligen Sicht – recht haben, das wird sogar meist der Fall sein. Beide Seiten oder Ernährungsstrategien sind andererseits aber Gegenpole. Was, wenn beide recht haben? Kann es sein, dass sich so gegensätzlich wirkende Erkenntnisse nicht ausschließen, sondern im Gegenteil ergänzen und sogar wundervolle Synergien entwickeln, wenn wir die daraus resultierenden Gesundheitsprogramme entsprechend aufeinander abstimmen? Könnte es nicht sein, dass wir gar nicht nur die Wahl zwischen Pest und Cholera haben, sondern als dritte Option die der Gesundheit existiert?

Genau das wird dieses Buch aufzeigen. So gut die eine Kost für Herz und Gefäße ist – Esselstyn lässt bei seiner Herz- und Gefäß-Schonkost sogar alle Öle weg –, so gut wirkt die andere aufs Gehirn, und offensichtlich brauchen wir Herz und Hirn für ein gutes Leben. Studien belegen, dass es ohne Milch(produkte) praktisch nicht zur Entwicklung von Diabetes I kommt. Wir wissen aber auch von Studien, dass der Verzicht auf Gluten und insbesondere Weizen Ähnliches bewirkt. Möglicherweise könnten wir einem Krankheitsbild wie Diabetes die Grundlage gänzlich entziehen und so auch die dahinterstehende seelische Situation einer Klärung auf anderer Ebene zugänglicher machen. Die Zuckerkrankheit steht hier stellvertretend für viele moderne und letztlich alle großen Zivilisationskrankheiten.

Bei genauerem Studium der China Study stellt sich übrigens heraus, dass aus den Daten nicht nur hervorgeht, dass Tierprotein ein Gesundheitsrisiko darstellt, sondern auch Weizen. Der Biochemiker Campbell muss diese Tatsache genauso übersehen haben wie der Neurologe Perlmutter die Schäden, die seine tierproteinreichen Rezepte im Gefäßsystem anrichten. Der Kardiologe Davis erkennt immerhin beides, aber gewichtet das Gluten- beziehungsweise Weizenproblem viel stärker. Dabei übersieht er die Folgen der den Körper deutlich stärker säuernden Milch(produkte). Diese Pole zusammenzubringen ist Aufgabe dieses Buches und somit die Versöhnung scheinbarer Gegensätze auf theoretischer, sogar wissenschaftlicher Ebene und bis in die Praxis mit kostbaren, schmackhaften Rezepten.

Die Konsequenz dieser beiden großen modernen Ernährungsströmungen besteht also im Weglassen von Tierprotein und Gluten. Aber was bleibt denn dann noch, wenn man bedenkt, wie sehr Milch-, Ei- und Weizenprodukte unsere gesamte Ernährung unterwandert haben? Sogleich mag das Gespenst des Verzichts auftauchen, das moderne Menschen so furchtbar schreckt.

Aber sind nicht andererseits längst überfällige Fehlerkorrekturen Anlass zur Freude? Hinzu kommt noch die Aussicht auf besseres, weil schmackhafteres, anmachenderes und ungleich gesünderes Essen. Das bedeutet den Abschied oder zumindest die Linderung praktisch aller großen Gesundheitsplagen. So wie pflanzlich-vollwertige Kost Herz-Kreislauf-Probleme bessert und bei Krebs und Rheuma, Gicht und Allergien hilft, Demenz und Alzheimer verhindert oder doch lindert und Diabetes I bessert und II heilt, kann auch glutenfreie Kost bei vielen Beschwerden Besserung bringen. Darüber hinaus kann sie die neurodegenerativen Krankheitsbilder bessern, häufig Migräne und andere Kopfschmerzen und manchmal sogar Schizophrenie.

Wenn wir allein nur diese beiden scheinbaren Gegensätze zusammenbringen, ist so viel Heil(ung) möglich. Indem wir dann noch Frische und Wärme, also Lebensenergie und Lebenswärme, zusammenführen, können wir zu einer alten, ja ursprünglichen Kost zurückkehren, sie mit unserem modernen Leben verbinden und dabei die erlösten Seiten vereinen, die Vorteile für uns nutzen und Nachteile ausmerzen.

Ich freue mich, Sie mit Studien und Argumenten zu einem ungleich besseren Leben einladen zu dürfen, einem, das westliche und östliche Ernährungserkenntnisse vereint und Wissenschaft und Erfahrungsmedizin verbindet – einem Leben mit Aussicht auf zunehmenden inneren und äußeren Frieden.

Persönliche Erfahrungen – Vom eigenen Körper lernen

Meinem eigenen Organismus zu vertrauen und von ihm zu lernen war ein langer Weg für mich, den mir Studium und Arztberuf eher erschwerten durch das ständige Querfeuer von Intellekt und Fehlinformationen in der Ausbildung. Tatsächlich haben wir als Medizinstudenten beschämend wenig über Ernährung gehört. Rückwirkend stellt sich das aber als Glück heraus, denn was wir gelernt haben, war im Wesentlichen falsch oder nicht mal die halbe Wahrheit.

Wissenschaftlich ist es tabu, auf das eigene Körperempfinden zu achten und daraus Schlüsse zu ziehen. Wissenschaftler lernen sich selbst und ihrem Körper nicht zu trauen, sondern nur Zahlen, die ihre Analysen zu Tage fördern. Das Wort »analysieren« bedeutet »zerlegen, zerschneiden«, und dabei geht mit der Vollkommenheit und Ganzheit natürlich auch immer das Leben verloren. Durch Zerschneiden sterben Versuchstiere, und beim Zerlegen verliert Samen seine Keimfähigkeit. Diese Beispiele machen schon klar, dass von der Schulwissenschaft das Geheimnis des Lebens nicht zu lüften ist. Im Gegenteil: Es muss dabei notwendigerweise auf der Strecke bleiben. Die moderne Wissenschaft verfährt reduktionistisch, das heißt detailversessen. Dabei muss ihr das Ganze und damit auch das Leben immer entwischen.

Aber auch die vielen Umwege, die ich mit der Schulmedizin mitmachte, lehrten mich einiges, auf das ich heute nicht verzichten möchte. So soll dieses Buch auch eine Synergie werden zwischen dem weitestgehenden Stand der Wissenschaft und meinen eigenen körperlichen, seelischen und spirituellen Erfahrungen. Meine persönlichen Erfahrungen haben meine Patienten und Seminarteilnehmer zu meinem anfänglichen Erstaunen immer sehr interessiert – einige sicher, um mich dabei zu ertappen, ob ich Wasser predigte und Wein trank; die meisten aber, um es schlicht nachzumachen, weil sie mir vertrau(t)en, wofür ich ihnen hier ausdrücklich einmal danken möchte.

Tatsächlich warnte ich aber vor solchem Imitieren meist und versuchte meine persönlichen Vorlieben vom Lehrstoff klar zu trennen, ganz wie ich als Arzt gelernt habe, solch anekdotischen Erfahrungen zu misstrauen. Das soll nun anders werden, nicht weil ich meine Erfahrung inzwischen für allgemeingültig halte, doch für wertvoller, als ich sie bisher einschätzte. Das sehe ich rückwirkend daran, dass wissenschaftliche Erkenntnisse mit der Zeit die Vorlieben und Abneigungen meines Körpers immer mehr bestätigen. Hinzu kommt, dass ich inzwischen auch in der Ernährungslehre nur noch wenig für allgemeingültig halte. Das wenige aber gilt es zu verbreiten.

»Jeder Mensch ist einzigartig und individuell, aber einiges ist für jeden gefährlich, schädlich und giftig, wie Tierprotein, und einiges zumindest für sehr viele, wie der moderne Weizen.«

Zu Beginn nun Ausschnitte aus meinem Eigenstudium am eigenen Leibe: Haut auf warmer Milch oder Kakao löste bei mir schon als Kind Widerwillen bis zu Brechreiz aus. Früh fand ich auch Fleisch abstoßend, vom ekelerregenden Geschmack bis zu seiner Faserigkeit, die meine Schwester und mich nötigte, ausgekaute Fleischballen von einer Backe in die andere zu schieben und, wann immer möglich, direkt in die Toilette zu entsorgen. Warum wir beide es nicht einfach schluckten, weiß ich bis heute nicht, es widerstand uns wie vielen anderen Kindern.

Die Einstellung, meinem eigenen Gefühl und Geschmack zu folgen, wurde von meiner Umgebung mit bester Absicht ignoriert. Meine Mutter hatte ein nach dem Krieg verständliches Eiweißmangel-Trauma und bestand darauf, dass wir wenigstens zweimal pro Woche Bückling aßen, im Nachkriegs-Berlin die günstigste Eiweißquelle. Die ekligen Räucherheringe, die wegen ihres hohen Eiweißgehalts in höchsten Ehren standen. Es gab sie in jeder Form, und jede war mir auf ihre Art zuwider. Sich gegen das Essen von Tieren zu verwahren galt damals als Mischung aus Gotteslästerung und zum Himmel schreiender Undankbarkeit. Mein Vater kommentierte solches Verhalten mit Anekdoten aus seiner Kriegsgefangenschaft oder dem Hinweis, dass ich, solange ich meine Füße unter seinen Tisch steckte, auch zu essen hätte, was darauf stünde. Meine Füße und ich selbst legten in Wahrheit schon bald darauf gar keinen Wert mehr, zumal Mund und Ohren Dinge schlucken mussten, die mir widerstanden. So bekam ich früh Übung im Umgang mit der Parallelität von körperlicher und geistiger Nahrung und ihrer zweifelhaften Bekömmlichkeit. Protest nützte wenig, wir mussten uns als Kinder jeweils melden und erst Sprecherlaubnis einholen, bevor wir überhaupt etwas sagen durften. Meine Neigung zu Schlagfertigkeit war aber schon damals groß, was frech, dreist und altklug erschien. Deshalb »musste« ich manchmal allein in meinem Zimmer essen, was ich viel lieber und selektiver tat. Dadurch lernte ich früh bewussten Verzicht, den ich unangenehmen Speisen unbedingt vorzog. So wurde ich zeitweise für meine Frechheit durch Essensvorteile belohnt, allerdings nur so lange, bis das durchschaut wurde. Allmählich gewöhnte ich mich aber tatsächlich an Fisch und Fleisch, aber nie an Milch und Käse, was kein Problem war, da Vater beides auch nicht mochte.

Erst als ich acht war und (m)ein Stiefvater in der Familie das Kommando übernahm, eröffnete sich hier eine neue Essensfront. Käse hatte ich von Anfang an widerlich empfunden, und als er mich nun dazu zwang, erbrach ich ihn im hohen Bogen über den gedeckten Tisch, womit dieses Thema im wahrsten Sinne des Wortes *gegessen* war. Zum Glück galt Erbrechen bei uns weniger als Widerstand denn als medizinisches Problem, sozusagen ein akzeptiertes Gottesurteil gegen Käse. »Der Junge verträgt Käse nicht«, erkannte meine Mutter scharfsinnig und zu meiner Erleichterung. Das hatte ich schon vorher erkannt und erklärt, aber es brauchte erst eines deutlichen Zeichens meines damals noch sehr ehrlichen, weil noch wenig korrumpierten Körpers.

Auch eine Erfahrung mit mangelnder Frische wurde mir schon gleichsam in die Wiege gelegt. Meine Oma bestand nach zwei durchlittenen Weltkriegen auf der damals populären Aktion »Eichhörnchen«. Jede Menge Nahrungsmittel wurden wegen eines zu erwartenden dritten Weltkrieges eingelagert und kurz vor dem Ablaufdatum noch rasch verzehrt, so dass wir häufig altes Zeug aßen, während das frische in den Keller kam. Vater erklärte es mit der Erfahrung schwerer Zeiten, aber altbacken blieb altbacken. Und natürlich hatte ich keine Angst vor Weltkrieg III, kannte ich doch I und II nicht. Meine diesbezügliche Zuversicht war aber kaum auf die an sich sehr geliebte Oma zu übertragen, und so blieb »frisch« außen vor, obwohl meine Mutter eigentlich sehr dafür war: Frische Luft – ihr Indikator dafür waren unsere roten Backen – und frische Kost standen bei ihr zu unserem Glück hoch im Kurs.

Dafür folgte sie Essensregeln, die meinem Körper zuwiderliefen. Zweimal am Tag warm zu essen war für sie ungeschriebenes Gesetz, obwohl ich kalt und roh mochte. Früchten, schon damals meinen Favoriten, traute sie dagegen nichts zu. Es gab sie, aber nur gleichsam als Belohnung, wenn ich vorher warm gegessen hatte. Wobei sich heute – nicht nur bei mir – zeigt, dass der rohe Anteil und so auch die Früchte vorher deutlich bekömmlicher sind.

Außerdem vertraute sie auf die offenbar schon von Vorfahren übernommene Essensregel: Morgens wie ein Kaiser, mittags wie ein König, abends wie ein Bettelmann. Mittags und abends ging das, wenigstens musste ich dann nicht so viel von dem essen, was ich nicht mochte, wobei ich abends durchaus Hunger gehabt hätte. Morgens aber mochte ich noch nie essen und war erleichtert, als ich sie zu Schulzeiten überreden konnte, mir lieber Frühstücksbrot mitzugeben, das ich gern verschenkte. Es kam immer gut an, wahrscheinlich weil es objektiv »gut« war. Meine Schwester, die bei Fleisch mein Leid teilte, kam mit diesem Regime gut zurecht, was mich erstaunte und erste Zweifel weckte, ob wirklich alle Menschen gleich seien, wie wir – in Anlehnung an die Französische Revolution – lernten. Ich war jedenfalls in vieler Hinsicht ganz anders als andere. Das wurde mir beim Essen sehr deutlich.

Trotz anfänglichem Widerstand gewöhnte ich mich an einiges. Als wir anlässlich des Vaterwechsels nach Süden zogen und in Oberbayern landeten, ging ich mit meinen neuen Freunden »Kartoffelklauben«. Das gab für die Sechsstundenschicht fünf Mark, eine Flasche Limo und ein trockenes Bauernbrot mit dicken Wurstscheiben. Meine Freunde nahmen mir die eklige »Wurscht« dankbar ab, aber das trockene Brot wurde täglich trockener, und schließlich aß ich sogar ab und zu Teile der Wurst, auch um nicht immer so anders zu sein.

Als ich später Vegetarier wurde, trainierte ich mich selbst darauf, neben anderen Milch(produkten) auch Käse zu essen. Einerseits weil ich der Eiweißmangel-Angst aufsaß und sie andererseits in dem hinduistischen Meditationskreis, dem ich anhing, als »sattvische Nahrung« hoch im Kurs standen. Maharishi, der Guru der Beatles, denen wir in seine offenen Arme gefolgt waren, hatte uns ziemlich abrupt auf vegetarisch umgestellt. Nun gab es wahre Milch(produkt)-Orgien, weil »sattvisch« im indischen Denken als förderlich auf dem Weg zur Erleuchtung gilt. Statt aber göttliche Erfüllung in uns zu bewirken, führte es eher zu körperlicher Fülle.

Einige junge TM-Lehrer (Anm.: TM = Transzendentale Meditation) wurden dicklich und entwickelten sogar Ansätze von Brüsten. Das bemerkte ich zwar, aber inzwischen schmeckten mir die Quark-Honig- und Milcheis-Bomben bereits. Als ich einmal den Yogi Dhirananda mit nacktem Oberkörper und weiblichen Brüsten sah, wuchs der Verdacht, dass da etwas nicht stimmte. Erst als ich mich Jahre später aus diesem hinduistischen Kreis löste, sah ich klarer. Ein Film zeigte zum Beispiel auch den Guru Ramana Maharshi mit Frauenbrüsten. Wenn ich Jahrzehnte später – die China Study im Hinterkopf – bedenke, dass nicht nur er an Krebs gestorben ist, bin ich sicher, dass in Sachen Milchprodukte hier ein ebenso großes wie gefährliches Missverständnis vorliegt und immer noch Opfer fordert.

Auch war es damals schon anspruchsvoll genug in einem Land wie Bayern, wo es keinerlei Feld dafür gab, »vegetarisch« durchzuhalten – was mir vor allem aus Gründen der Tierliebe zwingend erschien. Eine nette Wirtin sagte einmal, als ich ihr meine vegetarische Vorliebe gestand: »Dann moch i dir halt a Lamm« – als ob es sich dabei um kein Fleisch handelte. Damals galt (viel) Fleisch unbestritten als sehr gut und alternativlos.

Als ich schon zwanzig Jahre Vegetarier war, machte mir mein an sich geliebter Schwiegertiger noch immer Hirschgulasch und bat mich auf meine routinemäßige Verweigerung hin, doch wenigstens die gute Sauce zu essen. In ihren Augen blieben Vegetarier erbärmlich, und sie erbarmte sich meiner. So wurde mir immer wieder bewusst gemacht, wie wenig akzeptabel mein Geschmack erschien. Mit der Zeit tat das Feld seine Wirkung, und wenn ich mich auch nie an Milch und Eier in Reinform gewöhnte, so doch an ihre weiterverarbeiteten Produkte. Manche wie Mousse au chocolat oder Tiramisù lernte ich sogar schätzen. Dabei vertrug ich Milch(produkte) nie besonders, da ich zu jenen 50 Prozent der Menschheit gehöre, die das Enzym Laktase nicht produzieren, das der Körper benötigt, um Laktose (Milchzucker) zu verdauen.

Der Schritt zur viel bewussteren Ernährung erfolgte dann in meiner Studienzeit. Ich lernte Augendiagnose bei Frau Dr. Schnabel, Tochter eines bekannten Irisdiagnostikers. Zum Einstand diagnostizierte sie ausgerechnet in jenem hell strahlenden Kreis, der meine Freundin erfreute, (m)eine rheumatische Anlage. Befragt, wie deren Verwirklichung zu vermeiden sei, empfahl sie regelmäßiges Fasten und bewusste Ernährung, was sich bis heute bewährt. Mit 63 Jahren habe ich kein Rheuma, und meine Partnerin findet als Iridologin die Anlage dazu im Auge verblasst.

Essensvorschläge für Patienten wie Weglassen von Milch(produkten) bei Allergien, bei Rheuma und Übergewicht blieben bei mir lange isolierte medizinische Therapie-Maßnahmen. Menschen auf dem spirituellen Weg wie Teilnehmern in Meditations-Seminaren riet ich wohl zum Verzicht auf Fleisch aus spirituellen, (tier)ethischen und medizinischen Gründen. Aus humanitären und ökologischen Gründen legte ich diesen Verzicht allen nahe, aber richtig Schwung bekam das Ganze erst durch die China Study und die gesundheitlichen in »Peace Food« beschriebenen Argumente. Colin Campbells Arbeit brachte bei mir den Groschen endgültig zum Fallen. Wie Schuppen fiel es mir von den Augen, und ich leistete meinem Organismus Abbitte. Er hatte immer richtiger gelegen als die Schulmedizin, die ich studierte. Warum war ich ihm nur persönlich gefolgt, nicht aber in meinem ärztlichen Handeln? Das beschloss ich zu ändern, als ich vor Jahren von vegetarisch auf pflanzlich-vollwertig, also vegan, umsattelte.

Mir wurde auch klar, wie oft ich schon beim Vergleich westlicher mit Bewusstseinsforschern aus dem östlich-asiatischen Kulturkreis bemerkt hatte, wie viel besser die östlichen Lehrer lebten, die im Alltag jahrtausendealtes Erfahrungswissen anwandten, im Gegensatz zu uns westlichen Theoretikern.

Hätte ich meine persönlichen Neigungen und meinen Körper früher schon ernster genommen, wie vielen wäre dadurch besser zu raten gewesen. Ich hatte einfach zu wenig Vertrauen zu mir und meinem Organismus. Dabei hatte er mir bereitwillig immer den richtigen Weg gewiesen.

Zwar riet ich tatsächlich drei Jahrzehnte lang Müttern von Allergie-Kindern mit gutem Erfolg zu striktem Verzicht auf Milch(produkte). Ähnlich lange empfahl ich Rheumatikern und Patienten mit Altersdiabetes, wie wir damals den Typ-II-Diabetes noch nannten, zu fasten und anschließend auf Milch(produkte) zu verzichten, was ihnen deutlich half und auch Hautprobleme günstig beeinflusste. Aber das von Schulmedizin und Lebensmittelindustrie aufgebaute Feld, das da lautete »Fleisch gibt Kraft« und »Milch macht starke Knochen«, war einfach zu stark. Inzwischen gibt es eine Fülle schulwissenschaftlicher Studien, die das Gegenteil belegen, nämlich wie Fleisch Krebs fördert und Milch(produkte) ebenfalls. Dass Letztere auch noch Osteoporose (Knochenschwund) so dramatisch fördern, ist eine besondere Ironie.

Heute fühle ich mich mit »Peace Food«, das heißt pflanzlich-vollwertiger Kost und konsequenter Meidung von Tierprotein, wohler denn je. Mein Körperempfinden und die wissenschaftlich belegbar gesündere Ernährung passten bei diesem Schritt perfekt zusammen. Nun lag es für den Arzt in mir auch nahe, »Peace Food« zu vermitteln, was mit noch immer wachsendem Erfolg geschieht.

Meine eigenen Vorlieben und Abneigungen nehme ich ernst und gehe ihnen so weit möglich bis auf die wissenschaftliche Ebene nach. Tatsächlich habe ich seit über 45 Jahren regelmäßig wenigstens zweimal im Jahr gefastet und auch meditiert. Fastenzeiten habe ich bis zu den biblischen 40 Tagen ausgedehnt und auch Lichtnahrung am eigenen Leib erfahren. Seit meiner Jugend habe ich vegetarisch und nun über fünf Jahre vegan gelebt und mich früher sportlich und später moderat bewegt. All das sollte meinen Körper zu einem ebenso ehrlichen wie verlässlichen Messinstrument machen. Und ich habe gelernt, wie manipulierbar mein Appetit im Gegensatz zu meinem Körper ist. Ihn wieder in Richtung eines *gesunden Appetits* in Ordnung zu bringen, habe ich mir vorgenommen und kann ich nur empfehlen. Kein Messinstrument wird ihm wohl je das Wasser reichen können. Er liefert dem »inneren Arzt« – den schon Paracelsus in Gestalt des Archeus als den besten Arzt verehrte – die verlässlichsten Hinweise darüber, welche Information und Energie wir über Ernährung zu uns nehmen sollten.

Kaum trinke ich Rotwein, schlafe ich länger, brauche also mehr Regeneration. Und auch wenn ich so viel Gutes über das darin enthaltene Resveratrol lese, tue ich ihn mir doch nicht an. Ob das für jeden gilt, bezweifle ich. Ich meide auch rohe Zwiebeln und Knoblauch, von denen ich ebenfalls so viel Gesundes weiß, weil sie mir nicht guttun. Ob das generell gilt, lasse ich offen, aber ich nehme es wahr und gehe dem persönlich nach. Möglicherweise sind solche Gewächse und Gewürze, die schon Hildegard von Bingen (1098–1179) als Küchengifte vermied, auch eher für Allesesser mit ihrer deftigen Mischkost gesund, wie mir auch eine taiwanesische Ernährungsberaterin erklärte.

Den Körper erlebe ich – besonders seit dem Umstieg auf vegane Ernährung – als noch ehrlicheren Seismographen für (meine) Ernährung. Sogar seine Blutwerte lasse ich von einem Freund nun regelmäßig bestimmen, um zu objektivieren, was ich empfinde.

Manchmal stimmen Appetit und Körperempfinden aber noch nicht überein. Zum Beispiel mochte ich Brot sehr und liebte geradezu unsere einzigartige Brotkultur. Es bekommt mir aber nicht so gut, wie es mir schmeckt. Die naturgemäß brotlosen Winter, die ich in Asien verbracht habe, machten mir das sehr deutlich. Also ging ich dem nach, und Patienten, die schon »Peace Food« leben und trotzdem noch nicht ausreichend abnehmen, empfehle ich mit viel Erfolg das Weglassen von Brot, voran das aus Weizen und aus vielen Getreidearten gemischte sowie alles Glutenhaltige. So ging ich dann auch den Low-Carb-Diät-Empfehlungen nach, die Kohlenhydrate meiden und Fette empfehlen, und fand Interessantes und Wichtiges. So werden uns Kohlenhydrate lediglich dann, wenn wir sie raffinieren, konservieren und malträtieren – und besonders im Überfluss –, zur (Lebens-)Gefahr. Auch Fett, das wir hydrieren oder härten, wird zu einer gefährlichen Zeitbombe.

Skeptisch, weil die Anhänger von Low-Carb sowie Glutengegner und Fettbefürworter gleich wieder Tierprotein empfahlen, hielt ich die Kampagne gegen Gluten wie auch die gegen Soja zuerst für eine Gegenreaktion auf den veganen Trend. Aber die Fülle der Studienergebnisse überzeugte mich, dass Gluten oder jedenfalls ein Stoff, der in modernen Mehlen vorkommt, für (sehr) viele nicht gut sei, mich eingeschlossen. Bei Soja stellten sich aber im Gegenteil viele, auch wissenschaftlich belegbare Vorteile heraus.

Tiefkühlgemüse und -früchte mag ich nicht und kann die Haltung der Traditionellen Chinesischen Medizin nachempfinden, die sie als kalt und tot ablehnt. Auch wenn mir ein Freund und Orthomolekular-Mediziner noch so überzeugend seit Jahren vermittelt, dass sie noch alle Vitamine und sekundären Pflanzenstoffe enthalten. Die in der TCM übliche, lange geköchelte Nahrung schmeckt mir dagegen gut. Auch wenn das allem widerspricht, was ich von den Ernährungspäpsten lernen durfte, muss ich mir eingestehen, dass mir persönlich Yang-haltige (das heißt lange gegarte) Gerichte besonders in kalten Wintern guttun; auch wenn ich einsehe, dass sie zwar kaum noch Lebensenergie enthalten, weiß ich aber dafür um die enthaltene Lebenswärme.

Rohkost verstehe ich gut und kann sie auch bestens begründen, sie bekommt mir wundervoll – in Frühling, Sommer und

Herbst – und *lässt mich* im Winter noch immer *kalt*. Daraus ließe sich leicht schließen: Was für mich in einer Jahreszeit passt, muss das in einer anderen noch lange nicht. Solche persönlichen Erfahrungen und auch die von Freunden ernst nehmend ergibt sich eine viel breitere, differenziertere und individuellere Ernährungssicht.

Prioritäten bei der Ernährung

Ohne Zweifel war es richtig, auf die Quantität der Nahrung zu achten, solange viele Menschen zu wenig zu essen hatten. Die Einfuhr der Kartoffel aus der neuen Welt war ein Segen für die Hungernden in der alten. Schon viel früher in der Menschheitsgeschichte war die Domestizierung des Feuers ein wundervoller Fortschritt, erweiterte er doch durch das Garen von Speisen das Spektrum essbarer Dinge enorm und machte eben beispielsweise Kartoffeln genießbar, die roh kaum essbar sind. Diese Errungenschaften halfen der Menschheit ganz entscheidend in ihrer Entwicklung. Solange unsere Ahnen hungerten, war es vorrangig, auf die Menge und damit die Kalorien zu schauen und wahrscheinlich sogar gewisse Abstriche bei der Qualität zu machen. Natürlich brachten auch die Zucht ertragreicherer Pflanzen und später die Entwicklung industrieller Konservierungsmethoden große Vorteile. Selbst die Verwendung von Kunstdünger ist besser als Verhungern und war von Justus von Liebig (1803–1873) auch dazu gedacht, Letzteres zu verhindern. Aber Hunger ist heute in der ersten Welt nicht mehr das Problem, Verfettung ist an seine Stelle getreten und Kunstdünger von daher überflüssig und sogar schädlich, weil er die Böden auslaugt. Doch gesunde Nahrung ist nicht nur anders gedüngt, es gehört viel mehr dazu.

So hilfreich und sogar lebensrettend die Zucht ertragreicherer Pflanzen war, sowenig ist es in Ordnung, dass es heute fast nur noch Hybridpflanzen gibt und große Konzerne wie das Schreckgespenst Monsanto darangehen, alles ursprüngliche Saatgut einzusammeln und zu monopolisieren. Den Landwirten lassen sie nur noch Hybride zukommen, die sich nicht oder nur noch schlecht fortpflanzen, wodurch diese abhängig werden. Tatsächlich gibt es heute fast nur noch sogenannte F1-Hybride auf dem Markt. Diese kommen dadurch zustande, dass genetisch weit voneinander entfernte Pflanzen gekreuzt werden. Da diese vom Erbgut (DNS) her nicht ideal zusammenpassen, kommt es zur Verklumpung der DNS beider Pflanzen in der Zellverschmelzungsphase, der sogenannten Meiose. Durch die daraus folgende Polyploidie, die Vervielfachung der Chromosomensätze, werden die Pflanzen und ihre Früchte größer und ihre Samen unfruchtbarer. Nur wenige sehr bewusst wirtschaftende Bauern – etwa von Demeter – leisten deren Einsatz in der Landwirtschaft noch Widerstand.

Angriff auf die Biodiversität

Die schlimmste Gefahr der Gentechnologie ist der flächendeckende Angriff auf die Biodiversität, also auf die Vielfalt der Arten von Pflanzen und Tieren und irgendwann auch Menschen, wenn wir so weitermachen.

In unserer Verantwortung läge es, das gewaltige Konzert der Natur möglichst unverfälscht und vielfältig zu erhalten, auch in seiner Vielfalt der Nahrungspflanzen und -mittel, denn sie sind Information für uns. Zu einheitliche Informationen führen wie zu einheitliche Nahrung zur geistigen Verarmung. Inzwischen mehren sich aber die Zeichen direkter Schädlichkeit genmanipulierter Pflanzen für Lebewesen. Die Untersuchungen solcher Pflanzen ergaben in der Biophotonen-Analyse ausgesprochen schlechte Ergebnisse, wobei das die etablierte Wissenschaft wenig interessierte. Forschungen in ihrem Bereich wie die von Gilles-Èric Séralini, der die Toxizität von transgenem Mais bzw. des Herbizids *Roundup* belegte, wurden von der Fachwelt kontrovers diskutiert. Séralinis viel beachtete Studie *Long Term Toxicity of a Roundup Herbicide and a Roundup-Tolerant Genetically Modified Maize,* die negative Effekte von genetisch verändertem Mais auf Ratten fand, wurde methodisch kritisiert. Eine neuere Studie von 2012 von Hussein Kaoud von der Kairoer Universität bestätigte Séralinis Ergebnisse. Die Versuchstiere entwickelten bei der Fütterung Zeichen vorzeitiger Alterung, Immun- und Fertilitätsprobleme, Störungen in der Insulinversorgung, Probleme im Verdauungstrakt und weiteren lebenswichtigen Organen. Der verwendete BT-Mais MON810: Ajeeb YG produziert in der Pflanze Endotoxine. Die chemische Analyse zeigte wesentliche Unterschiede zu dem konventionellen Gegenstück Ajeeb. Weitere Fütterungs-Studien an Ratten wurden entwickelt, um eine umfassende Bewertung festzustellen. Nach drei Monaten zeigte die Gruppe, die mit BT-Mais gefüttert worden war, schwere Veränderungen in der Leber. Eine weitere Studie zeigte, wie männliches Sperma durch den Verzehr von genmanipulierten Lebensmitteln beeinträchtigt wird.

Zunehmend gibt es auch Samenzuchtanstalten, die die Gefahr erkennen. Wir erleben selbst, wie schwierig es ist, unseren großen Garten in TamanGa – dem auf Eigenversorgung zielenden Zentrum in der Südsteiermark – frei von Hybridpflanzen zu halten. Für uns gilt beim Keimen des Saatgutes die Devise: Ein Mal ist kein Mal. Wie weit diese Entwicklung schon ist, zeigt sich, wenn selbst bekannte Vertreter der Veganszene für Hybridpflanzen(-Saat) werben.

Oder: Wenn der Unternehmer und Mäzen Bill Gates mit seinen genmanipulierten Bananen die Ärmsten Südostasiens und Afrikas vor Hunger und Vitaminmangel retten will, ist das nett, aber trotzdem daneben. Zum Schluss wird es ihnen mehr schaden als nutzen, genau wie Kunstdünger, der ursprünglich eben auch gut und nicht als Anfang des modernen Ernährungselends gedacht war. Letzteres ist geradezu ein Lehrstück bezüglich der »Schicksalsgesetze«, insbesondere der Polarität und des »Schattenprinzips«, und zeigt, wie Geldgier die besten Ideen in ihr Gegenteil verkehrt. Letztere ist Bill Gates wohl nicht zu unterstellen, aber wohl die amerikanische Eigenart zu glauben, man könne Gottes Schöpfung ganz leicht, locker und nach Belieben verbessern.

Qualität und Quantität

Heute ist die Quantität zum Problem geworden – wir essen unbestritten zu viel –, und Qualität mangelt auf ganzer Linie. Es geht uns mit unserem Essen nicht annähernd so gut, wie es möglich wäre. Viele Menschen sind dick und müde und alles andere als energetisch, elan- und schwungvoll. Da uns also mehr als genug an Nahrung und Kalorien zur Verfügung steht, sollten wir wieder umdenken und Qualität und (Lebens-)Frische in den Vordergrund und sogar Mittelpunkt stellen. Beide Kriterien waren in der Urzeit gegeben, da dem Urmenschen nur vollwertige Frischkost zur Verfügung stand.

Oder anders ausgedrückt: Der Fortschritt in Sachen Konservierung, Raffinierung oder gar Hybridisierung war gut für Hungernde – endlich genug zu bekommen war ein großer Segen. Bei Sicherstellung der Quantität ging allerdings die Qualität langsam und fast unbemerkt verloren. Und daran ist nicht einfach die Wirtschaft schuld, sondern es ist auch die Verantwortung von uns Verbrauchern, die wir immer weniger bereit waren und sind, Qualität zu bezahlen. Nach dem Krieg gaben die Deutschen noch durchschnittlich die Hälfte ihres Einkommens für Ernährung aus, heute gerade noch elf Prozent. Das ist wenig und sogar zu wenig und im europäischen Umfeld, gemessen an Feinschmeckernationen wie Italien oder Frankreich, die rote Leuchte des Schlusslichts. So wird Geld eingespart und Lebensqualität verloren.

Eine Milchmädchenrechnung

Auch in gesundheitlicher Hinsicht ist das eine Milchmädchenrechnung, denn inzwischen müssen die Deutschen auch schon elf Prozent ihres Bruttoinlandsproduktes (BIP) ins Gesundheitssystem stecken, und das entwickelt sich immer mehr ins Gegenteil, nämlich in ein Krankheitssystem mit der Konsequenz, dass die Krankenkassenbeiträge kaum stabil zu halten sind. Wo schlechtes Essen und falsche Prioritäten hinführen, zeigt unser großes Vorbild, die USA. Die Amerikaner versenken sogar schon 20 Prozent ihres BIP im teuersten Gesundheitswesen der Welt, das diesen Namen noch viel weniger verdient, und erreichen das Gegenteil. Laut WHO liegen sie damit weltweit auf Platz 37 bezüglich der Effektivität und auf Platz 22 bei der Lebenserwartung von 30 Industrienationen. Irgendetwas stimmt da also nicht.

Unsere Augen lassen sich heute bezüglich der Qualität leicht täuschen, nicht nur beim Obst, sondern vor allem bei Fleisch: Betrachtet man es unter UV-Licht, fliegt der Schwindel auf. Künstlich geschöntes Fleisch erscheint dann ehrlich und leichenartig grau. Gutes Aussehen der Lebensmittel ist im Zeitalter ihrer industriellen Herstellung eine notwendige, aber bei Weitem nicht mehr hinreichende Bedingung für gute Qualität. Industrie und das Regelwerk der EU haben dafür gesorgt, dass Lebensmittel keine mehr sind und Nahrungsmittel bei Weitem besser aussehen als schmecken. Da wir aber beim Einkauf nicht mehr kosten dürfen, müssten wir andere Qualitätskontrollen für echte Lebens-Mittel finden. Hier eröffnet die Biophotonen-Analyse des Biophysikers Prof. Fritz Albert Popp neue Möglichkeiten, die es noch vollständiger zu erforschen gilt. Er lernte, die Photonen, also die Lichtteilchen-Ausstrahlung, von Lebewesen zu messen, und fand die Strahlung eines frischen Pflanzenblattes ungleich stärker als die eines welken. Das frische Blatt hat wie ein frischer Mensch eine geradezu leuchtende Ausstrahlung im Vergleich zum welken. Diese Analyseform ist viel weniger leicht täuschbar als das Auge und gänzlich unbestechlich.

Doch wann ist ein Lebensmittel wirklich vollwertig? Die gängige Antwort lautet, wenn es ohne Chemie und natürlich angebaut wurde. Aber ist ein Salatkopf, selbst wenn er nach den Kriterien biologisch-dynamischen Ackerbaus auf einem Demeter-Hof wachsen durfte, vier Wochen nach der Ernte noch vollwertig? Auch wenn er der gängigen Definition von Vollwertigkeit noch entsprechen mag, ist er welk und zum Wegwerfen, weil er seine Lebenskraft verloren hat. Wenn er keine Lebensenergie mehr enthält, kann er auch keine weitergeben oder anregen. Per Definition noch vollwertig, ist er längst minderwertig. Hier hilft uns nur der so schwer quantifizierbare Begriff der Frische. Die Regel ist einfach: Je frischer, desto besser.

» Gutes veganes Essen ist zwingend vollwertig. So notwendig das ist, reicht es aber nicht. Zwischen notwendig und ausreichend müssen wir differenzieren und Letzteres als ungleich höheres Ziel erkennen. «

Direkt vom Baum oder Strauch schmecken Früchte am besten. Vor rohem Fleisch direkt vom Tier hingegen graut uns in unserer Kultur, und das ist nach aktueller Studienlage gesundheitlich von Vorteil. Später, wenn das Fleisch gut abgehangen ist, enthält es keine Lebensenergie mehr und ist von daher noch minderwertiger, neben seiner erwiesenen Schädlich- und Gefährlichkeit.

Frische, körperwarme Milch direkt vom Kuheuter ekelt ebenfalls viele Menschen, was auch vorteilhaft ist, wie Dutzende Studien zeigen. Nach Pasteurisieren und Verpackung enthält Milch keine Lebensenergie mehr und ist nicht nur giftig und gefährlich, sondern auch noch minderwertig. Das mag hart klingen, ist aber realistisch. Dass sie uns versauern lässt und Osteoporose fördert, macht Milch(produkte) schädlich. Dass sie in dem Ausmaß, wie nun wissenschaftlich belegt, Krebs und Gefäßprobleme mit sich bringt, ist gefährlich, und dass sie noch mehr Toxine enthält als andere Tierproteine, die insgesamt für über 80 Prozent unseres Giftkonsums sorgen, macht sie noch giftiger.

Noch legewarme Eier sind für uns geschmacklich und vor allem von der Konsistenz ungewohnt und widerstehen den meisten, auch das ein Vorteil, wie die Wissenschaft heute weiß, denn Eier sind wie Milchprodukte einzuschätzen. Für Männer sind sie im Hinblick auf Prostatakrebs sogar noch gefährlicher.

Fisch würde energetisch in roher Form als Sushi noch durchgehen, sofern er direkt aus sauberem Wasser käme, was kaum noch der Fall ist. Sushi von altem Fisch würden Japaner gar nicht in Erwägung ziehen. Bei uns ist das normal, das Produkt also ohne Lebensenergie und obendrein schädlich als Tierprotein.

Insofern kommt tierisches Eiweiß sowohl aus inhaltlich-gesundheitlichen wie auch aus energetischen Gründen heute nicht mehr in Frage. In der Urzeit verschlangen unsere Vorfahren noch ganz frisches Fleisch direkt nach der Jagd und tranken frische Milch erster Qualität. Laut einer Studie von Keith Woodford von der Lincoln University in Neuseeland (2011) gibt es heute jedoch fast nur noch Milch(produkte), die A2-Beta-Casein enthalten. Dieses steht im dringenden Verdacht, Autoimmunprobleme (z.B. Allergien, Hashimoto-Thyreoiditis) zu verursachen, während ursprüngliche afrikanische und asiatische Kühe das A1-Beta-Casein produzierten, das diese Probleme nicht heraufbeschwört. Auch Dr. L. M. Jacob betont in seinem Buch »Dr. Jacobs Weg«, dass sich über den Wechsel von den alten Milchviehrassen zu ungleich (Milch-)leistungsfähigeren – fast unbemerkt – der Übergang von sogenannter A1- zu A2-Milch abgespielt hat. Heute ist praktisch ausschließlich die für unsere Gesundheit abträgliche A2-Variante übrig geblieben. Sobald wir also Qualität in den Mittelpunkt stellen, kommt weder Tierprotein noch -fett in Frage, allein schon deshalb, weil über 80 Prozent der aufgenommenen Gifte einschließlich Dioxin daher rühren. Daher muss alles pflanzlich-vollwertig, aber auch frisch sein. Wirklich nachhaltige Ernährungsumstellung braucht also drei Schritte:

1. Abschied von Tierprotein und den Schritt zu veganer Kost
2. Abschied von Minderwertigkeit durch Hinwendung zu Vollwertigkeit
3. Schritt zu Frische und Lebensenergie.

Aber auch bei der Frage der Quantität haben wir noch Lernbedarf. Natürlich ist es wichtig, das rechte Maß zu finden – für viele moderne Menschen ist das sogar entscheidend. Da entfernen wir uns eher von Lösungen. Bei der Ernährung ist zu wenig (Qualität) und zu viel (Quantität) inzwischen Normalität oder, wie bekannte Ernährungspäpste sagten, »wir verhungern vor vollen Töpfen«.

Die UN-Zahlen vom November 2014 besagen, die Hälfte aller Menschen sei fehlernährt. Allein 161 Millionen Kinder seien von Mangel betroffen, zwei Milliarden Menschen fehlten Mikronährstoffe, auch in entwickelten Ländern, besonders Eisen und Jod. 1,4 Milliarden seien zu dick: in Deutschland 64 Prozent aller Männer und 49 Prozent der Frauen. In 55 Ländern kämpfe man gleichzeitig gegen Mangel(erscheinungen). Nach den Kriterien der neuen Studien sind fast alle Menschen fehlernährt, fast eine Milliarde hungert zusätzlich, und anderthalb Milliarden sind zu dick.

Jeder sollte also sein persönliches rechtes Maß finden und so die Quantität auf die Reihe bekommen, und wir müssten kollektiv mehr Qualitäts-Bewusstsein entwickeln – nicht nur, aber auch – im Ernährungsbereich. Ansonsten droht ein erschütterndes Szenario.

Die Qualität der Quantität

Der Gedanke, dass genug Ernährung (Quantität) auch automatisch zu genug Lebenslänge (Quantität) führt, ist in Mangelzeiten verständlich und in gewisser Weise auch stimmig, inzwischen aber ist er für die Menschen der Industriegesellschaften der Moderne falsch. Die große Kalorienmenge macht krank. Zwar steigt die Lebenserwartung in vielen Ländern statistisch, aber das liegt zumeist an der noch immer sinkenden Säuglingssterblichkeit. An sich fällt sie vielfach bereits wieder. So sinkt die statistische Lebenserwartung für US-Amerikaner nach der Lebensmitte schon längere Zeit, was nur von abnehmender Säuglingssterblichkeit kaschiert wird.

Dieses Thema ist aber vielschichtig, wir verlängern wenn überhaupt nicht die vom Jugendkult vergötterten Anfangszeiten des Lebens-, sondern die Zeit von der Lebensmitte bis zum Tod. Es steigt also nicht die Lebens-, sondern die Alterserwartung, was nicht unproblematisch ist, wenn wir das Alter mehrheitlich ablehnen. Trotzdem wollen bei uns fast alle – schon aus Angst vor dem Tod – uralt werden. Zum anderen müssen wir uns allmählich fragen, ob wir wirklich länger leben oder nicht nur langsamer sterben. Viele moderne Menschen sterben tatsächlich schon in der Lebensmitte und lassen sich erst in ihren Achtzigern eingraben.

Die vielfältigen Konservierungsmittel konservieren nicht nur die Nahrungsmittel, sondern auch deren Verbraucher. So makaber es klingt: US-amerikanische Friedhofsangestellte können die Gräber nicht mehr wie gewohnt nach zwanzig Jahren neu beschicken. Bestens konservierte Leichen geben den Raum nicht mehr frei. Die noch makabrere Variante sind jene in Flüssigstickstoff eingefrorenen Körper jener armen Seelen, die mehr an die Medizin und die Auferstehung des Fleisches als an die der Seelen glauben. Für Hunderttausende von Dollars lassen sich immer mehr US-Amerikaner einfrieren, in der Hoffnung, wieder zum Leben erweckt zu werden, sobald die Medizin entsprechende Fortschritte im Hinblick auf ihr Krankheitsbild gemacht habe. So machen sie ihre Seelen nach meinem Verständnis zu armen Seelen, die ihren eigentlichen Weg wohl kaum finden werden. Wir verwechseln immer mehr die Unsterblichkeit der Seele mit der des Körpers, so wie wir immer mehr dazu tendieren, die Form für den Inhalt zu halten.

Informations-Nahrung

In-Form-ation zeigt im Wort schon die Lösung. In jede Form gehört Inhalt, sonst bleibt sie leer. Tatsächlich enthält unsere moderne Kost viel zu viele leere Kalorien. Manche Menschen nehmen täglich tatsächlich 6000 Kalorien zu sich, ohne dabei das Wesentliche zu bekommen.

Information ist also noch eine weitere zu be(tr)achtende Ebene. Sie muss verarbeitet werden und hält uns damit geistig-seelisch in Bewegung und am Leben. In Pflanzenpollen etwa ist viel Information auf minimalem Raum enthalten, tatsächlich schon die der ganzen Pflanze. Hier liegt die wahrscheinliche Ursache für ihre verblüffende gesundheitliche Wirkung. Es fiel sowohl bei den Untersuchungen der Langlebigkeit in den USA als auch in Japan und der ehemaligen UdSSR auf, dass unter den uralten Menschen verhältnismäßig viele Imker waren, die sich nicht den geschleuderten klaren Honig leisteten, von dessen Verkauf sie lebten, sondern die Waben auskauten und dadurch eine vitale Mischung an Pollen, Propolis, Honigresten und sogar Gelée Royal zu sich nahmen.

Auch bei den immer populärer werdenden Superfoods dürften

es die sekundären Pflanzenstoffe sein, deren Informationen uns so sehr gegen verschiedenste Krankheitsbilder bis hin zu Krebs helfen. Wir erleben das Informationszeitalter jetzt auch im Hinblick auf die Ernährung. Auch da brauchen wir statt Überfluss Qualität.

Rückkehr zum gesunden Appetit

Heute müssen wir bei der Ernährung mit dem Schlimmsten rechnen, aber das gilt für alle Gebiete, die dem US-amerikanischen Vorbild folgend der Geldgier den Vorrang vor Glück einräumen. Solange die Medizin noch in Händen von Ärzten war, ging alles noch. Seit sie zunehmend in die Hände von Investoren fällt, die möglichst wenig Mediziner und Pflegepersonal zu möglichst schlechten Bedingungen anheuern, geht es drastisch bergab. Das gilt für die Wasser-, Strom- und Landwirtschaft gleichermaßen. Solange kommunale Werke und private Bauern dafür einstehen, hat alles noch eine gewisse Ordnung. Sobald aber Konzerne und Agrarindustrie die Macht übernehmen, sinkt zuerst die Qualität und geht schließlich verloren.

Mit der Manipulation der Böden durch Kunstdünger müssen wir heute im Normalfall rechnen. Das heißt, die Äcker enthalten hohe Mengen an Nitraten bei gleichzeitigem Mangel an Spurenelementen wie etwa Jod: »Zu wenig und zu viel sind der Narren Ziel«, sagt der Volksmund. Dass wir sowohl am Mangel als auch am Überfluss Schaden nehmen können, weiß die Medizin. Mit Industrienahrung leiden wir an beidem: einem Überfluss an Kalorien, Phosphat und Stickstoff, Konservierungsstoffen, Rückständen von Herbi-, Pesti- und Fungiziden und natürlich Antibiotika und Hormonen aus der Tierzucht. Dem steht ein Mangel an Vitaminen, aber vor allem auch den mindestens ebenso wichtigen sogenannten sekundären Pflanzenstoffen gegenüber, der Mangel an Frische und Information, beides verbunden im abnehmenden (Licht-)Gehalt.

All das aber wird übertüncht mit einer unglaublichen Fülle an Farb-, Geschmacks- und Konservierungsstoffen, die großenteils nicht mal deklariert werden (müssen). Und selbst wenn sie verzeichnet sind, weiß kaum jemand, was sich hinter den E-Ziffern verbirgt. Bei zwei gängigen sind es zum Beispiel tote Käfer für rote Farbe oder das Duftsekret von Bibern aus deren Analdrüsen für Vanille-Geschmack.

Sicher ist Fortschritt wichtig, aber nicht um jeden Preis, und tatsächlich war nicht alles schlecht in der Tradition. Daher bewährt es sich nicht, alle alten Erfahrungen über Bord zu werfen. Menschen haben über Jahrmillionen gelernt, aus einem breiten, ziemlich konstant bleibenden Angebot ihre Nahrung auszuwählen und das Beste daraus zu machen. Wildtiere tun das bis heute. Sie wählen zielsicher die zartesten und frischesten Triebe im Frühling und folgen dabei offensichtlich ihrem noch gesunden Appetit. Und die gute Nachricht ist: Wir können das auch wieder lernen.

»Der gesunde Appetit ist unsere beste Chance, aus dem reichlichen Angebot von Mutter Natur genau jenes zu wählen, das unser Organismus braucht. Dazu müssten wir zurück zu unseren Wurzeln.«

Natürlich ist Appetit etwas Subjektives und wissenschaftlich wohl kaum je Fassbares oder Objektivierbares, da jeder von uns ein individuelles Wesen ist.

Ihrem Appetit nicht zu folgen halten die meisten von uns auf Dauer nicht durch. Insofern ist er etwas Wesentliches, was in Gesundheitsberatungen viel wichtiger zu nehmen wäre. Er setzt sich zusammen aus durch die Sozialisation entstandenen körperlichen, seelischen und geistigen Bedürfnissen. Besonders die beiden Letzteren müssen wir beachten, denn die reichlich materielle Argumentation, wie sie etwa auch in der veganen Szene vorherrscht, kann den Appetit nicht verändern, weil Seele und soziales Feld nicht so einfach mitspielen.

Wenn wir den gesunden Appetit ignorieren oder schon verloren haben, meldet sich der Körper auf seine Art, zum Beispiel mit Aufstoßen und Blähungen. Übelkeit und Erbrechen bis hin zu Durchfall sind ebenfalls Widerstandsmeldungen des Organismus. Wenn der (gesunde) Appetit übergangen wird, rächt es sich in der einen oder anderen Form. Insofern ist es besser, ihn einzubinden und umzuerziehen, was möglich ist, wie ich wiederum an mir selbst erlebt habe. Ähnlich werden wir wohl wieder lernen müssen, zu alten längst überwunden geglaubten Ernährungsformen zurückzukehren, wenn uns bewusst wird, wie wichtig jene Dinge mit hohem und wie gefährlich jene mit geringem Gen-Alter für uns sind.

Übergangener, nicht bewusst umgeschulter Appetit meldet sich immer irgendwann wieder – bevorzugt in schwachen Momenten – und setzt sich dann oft durch. Deshalb ist die Schulung, das Training des Appetits ein wichtiges Moment auf dem Weg zu gesunder Ernährung, und eigentlich geht es dabei nur darum, zum ursprünglichen natürlichen und gesunden (Lebens-)Gefühl zurückzufinden.

Wie kann diese Schulung gelingen? Durch Information entsteht Motivation, ein Motiv und damit ein inneres Bild von sich selbst als gesundem Wesen von Körper, Seele und Geist. Mit Verführung durch kostbare, wohlschmeckende Speisen, die das Lebensgefühl heben und verbessern, das Leben erleichtern und unseren Geschmacksknospen Ekstase vermitteln, kommt eine weitere wesentliche Komponente hinzu. Wer Besseres bekommt, wird das »Gute« nicht vermissen, besonders wenn das Bessere so viel gesünder als das alte Gute ist. Hinzu kommen für spirituell engagiert Suchende die Vorteile pflanzlich-vollwertiger Kost wie tiefere und stillere Meditationen und für alle ein glücklicheres Leben(sgefühl) und ein reineres Gewissen, weil man das Unrecht gegenüber den Hungernden dieser Erde und gegenüber den Tieren nicht mehr mit verantworten muss.

Teil I

Lebensenergie zuführen und erhalten – Grundlagen

Was ist Leben, was Lebensenergie und -kraft?

Es ist eine uralte Frage der Medizin: Wie lassen sich Lebenskraft und Energie zuführen? Homöopathie und TCM können die Energieflüsse in Körper und Seele regeln und harmonisieren und damit vorher geblockte Energie freisetzen, aber diese zuführen können auch sie nicht. Wie also können wir sie in idealer Weise bekommen? Die TCM geht davon aus, jeder bekomme die sogenannte Speicherenergie (Nieren-Essenz) Jing zu Beginn seines Lebens unwiderruflich zugeteilt ebenso wie mythologisch gesehen seine Atemzüge oder seinen Lebensfaden. Wollen wir diesen – etwa in Gestalt der Telomere, also der Enden unserer Chromosomen, deren Länge unsere individuelle Lebensdauer bestimmen – verlängern, ist guter Rat teuer.

Einzig karge Ernährung mit regelmäßigen Fastenpausen ist eine ebenso sichere wie unpopuläre Möglichkeit. Ansatzweise lässt sich heute aber auch bereits belegen, dass pflanzlich-vollwertige Kost hier ebenfalls eine Chance zur Lebensverlängerung beinhaltet. Und vieles spricht dafür, dass deren Frische dabei ebenfalls entscheidend zu Buche schlägt.

Ernährung und Alterungsprozesse

Beim Altern spielen – aus Sicht der Molekularbiologie – diese sogenannten Telomere, die Endstücke der DNS, die entscheidende Rolle. Ihre Länge zeigt die Teilungsfähigkeit der Körperzellen an. Dabei handelt es sich um eine Art Schutzvorrichtung, die sich bei jeder Zellteilung verkürzt. Je kürzer also die Telomere werden, desto schlechter steht es um die Zellen im Hinblick auf ihr Krebs- und Absterberisiko. So wird die Telomerlänge zum entscheidenden Marker für das biologische im Gegensatz zum chronologischen Alter, das im Pass steht. Das Enzym Telomerase wirkt der (vorzeitigen) Verkürzung der Telomere entgegen. Alles spricht dafür, dass pflanzlich-vollwertige Nahrung und speziell die als Superfoods wiederentdeckten Beeren und Gemüse uns besser mit diesem chromosomen- und damit lebensverlängernden Enzym versorgen.

Und sogar hierzu liefert die moderne Wissenschaft entscheidende Erkenntnisse. Dean Ornish konnte in einer Studie über den Einfluss von Lebensstil-Faktoren aufzeigen, dass jene, die Herz-Kreislauf-Probleme und Krebs fördern, auch die Telomerasefunktion beeinträchtigen. Und umgekehrt demonstrierte er, wie durch Lebensstilintervention bei Prostatakrebs-Patienten sich nicht nur deren Krebssituation verbessern, sondern auch die Telomerase-Aktivität steigern ließ (Ornish et al 2008). In einer Anschlussstudie zeigte er, dass sich die Telomere fünf Jahre später sogar wieder verlängert hatten (Ornish et al 2013). Damit ist wissenschaftlich bewiesen, dass Ernährungs- und Lebensumstellung den Alterungsprozess von Zellen aufhalten können.

Lebensenergie erleben

Wie sollen wir Lebensmittel definieren, solange wir gar nicht wissen, was Leben ist, was Lebensenergie und Lebenswärme? Um wie viel Lebensenergie geht es da physikalisch gesehen überhaupt? Letzteres ist immerhin leicht zu klären. Der Mensch kann circa 6000 Kilokalorien pro Tag ver*arbeiten*, das heißt in Arbeit umsetzen. Das entspricht der Arbeitsleistung einer Glühbirne. Wir müssen uns also diesbezüglich wohl nicht so überschätzen. Wobei es bei uns natürlich vor allem um die Qualität unserer Arbeit wie auch unserer Lebensenergie geht.

Die konkreten Fragen hinsichtlich des Energiewerts von Nahrung sind vielmehr:

- Was unterscheidet den frisch gepressten Saft vom konservierten Industrieprodukt, was frische Vollwertnahrung von Convenience-Food?
- Was macht die Manipulation der Konservierung, der Farbe, des Aussehens, des Geschmacks und Geruchs mit einem Lebensmittel?
- Kommt das Leben dabei abhanden?
- Und wie können wir das verhindern?
- Was unterscheidet überhaupt den Menschen von einer Leiche?

Wir ahnen bezüglich der Antworten einiges, wissen aber vieles nicht sicher. Die(se) Unberechenbarkeit aber macht uns Menschen auch aus und unterscheidet uns von Maschinen, von Robotern. Wenn so einer streikt, muss man ihn reparieren, auf Menschen muss man (seelisch) eingehen, um sie zu heilen.

Jeder Mensch ist einzigartig, aber eben auch eigenartig und manchmal schwierig und hat seinen (individuellen) Rhythmus. Die Maschine hat lediglich Takt. Rhythmus ist variabel, unberechenbar und individuell. Das nennen wir lebendig.

Das moderne Weltverständnis gründet auf den Gedanken der Philosophen und Mathematiker Galileo Galilei (1564–1641), Isaac Newton (1642–1726) und René Descartes (1596–1650), die die Regeln der Naturwissenschaften aufstellten. Der Erste legte die Grundlagen wissenschaftlicher Experimente, der Zweite beschrieb ihre Mechanik, und Letzterer formulierte die bis heute für die Wissenschaft gültigen Regeln:

a) Probleme so weit möglich in Einzelteile zerlegen – Analyse genannt – mit der Gefahr, das Ganze dabei aus den Augen zu verlieren;
b) vom Einzelnen zum Komplexen voranschreiten – mit der Gefahr, dabei das ganze Muster zu übersehen;
c) Vollständigkeit durch Aufzählung aller Einzelteile sichern – mit der Gewissheit, dabei zu übersehen, dass das Ganze mehr ist als die Summe seiner Teile;
d) Vorurteile vermeiden und nur anerkennen, was sich zweifelsfrei beweisen lässt.

Auf diesem Stand ist die alte Wissenschaft der Skeptiker bis heute. Aber es gibt auch andere Wissenschaftler vom Schlage Einsteins oder Schrödingers, deren visionäres Denken neue Horizonte eröffnet hat. Dem wollen wir hier nachspüren und zum Segen machen, dass diese Visionäre weiter gedacht haben und gegangen sind, denn Leben ist noch so viel mehr, als wir bisher mit Erbsenzählermethoden herausfanden.

In jeder Sekunde sterben beispielweise in unserem Körper zehn Millionen Zellen und werden wieder genau an der richtigen Stelle genau zum richtigen Zeitpunkt durch zehn Millionen neue ersetzt, die ihren Vorgängern aufs Haar gleichen. Dafür braucht es einen Masterplan für das große Ganze – das lässt sich nicht mit dem kleinkarierten Bild der Einzelteile erklären.

Der Mensch ist tatsächlich der Gegenpol zur Maschine. Bei Letzterer ist die Entstehung von Wärme ein Abfallprodukt. Je geringer sie ist, desto höher der sogenannte Wirkungsgrad, desto besser die Maschine. Bei uns aber ist es genau umgekehrt: Für uns ist Lebenswärme etwas Entscheidendes, was nur die

Traditionelle Chinesische Medizin bisher erkannt hat. Die aus Lebensmitteln freigesetzte Lebenswärme gibt uns ein behagliches, wohliges Gefühl. So entwickeln wir bei Kälte geradezu Appetit auf Nahrung, die Lebenswärme vermittelt, was ich auch persönlich kenne nach längeren Rohkostphasen.

Insgesamt geben wir ein Drittel der aus Nahrung aufgenommenen Energie als Wärme(strahlung) ab. Das ist auch ein Aspekt unserer Ausstrahlung, unseres Charismas, welches uns wiederum anziehend macht.

Ist die Wärmeabstrahlung wesentlich gestört, entsteht das Gefühl von Fieber. Bei extremem Mangel an Lebenswärme kommt es zu Schüttelfrost als Selbstheilungsversuch. Wir spüren die als bedrohlich empfundene innere Kälte und produzieren mit den Muskelbewegungen des Schlotterns Wärme. Je weniger Lebenswärme ein Mensch hat, desto rascher wird er zu Fieber neigen und also auch anfälliger für Erkältungen werden.

Alle Lebewesen müssen und können ihre Ordnung stabilisieren und gegen widrige Umstände aufrechterhalten, indem sie Ordnung aufnehmen – auch durch Nahrung – und Unordnung (Entropie) abgeben, zum Beispiel durch Schwitzen und Wärmeabstrahlung. Ihre Wärmeverluste sind Ausdruck ihres Bestrebens, die innere Ordnung zu bewahren und anmachend, schön und gesund zu erscheinen.

Wissenschaftlich könnten wir den Menschen tatsächlich als Ordnungsräuber bezeichnen, da er seiner äußeren Umgebung ständig Ordnung entzieht, um seine eigene innere aufrechtzuerhalten. Entropie-(Unordnungs-)Verminderung im Innern ist immer sein Ziel, und damit erhöht er die Unordnung in seinem Umfeld. Demnach sind Nahrungsmittel, die am meisten Ordnung vermitteln, das heißt inneres Licht, Wärme und Wohligkeit hervorbringen, die besten.

In der Analogie schaffen häufig geniale Menschen viel Unordnung in ihrem Umfeld bei dem Versuch, der inneren Ordnung der Dinge auf die Spur zu kommen. Sie verbrauchen viel Energie, Licht und Ordnung bei dem Versuch, die größtmögliche Ordnung zu erkennen. Daher rührt Einsteins Erkenntnis, dass geniale Menschen selten ordentlich sind und ordentliche selten genial. Allerdings ließe sich auch aus der Erkenntnis der inneren Ordnung mit der Zeit ein Gefühl für äußere Ordnung entwickeln, so dass man diese sogar genießen könnte. Eigentlich ist Ordnung etwas Wundervolles und Lebenswichtiges. Sie ist nur etwas in Verruf gekommen, weil viele Spießer und Bünzlis sie so hoch stellen, während ihnen innere Ordnung und deren Erkenntnis gänzlich fehlen.

Folglich lässt sich die Qualität unserer Nahrung auch über ihre Auswirkung auf unsere Ausstrahlung verstehen. Hohe Nahrungs-Qualität bedeutet eine Erhöhung der Ordnung des Systems, schlechte Qualität eine Aufnahme von weniger Ordnung oder sogar Unordnung. Lebensmittel-Qualität ist also die Fähigkeit eines Nahrungsmittels, möglichst viel Ordnung durch möglichst wenige Kalorien zu übertragen. Heute sind wir auf dem Gegenpol gelandet, denn unser Industriefutter vermittelt über viele Kalorien wenig Information und Ordnung.

Die Verbesserung der Ausstrahlung beim Umstieg auf vegane Kost ist insofern auch ein Hinweis auf die höhere Qualität und Ordnung dieser Kost. Tatsächlich brauchen wir mit der Zeit auch gar nicht mehr so viel Quantität. Allerdings müssen wir gut darauf achten, genug Lebenswärme zu bekommen.

Ordnung und Licht

Frische ist ein entscheidendes Kriterium guter Nahrung, höchstwahrscheinlich gewährleistet durch noch reichlich vorhandenes gespeichertes Sonnenlicht. Die von Popp darin gemessenen Biophotonen sind es wohl auch, die für die Aufrechterhaltung der Ordnung im Organismus sorgen, wie auch schon Schrödinger vermutete. Wenn dieses innere Licht in den Nahrungsmitteln verbraucht ist, beginnt deren Verfall. Gespeichertes Licht erhält damit die innere Ordnung. Das könnte uns zeigen, wie wichtig der Kontakt mit Sonnenlicht für uns ist.

Sonne schenkt Leben(sfreude)

Der französische Arzt David Servan-Schreiber berichtet in seinem Buch »Die neue Medizin der Emotionen« von dem Forscher und Arzt Frederick Albert Cook, der mit seinen Leuten, im Polareis eingeschlossen, über 60 Tage Dunkelheit zu überstehen hatte und bemerkte, wie Lebensstimmung und -kräfte allmählich nachließen. Das Licht großer Lagerfeuer, in das sie täglich viele Stunden schauten, rettete sie aus der Depression und war wichtiger als die dadurch vermittelte Wärme.

Fast alle Menschen fühlen sich im Frühling glücklicher als im Winter. Licht dringt wohl vor allem über die Augen und in geringerem Maß über die Haut in unser Gehirn und dort in einen Abschnitt des Zwischenhirns, den Hypothalamus, der nur ein Prozent der Gehirnmasse ausmacht, mitten im Areal unseres emotionalen Hirns liegt und unsere Gefühle kontrolliert, indem er die Hormonsekretion steuert: So bestimmt er Libido, Appetit, Fettstoffwechsel und Temperaturempfinden, aber auch Stimmung und Antrieb, Forscherdrang und Neugier.

Der größte Teil des aufgenommenen Lichtes kommt aber nicht direkt über die Sonne, sondern indirekt aus der Nahrung. Schrödinger geht davon aus, dass dieses Licht und seine Energie und Ordnung entscheidend für unser Leben sind. Insofern ist die Aussendung von Biophotonen auch ein Maß für die Ordnung, die Nahrung noch enthält und an uns weitergeben kann. So könnten wir die Qualität von Lebensmitteln auch über die Ordnung bestimmen, die sie noch enthalten und uns weiterleiten können.

Auf der Suche nach Ordnung

Das versuchten schon anthroposophische Forscher mit der Entwicklung von Steigbildmethode und Kupferchlorid-Kristallisationstest. In unserer Zeit war es der Japaner Masaru Emoto, der mit seiner Methode der Untersuchung und Bewertung entsprechender Kristallisationsbilder von gefrorenem Wasser beziehungsweise Eiskristallen solche Ansprüche formulierte. Leider ist diese Methode aber praktisch kaum genügend zu standardisieren, um wissenschaftlichen Ansprüchen zu genügen.

Ganz anders die Methode des Schweizer Labors Soyana, wo man auf dem Boden alter spagyrischer Methoden einen standardisierten Weg fand, aus Pflanzen gewonnene Presssäfte jederzeit und interessanterweise auch von jedermann nachvollziehbar zu unterscheiden. Schon ein erster Blick auf die Kristallisationsbilder von konventionellem und Bio-Gemüse enthüllt geradezu himmelweite Unterschiede. Selbst Kinder können spontan zwischen den schönen Bildern von biologisch angebauten und den hässlichen von konventionell gezogenen Gemüsen und Früchten unterscheiden.

Geheimnisse östlicher Kulturen

Bei den Worten Energie und Kraft denkt der Westen sofort an äußere Kraft, mit deren Hilfe Leistung zu erbringen ist, der Osten aber kennt jene innere Kraft, die anderen Gesetzen folgt. Ob indische, chinesische, tibetische oder balinesische Tradition, dort geht man davon aus, dass wir in uns einen Bereich der Mitte haben, in dem wir vollkommen und heil sind, ganz und unglaublich stark, jenes Zentrum, wo das goldene Kind lebt, das innere Licht zuhause ist, der Atman. Das ist sozusagen unser Geburtsgeschenk, der Schatz, den wir mitbringen in dieses Leben.

Aus dieser Quelle nährt sich – nach ihrer Vorstellung – unsere Lebensenergie, kommt unsere ganze Kraft, von hier gehen unsere Impulse zu Heilung und Vollkommenheit aus. Aus diesem leuchtenden Zentrum strahlt unser Selbst, hier sind wir eins, von hier fließt die Kraft in unseren Geist, unsere Seele und letztlich unseren Körper und erleuchtet uns.

Die Frage ist nur, wie viel davon außen auf der Haut noch ankommt. Ist es viel, mag diese Ausstrahlung bei ganz besonderen Menschen sogar sichtbar werden bis hin zum Heiligenschein, vielleicht wird sie aber auch nur spürbar für andere, die unsere Nähe suchen und gern mit uns sind. Je fester wir in dieser unendlichen Energiequelle unseres Zentrums gegründet sind, desto freier fühlen wir uns, über unser Leben zu bestimmen und uns zu entfalten. All unsere mitgebrachte Lebensenergie, das Chi aus der chinesischen oder der Odem Gottes aus der westlichen Tradition, ist hier gespeichert. Das ist die Quelle von Ausstrahlung, Lebendigkeit und Lebenskraft, unserer Begeisterung, Lebensfreude und Vitalität.

In diesem Verständnis liegt auch der Grund, warum östliche Lehren davon ausgehen, *grund*sätzlich seien alle erleuchtet und ein sogenanntes Buddha-Bewusstsein immer schon vorhanden. Buddha heißt »der Erwachte«, weil er zu dieser tiefsten Ebene in sich erwacht ist, und wir sind eingeladen, es ihm nachzutun.

Letztlich ist die Frage, ob auch das Christus-Bewusstsein nicht wie das des Buddha schon immer da ist und wir nur in diesen Bewusstseinszustand erwachen müssten. Christus lädt uns – nach meinem Verständnis – ständig dazu ein und empfiehlt uns, ein erfülltes Leben zu wagen.

Ein Mensch, der in der Lebensenergie dieses Zentrums gegründet und in ständiger Verbindung dazu ist, lebt im Fluss des Seins. Heraklits »panta rhei – alles fließt« wird in ihm deutlich. Seine Augen werden strahlen, sein Blick wird so fest wie sein Auftreten sein, sein Händedruck so kräftig wie seine Schritte und seine Stimme, sein Immunsystem so stark wie seine Aura. Von ihm wird man sagen, er habe Charisma und Ausstrahlung.

Menschen auf dem Weg dorthin kommen mit sich und der Welt in Einklang. In etwaigen noch vorhandenen Fehlern werden sie Fehlendes erkennen und es ebenso bereitwillig wie freudig integrieren. Vervollkommnung ist ihnen Aufgabe, ihre in sich entdeckten und dankbar angenommenen Gaben können sie über ihre Begabungen freudigen Herzens geben und in die Welt fließen lassen.

Auch westliche Menschen kamen diesem Verständnis eines ungeheuren inneren Energie-Schatzes immer mal wieder nahe, am schönsten formuliert es für mich die Autorin Marianne Williamson, deren Worte Nelson Mandela unsterblich machte, und die direkt auf das Licht eingehen, auf das wir noch oft zurückkommen müssen:

»Es ist unser Licht, das wir fürchten, nicht unsere Dunkelheit. (…) Und wenn wir unser eigenes Licht erstrahlen lassen, geben wir unbewusst anderen Menschen die Erlaubnis, dasselbe zu tun.«

(Auszug aus der Antrittsrede von Nelson Mandela 1994 in Pretoria. Original Marianne Williamson: »A Return to Love«)

Der Weg des inneren Lichtes

Die Lebensenergie aus dem goldenen Quell im Innersten, unserer Mitte, wird bei der Ausstrahlung – nach Auffassung des Ostens – in die beiden Pole des Lebens, den weiblichen und männlichen oder Yin und Yang, aufgespalten. Daraus wiederum speist sich die Energie in den Gefäßen der unsichtbaren Leitbahnen im Körper (chin.: Meridiane; ind.: Nadis) bis in die Energie-Zentren der sieben Chakren.

Aus dem Yin ergeben sich die weiblichen Elemente Wasser und Erde, aus dem Yang die männlichen Feuer und Luft – die vier Elemente der westlichen Tradition. Jedes Element hat wiederum drei Entwicklungsstufen, so dass sich die Welt der 12 Lebensprinzipien ergibt. Sie von ihren unerlösten zu ihren erlösten Stufen in uns zu entwickeln und zu verwirklichen ist eine gute Beschreibung der Lebensaufgabe des Menschen.

Wer heute ärztliche Hilfe sucht, ist oft erschöpft und ausgelaugt, schwach und frustriert. Letztlich ist er aber erfüllt von der Sehnsucht nach einem inneren Ort des Friedens, der Glückseligkeit und Liebe, der Freiheit und Bewusstheit. Er hat nur die Verbindung dazu verloren oder sie nie bewusst gespürt.

Diese Verbindung zur inneren Quelle wieder zu ermöglichen ist – in meinen Augen – die vornehmste ärztliche Aufgabe. Menschen, die sich verbunden fühlen, sind auf gutem Weg – gleichgültig, ob sie die Verbindung zu sich selbst fühlen, zu ihrer Familie, den Mitmenschen, der Umwelt, der Natur, dem Hier und Jetzt, Gott, der großen Göttin ... und im Idealfall natürlich zu allem.

Als Kinder spürten die meisten von uns noch etwas von der Verbundenheit mit unserem Wesenskern, dem göttlichen Kind, unserer eigen(tlich)en Natur. Damals sprühten wir vor Lebendigkeit und Lebensfreude, waren voller Tatendrang, Elan und Schwung. Moderne Sozialisation und Zivilisation untergraben diese Lebendigkeit und entfremden uns schließlich diesem Gefühl von Verbundenheit. Die meisten sehen sich – erwachsen geworden – nicht mehr als Teil des Ganzen, sondern als Einzelkämpfer. Das unterscheidet uns moderne Menschen von unseren Vorfahren, die noch weitgehend in Verbundenheit lebten, schon um zu überleben. Unsere Geschichte ist auch eine Entwicklung von Sippe und Großfamilie zur Klein- und Kein-Kind-Familie bis zur Vereinsamung im Single-Dasein mit der Hoffnung auf One-Night-Stands. So wie die lebenswichtige Verbundenheit untereinander verloren ging, dürften wir auch zunehmend die Verbindung zu uns selbst, unserem Selbst oder Wesenskern, verloren haben. Dafür sprechen die rasant wachsenden Zahlen der Seeleninfarkte, die sich von Burn- und Bore-out bis zu Depressionen erstrecken. In diesen Zuständen streikt die Seele und stellt alle Aktivität ein, Antrieb und Gefühl zum Leben gehen gegen null, und die Gedanken drehen sich im Kreis.

Diesbezüglich hatten es unsere Vorfahren – eingebunden in die Rituale ihrer Sippe oder Gruppe – leichter, dafür litten sie oft äußeren Mangel, wo wir heute Überfluss haben. Wo wir Mangel haben an reiner guter Luft und ebensolchem Wasser, an unverfälschter Nahrung, an Natur und gesunden Schwingungsverhältnissen, hatten sie hingegen noch Überfluss. Unsere große Chance heute besteht darin, beides zu verbinden, uns mit unserer natürlichen (Um-)Welt und ihren Wesen und mit uns selbst, unserer Individualität, zu verbinden. Und das alles in einer Situation von äußerem Überfluss, den wir nur besser verteilen müssten, so dass er – statt Einzelne zu überfordern – für alle reicht. Wir wären heute schon ohne weiteres in der Lage, eine Energiewende nicht nur im ökologischen, sondern auch im persönlichen geistig-seelischen und körperlichen Bereich zu verwirklichen.

Die Frage für uns Moderne auf der Suche nach der verlorenen Lebensenergie lautet: Wodurch ist unsere Verbindung zur inneren Quelle abgerissen, und wie können wir sie wieder herstellen? Und wie können wir von außen genug oder sogar einen Überfluss an neuer Lebensenergie erhalten?

Unsere Mythen sprechen vom Lebensfaden, der in der griechisch-römischern Antike von den Schicksalsgöttinnen und in der nordischen Mythologie von den Nornen zugeteilt, abgemessen und wieder gekappt wird. Im Osten geht man davon aus, dass die Lebensenergie mit Beginn des Lebens zugeteilt wird und wir gut daran tun, mit ihr entsprechend hauszuhalten. Sie wird mit den Atemzügen zugeteilt, was mir als Arzt vom Bild her noch mehr Sinn macht. Denn wer durch sein Leben hetzt und hechelnd atmet, ist auch auffallend schnell damit fertig, wer aber andererseits einen langen Atem entwickelt, hat viel (mehr) vom Leben.

Möglichkeiten, die Verbindung zur Energie im Innern zu verschütten, sind der Verlust des Lebenssinnes, schlechte Atmung und Ernährung, mangelnde Bewegung – körperliche wie geistige –, Naturferne und schlechte Schwingungen von äußeren bis zu sozialen Störfeldern.

Daraus folgt, dass wir zur Überwindung unserer Probleme hier ansetzen können und uns mit dem verbundenen Atem auf den Weg zu diesem inneren Energie-Schatz machen können und uns dabei sogar noch mit Lebensenergie aufladen (www.netzwerkverbunderatem.net).

Die Analogie einer Zwiebel kann uns als (Vor-)Bild dienen, deren innerster Kern reines Licht ist, das aber durch die verschiedenen Schalen mehr oder weniger abgeschwächt wird. Bei einigen dringt noch Licht von innen durch die Schalen nach außen und man erkennt sie an ihrer Ausstrahlung, ihrem Charisma, bei anderen gelangt das Licht gar nicht mehr bis in äußere Schalen, weil es schon auf inneren blockiert wird.

Doch ob nun Zwiebel und Licht oder Kopf und Lächeln als Bild dienen, es ergeben sich grundsätzlich zwei Möglichkeiten, mit diesem inneren Lichtquell in Kontakt zu treten. Wir können Schalen und Schichten putzen und klären, wie es etwa durch Fasten und verbundenen Atem in idealer Weise geschieht, was uns der Erkenntnis des inneren Lichtes erfahrungsgemäß näherbringt. Wir können die Schichten reinigen, indem wir uns mit lebendiger lichtvoller pflanzlicher Vollwertkost ernähren, wie die Erfahrungen mit »Peace Food« in den letzten Jahren gezeigt haben. Aber auch dadurch, dass wir uns regelmäßig und moderat bewegen, so dass wir schwitzen und die Stoffwechselrate steigern und das Gewebe besser durchblutet und gleichsam durchprozessiert wird. Mit pflanzlich-vollwertiger Ernährung lassen sich Gewebe offensichtlich auf Dauer am nachhaltigsten klären, aber ideal wäre, all die Vorschläge miteinander zu verbinden.

Zu diesen Wegen zum eigenen inneren Lichtkern, um diesem näher zu kommen und mehr von der gewaltigen Energie-Quelle zu spüren, kommen Erfahrungen im Augenblick des Hier und Jetzt hinzu wie Momente tiefer Liebe oder andere Formen von Ekstase und Begeisterung.

»All das kann uns mit unserem unveränderlichen lichtvollen Wesenskern verbinden und insofern erleuchten, als wir unser eigenes inneres Licht spüren.«

Atem- und Energie-Geheimnisse

Ganz sicher ist daher die Schulung des Atems ein wundervoller Weg, seine Lebensenergie zu kultivieren und zu erhalten und wahrscheinlich sogar seine diesbezüglichen Speicher mit Lebenskraft (ind.: Prana) neuerlich zu speisen und aufzuladen. Jedenfalls habe ich diesen Eindruck, seit ich den verbundenen Atem erlebe und lehre. Dabei werden Ein- und Ausatem verbunden und fließen ineinander ohne Pause. So kommt es zu einem Überfluss an Lebensenergie mit außergewöhnlichen Erfahrungen auf körperlicher, seelischer und geistiger Ebene.

Andere Wege, die Verbindung wieder herzustellen, sind Erfahrungen großer Liebe und Freude, das Eintauchen ins Hier und Jetzt, tiefste Sinnfindung für ein ganzes Leben, eine Vision zu entwickeln, die durchs Leben trägt.

Das Geheimnis des »verbundenen Atems« wie auch anderer Atemtherapien führt dabei auf Dauer zu jenem *langen Atem,* der Sieger ausmacht. Ziel des Lebens ist es, mit ruhigem Atem im eigenen Rhythmus seinen Weg zu nehmen. Solange man sich noch durch Phasen ängstlicher Kurzatmigkeit quälen muss und der Atem häufig stockt, gilt es weiter zu üben. Der große Atem, im Osten Maha Atma genannt, fließt in stetigem Fluss, der Mahatma nähert sich ihm an und wird immer mehr dazu. Dieser Ausdruck steht gleichermaßen für »große Seele« und »großer Atem«. Für Christen, Muslime und Juden hat Gott Jahwe dem ersten aus der roten Erde, der Adama, geformten Menschen Adam seinen göttlichen Odem eingehaucht, und damit leben nun alle seine Nachfahren. Vieles spricht dafür, dass wir uns an diesen göttlichen Strom des großen Atems bewusst wieder anschließen können – der verbundene Atem ist diesbezüglich die beste mir bekannte Chance. Und die Erfahrungen damit in dreißig Jahren Seminaren zeigen, wie in Stagnation Steckengebliebene sich wieder mit dem Leben(sfluss) verbinden können. Oft durfte ich erleben, wie er aus (Lebens-)Krisen heraushalf durch wahre Energieschübe, die die Atmenden geradezu beflügelten. Je öfter ich das Bad in der Lebensenergie des Prana miterleben konnte, desto sicherer werde ich mir, dass dieses uns ebenfalls nähren kann, und zwar weit über die Rolle des Sauerstoffes hinaus, auch wenn wir das ähnlich wie beim Licht naturwissenschaftlich noch immer nicht durchschauen beziehungsweise noch nicht einmal begonnen haben, es zu erforschen.

Eine weitere Analogie bietet das Lächeln, das in jedem von uns lebt. Wenn ich Seminarteilnehmer bei geführten Meditationen animiere, ihr inneres Lächeln zu aktivieren und sich ihm genussvoll hinzugeben, fangen die wenigsten an zu strahlen, obwohl sich alle bemühen. Der Gedanke an Lächeln ist natürlich in jedem (Gehirn) vorhanden. Aber nur bei wenigen dringt das Lächeln noch bis nach außen. Bei den meisten dauert es, bis sich Spuren davon auf dem Gesicht abzeichnen.

Es ist sozusagen Gewöhnungssache und hängt davon ab, wie viel Lachen und Lächeln man sich noch gönnt und wie gut eingespurt seine Bahnen sind. Bei Menschen auf Bali oder Thailand beispielsweise geht das in aller Regel ungleich rascher, ihr Lächeln ist weniger tief verschüttet.

Prana-Killer

Meine seit jeher bestehende Aversion gegen Klimaanlagen, die ich mit vielen gesundheitsorientierten Menschen teile, fällt mir dazu ein. Persönlich vermeide ich diese Prana-Killer, wo immer möglich, und selbst auf Bali leben wir wie die Einheimischen ohne diese coolen Monster. In Flugzeugen erlebe ich sie als Angriff auf die Gesundheit, dem ich gern durch Einmummeln bis in eine Kapuze begegne.

Die Idee der frischen Luft kannte ich schon von meiner Mutter, die uns Kindern damit gehörig auf die Nerven ging, wenn sie ständig betonte, wir müssten unbedingt sofort an dieselbe, während – in unseren Augen – überall drinnen Wichtigeres anstand. Möglicherweise spielt hier der Gedanke herein, dass frische Luft mehr Prana enthalten könnte als abgestandene oder verbrauchte und irgendwie angestrengt wirkende Luft großer Städte. Den häufig geäußerten Frischluftbedarf vieler Menschen jedoch auf die Sauerstoffversorgung zu reduzieren ist wohl zu kurz(sichtig).

Vom *guten* Essen

Dass »gut Essen« nicht mehr »viel Essen« bedeuten kann, ist den meisten mittlerweile klar. Zugleich rollt und boomt die vegane »Peace Food«-Welle und hat sich rasch zu einem breiten Trend entwickelt, der dabei ist, zum Feld und neuen Lebensstil mit einem besseren Lebensgefühl zu werden. Das freut mich aus tiefstem Herzen. Aber natürlich und wie für unsere Gesellschaft und Zeit typisch dreht sich auch da alles um die sichtbare materielle Ebene. Möglichst viele tolle Rezepte, schön fotografiert und entsprechend gut und schmackhaft aussehend. Aber Aussehen hat wenig mit Geschmack zu tun und noch weniger mit Gesundheit.

Inzwischen dämmert auch vielen Veganern, dass vegan allein nicht reicht, weder für den gesundheitlichen Wert eines Nahrungsmittels noch seinen Geschmack. Raffinierte Kohlenhydrate und Alkoholika etwa sind vegan, aber nicht gesund. Gesund ist vegan nur, wenn es vollwertig ist, aber reicht das? Es ist unbedingt notwendig, aber keineswegs ausreichend, wie sich noch zeigen wird.

» Gutes Essen erkennt man am Geschmack, aber der kann heute täuschen. «

»Vollwertigkeit« ist zum Glück im Gespräch und dämmert immer mehr Umsteigern als zwingend. Dabei bezieht sich »vollwertig« vor allem auf das Weglassen von Kunstdünger und verschiedene »-zide«, also »Tötungsmittel« wie Pesti-, Herbi- und Fungizide. Aber ob die Pflanzen deswegen schon alles enthalten, was wir brauchen, bleibt offen und hängt von vielen Faktoren wie Bodenbeschaffenheit, Klima und vor allem Sonnenlicht ab.

Vollwertigkeit ist also notwendig, aber noch nicht ausreichend, und sie durchzusetzen bleibt noch Aufgabe. Unter täglichem Werbungsdruck, persönlichem Zeitmangel und der Abwendung vom selbst Kochen bei gleichzeitiger Hinwendung zu Fertiggerichten haben sich inzwischen viele moderne Menschen an den für meine Geschmacksknospen abartigen Geschmack billigen Industriefutters gewöhnt. »Abartig« wörtlich genommen im Sinne von »abweichend von unserer Art und Bestimmung«, auch sich vom Natürlichen abwendend und uns nicht gerecht werdend.

Gesunder Appetit als Schlüssel zu Gesundheit

Wie aber können wir in der heutigen modernen Welt ernährungsmäßig für uns sorgen, in der die Werbung »natürlich« mehr lügt als informiert, in der die Nahrungsmittelkonzerne manipulieren und tricksen, nicht um uns umzubringen, aber um ihre Kassen zu füllen, was nicht selten aufs Gleiche hinausläuft? Wir können viel lesen und lernen. Aber letztlich und im Idealfall müssen wir unser Gefühl für gesunde Kost zurückgewinnen, unseren gesunden Appetit, der uns den Weg weist wie jedem wild(lebend)en Tier.

Im Lichte der Lebensenergie könnte gesunder Appetit die Fähigkeit des Organismus sein, seinen Lichtbedarf in Esslust auszudrücken. Popp geht davon aus, dass sich jedes Lebensmittel durch sein spezifisches Photonen-Spektrum, sein individuelles Licht, auszeichnet (siehe Seite 107 f.). Jeder Koch kauft nach Augenschein ein und reagiert damit auf das Licht, in welchem ihm die Lebensmittel erscheinen. Um zum gesunden Appetit zurückzufinden, müssen wir folglich lernen, den Lichtgehalt der Lebensmittel zu erkennen und zu erspüren, was wohl am besten über Frische geht, über Duft und Aussehen. Ein idealer Einstieg dazu ist eine Fastenzeit, in der sich die eigenen Antennen wieder neu justieren und Gefühl für den eigenen Körper und sogar die Seele zurückkehrt.

Aber holen wir unsere Zeit- und Essgenossen dort ab, wo die meisten sind. Allesesser oder Mischköstler? Eher Letzteres, denn niemand ist so dumm, wirklich alles zu essen. Selbst Mischköstler gehen immerhin schon so weit, altes Fleisch, gemeinhin als Aas bezeichnet, zu verspeisen. Wo das mit sichtbarem Appetit geschieht, wäre zu fragen, was mit ihm los ist? Gesund ist dieser Appetit jedenfalls nicht mehr.

Gesunder Appetit sollte sich – wie schon gesagt – heutzutage sicher nicht mehr auf die Menge beziehen, denn heute von der Mehrheit verspeiste Mengen sind eher gefährlich und jedenfalls schädlich. Gesunder Appetit dürfte sich sicher nicht auf Gefährliches, Schädliches oder Giftiges richten. Aber die Industrie kann den Appetit deutlich beeinflussen und korrumpieren. In den USA zieht eine Mehrheit schon Erdbeer- und Himbeeraroma echten Beeren vor. Das Aroma schmeckt einfach mehr nach Erdbeeren. Es stammt aus der mit Säure behandelten Rinde eines australischen Baumes, und weil das beides so natürlich ist, darf auf der Packung stehen: mit naturechten Aromastoffen. Möglicherweise fühlten sich die Geschmacksknospen davon anfangs etwas verwirrt, aber inzwischen haben sie eben das Echte schon vergessen, was vielleicht auch besser so ist. Denn würde man die gesamte Welternte an Erdbeeren in die USA liefern, ließe sich damit noch nicht einmal fünf Prozent vom dortigen Bedarf befriedigen.

Wahrscheinlich stören wir die natürliche Ordnung nicht nur, wenn wir mit Chemikalien haltbar machen, sondern auch sobald wir ihren Geschmack und Geruch mit Aromen manipulieren.

Wir verwirren damit jedenfalls unser Sensorium, das in die Irre geführt, sich irgendwann als unverlässlich und geradezu überflüssig erweist. Wenn Soja wie Schweinebraten schmeckt, ist auch das ein Verwirrspiel, das in Übergangszeiten vom Mischköstler zum Veganer legitim sein mag, im Sinne von »Vegan für Einsteiger«, aber auf Dauer sicher nicht ideal sein kann. Der natürliche gesunde Appetit wird damit in die Irre geleitet. Den müssen sich also viele erst wieder zurückerobern. Er könnte uns aus dem Dilemma retten und die wesentlichen gefundenen Ernährungswahrheiten mit der eigenen Individualität versöhnen.

Das Thema Frische

»So frisch wie möglich«, ist als Devise unbestritten, erstaunlich nur, dass wir immer mehr ins Gegenteil verfallen. Was Ernährung angeht, waren in unserer Zeit Max Otto Bruker (1909–2001) und davor schon Werner Kollath (1892–1970) dem Geheimnis nahe. Kollath formulierte den Gedanken der Lebensfrische, wie später auch Bruker, und teilte die Kost in Lebens- und Nahrungsmittel ein. Erstere sind nur mechanisch oder fermentativ bearbeitet, Letztere dagegen konserviert und erhitzt. Diese Einteilung übernahm später Leitzmann in seine Gießener Schule. Bruker sprach nicht umsonst vom Frischkornbrei, und das Schlüsselwort »frisch« steht hier wohl nicht zufällig voran. Kollath riet, alle Nahrung so wenig wie möglich zu verändern und nur so viel wie notwendig. Ähnlich der schwedische Ernährungsreformer Are Waerland (1876–1955).

So ist eine relativ karge einfache Ernährung mit möglichst frischen pflanzlich-vollwertigen Lebensmitteln, wie auch frisches

Wasser, das bis eben noch geflossen ist, ein Optimum, von dem uns das moderne Leben durch seine Organisationsform entfernt hat. Das liegt daran, dass (Lebensmittel-)Chemiker von Berufs wegen Frische nicht kennen und nichts darüber aussagen können, genauso wenig wie über die Keimfähigkeit von Saatgut. Für sie ist nach der Inhaltsanalyse ein gemahlenes Samenkorn mit einem heilen identisch. Keimfähigkeit aber bedeutet Leben und hat entscheidend mit Lebensenergie zu tun. (Bio-)Chemiker haben im Hinblick auf Ernährung entscheidend weitergeholfen, aber bei der Lebensenergie stoßen sie mit ihrer Methode an ihre Grenzen.

Dabei sind schon kleine Mengen von Frischkost Gold oder besser noch leben(s)wert und können entscheidend zur Gesundung beitragen. Wer in (s)einem kleinen Garten oder auf dem Balkon eigene Kräuter und Gewürze zieht, kann damit schon einiges bewirken. Wer das frische Kraut seines Bio-Gemüses sofort in einen Smoothie umwandelt, tut sich verblüffend Gutes. Aber auch wer sein fließendes Leitungswasser in optimalen Zustand bringt, ist auf dem richtigen Weg in Richtung Lebensenergie.

Frisches fließendes Wasser

Wasser hat keinen Nährwert im Sinne von Kalorien, kann aber alle möglichen Informationen in sich speichern, wie wir aus Homöopathie und Bachblüten-Therapie wissen. So hat Wasser großen Einfluss auf die Gesundheit, wenn wir etwa an seine Heilwirkung denken, die der persische Arzt Fereydoon Batmanghelidj so eindrucksvoll belegte. Er hatte im persischen Gefängnis buchstäblich nichts als Wasser für seine ärztlichen Behandlungen zur Verfügung und entwickelte so seine beeindruckende Wassertherapie. Sein Buchtitel »Sie sind nicht krank, Sie sind durstig!« ist Programm. Ohne eine einzige Kalorie zu enthalten, gibt es doch so viel Wichtigeres – eben Lebensenergie und Information. Dabei ist fließendes Leitungswasser fast immer Mineral- oder Tafelwasser aus Flaschen vorzuziehen. Um Rückstände von Medikamenten wie Östrogenen etc. zu entfernen, ist eine Aufbereitungsanlage heute meist die beste Lösung. Wir unterziehen in TamanGa Leitungswasser einer Behandlung mit dem Aquion-Gerät, das über einen guten Kohlepress-Filter verfügt und das Wasser über Elektrolyse basisch und damit elektronenreich und antioxidativ macht.

Meine persönliche Leidenschaft für gutes Wasser hat mich hier immer weiter suchen und experimentieren lassen.

Inzwischen habe ich schon oft Menschen durch Fasten und Umstellung auf »Peace Food« unerwartet rasch genesen und wieder zu Kräften kommen und heil werden sehen. So lernte ich, dieser eigenen inneren Kraftquelle zu vertrauen, angestoßen durch die richtige Ernährungstherapie.

Die Frische der Lebensmittel ist es zusätzlich, die sie erst wirklich zu solchen Kraftquellen macht und sie von Nahrungsmitteln unterscheidet. Alles spricht dafür, dass die Speicherfähigkeit des Lichtes das Maß für die Frische der Nahrung ist. Große Frische bedeutet entsprechende Lichtspeicherung. Sie hängt eindeutig von der Lichtemission und nicht vom Chlorophyll-Gehalt ab, der andere Vorteile hat. Das erklärt die positive Wirkung von Frischkost, wie etwa selbst gemachten Smoothies, gegenüber konservierter und verarbeiteter Convenience-Food.

Nach Popp sind Lebewesen komplexe Antennen-Systeme, die Licht empfangen und wieder abgeben. Je besser wir als *Antennen* funktionieren, desto mehr können wir nehmen und geben, desto stärker wird unsere Ausstrahlung, unser Charisma. Darauf müssen wir noch zurückkommen, denn hier liegen noch viele weitere Geheimnisse.

Grün entgiftet

Es gibt zunehmend Hinweise, dass der grüne Pflanzenfarbstoff die ursprünglichste und eine der wichtigsten Komponenten unserer Nahrung ist. Studien besagen, dass Chlorophyll Gifte im Körper bindet, Erreger unschädlich macht und die Durchblutung fördert. Chlorophyll ist ebenso aufgebaut wie der rote Blutfarbstoff Hämoglobin und enthält nur im Zentrum ein Magnesium- anstelle eines Eisenmoleküls. Möglicherweise sind deswegen grüne Smoothies auch solch ein Lebenselixier. In Hochleistungsmixern wie dem (obendrein preisgünstigen) Green Smoother wird die Zelle aufgebrochen und das Chlorophyll frei und verfügbar.

Eine optimale Ernährungsweise verfügt über einen hohen Grünpflanzenanteil, was die Giftbelastung des Organismus einerseits reduziert und andererseits den Umgang mit den Giften verbessert und so vorbeugend in Bezug auf die meisten chronischen Zivilisationskrankheiten wirkt, die nicht selten aufgrund einer Ansammlung von toxischen Stoffen entstehen. Toxine stören Stoffwechselprozesse auf Zell- und schließlich Organebene, beeinträchtigen die Darmflora und schwächen das Abwehrsystem.

Affen, unsere genetisch ähnlichsten Verwandten im Tierreich, essen offensichtlich roh und frisch, im Wesentlichen Blätter und Früchte. In freier Wildbahn nicht an Zivilisationskrankheiten wie Arteriosklerose, Herzproblemen, Schlaganfällen, Krebs, Diabetes oder Gicht leidend entwickeln sie als Haustiere – offenbar aufgrund ungesunder, unnatürlicher Zivilisationskost – ähnliche Krankheitsbilder wie Menschen. Außerdem hat es wohl auch mit der seelischen Nähe zwischen Haustieren und ihren Menschen zu tun, wie in »Tiere als Spiegel der Menschenseele« dargestellt. Zusammenfassend lässt sich sagen, Grünpflanzen wirken als regelrechte natürliche Frischzellenkur im Körper.

Trotzdem bleibt der Punkt der Frische aber immer noch auf der ganzen Linie zu wenig beachtet und erforscht. Auch die meisten der wie Pilze aus dem Boden schießenden Vegan-Versandunternehmen haben damit wenig im Sinn. Im Gegenteil, sie bleiben der beliebten Devise »immer mehr vom selben« treu und vertreiben mehrheitlich in Plastik eingeschweißten Käse-, Wurst- und Fleischersatz. Statt Frische zu fördern, beklagen sie im Gegenteil enge Ablaufdaten, die den Handel erschweren. Mangelnde Frische war auch schon über Jahrzehnte das Problem gut- und liebgemeinter, kleiner Naturkostläden, deren geringer Umsatz die Ware im Laden altern und welken ließ, was wiederum intuitiv veranlagte Kunden abstieß. Es schwante wohl einigen, dass die eigene Ausstrahlung nur frisch bleiben kann bei entsprechend frischer Energiezufuhr, aber die Gesundlebe-Szene kam lange mangels Nachfrage nicht aus dieser Falle heraus. Erst heute durch den veganen und in dessen Gefolge den neuen Bio-Boom bessert sich diese Situation rapide – und hoffentlich nachhaltig.

Selbst Rohköstler sind sich manchmal der Wichtigkeit der Frische nicht bewusst und betonen lediglich die Schädlichkeit des Erhitzens für die Nahrung. Die Frage aber, warum Erhitzen so schädlich ist, wird kaum zu Ende gedacht. Sicherlich werden Proteine durch Erhitzen über 42°C denaturiert – ein schon sehr deutlicher Ausdruck, bedeutet er doch »ent-natürlicht«. Aber ist das schon alles? Ist ein Lebensmittel schon dann gut und frisch, wenn man sein Eiweiß nicht mutwillig ent-natür-licht? Das ist auch wichtig, aber ist es tatsächlich ausreichend?

Dem Geheimnis auf der Spur

Tatsächlich hat die zentralisierte Versorgung mit Nahrungs- statt Lebensmitteln den Aspekt der Frische immer mehr zurückgedrängt. Wenn jetzt einerseits erfreulicherweise immer mehr Ketten und Konzerne Bio-Qualität entdecken, bleibt der Aspekt der Frische geradezu selbstverständlich außen vor. Frische erfordert eine dezentrale, von den Zauberworten »regional« und »saisonal« geprägte Versorgung. Diese aber ist dem Konzept der Discounter von Einsparung um fast jeden Preis wesensfremd. Der allgemeine Trend geht in Richtung Fusionierung, Zentralisierung, Profitmaximierung. Das aber führt zwingend zu altbackener Ware in den Regalen und obendrein zu Wegwerforgien abgelaufener Nahrungsmittel.

Wenn ich über die ganz andere Qualität unseres Essens aus unserem Garten in TamanGa nachsinne, kommt noch ein anderer Faktor hinzu: Neben der Frische ist es auch die Art des Anbaus ohne Maschinen, also ausschließlich von Hand und obendrein noch im Einklang mit den Pflanzenwesen – den Devas – mit Kupferwerkzeugen und viel Achtsamkeit. Hinzu kommt drittens noch die möglichst schonende Art der Weiterverarbeitung in einer Küche, die weniger kocht als zubereitet und verziert. Hier geht es um subtile Schwingungen, die sensible Wesen bereits spüren, die sich aber wissenschaftlicher Erforschung noch weitgehender entziehen als der Aspekt der Frische.

Ideale Lebensmittel

Sie liefern – nach Popp – neben Treibstoff vor allem fehlende Schwingungen (in Form von Licht), die der Organismus für die Regulation seiner inneren Rhythmik und Ordnung benötigt. Nach Popp ist der Speicherwert für Wellen entscheidender als der Treibstoff. Die übertragene Energie sollte nicht möglichst groß, sondern im Gegenteil klein sein, um die notwendige Entropie-(Unordnungs-)Verminderung zu erreichen und damit die Schaffung von Ordnung sicherzustellen. Popp bringt die Analogie vom *Geigenbogen*, der auch nicht möglichst stark mechanisch wirken, sondern feine Schwingungen und Vibrationen übertragen soll.

Die Verringerung der Entropie führt zur Erhöhung der Ordnung und damit verbesserter Rhythmik und letztlich höherer Harmonie. Hier denkt man automatisch an die klassische Homöopathie, die ebenfalls mit möglichst subtilen Reizen arbeitet. Im Sinne Erwin Schrödingers geht es darum, die richtigen Wellen zum richtigen Zeitpunkt in die richtigen Kanäle des elektromagnetischen Schwingungs- oder Regulationsfeldes eines Menschen einzuspeisen.

Über das Argument der Frische können wir dem Geheimnis der Lebensenergie also sehr nahe kommen, bringt es uns doch zu einem entscheidenden, bisher sträflich vernachlässigten Punkt in der Ernährungsdiskussion: der Frage der Qualität der Energie in Lebensmitteln.

Eigentlich wissen wir alles Notwendige zum Thema Frische aus Erfahrung. Frisch gepresster Saft ist unvergleichlich schmackhafter, anmachender und erfrischender als jeder noch so gute, bestens konservierte Saft aus besten Bio-Früchten. In TamanGa verwenden wir nur beste eigene Säfte oder solche von erlesener Voelkel-Qualität. Trotzdem kann kein Flaschensaft einem frisch gepressten auch nur annähernd das Wasser reichen. Selbst frischer Saft von Früchten aus konventionellem Anbau schmeckt mir persönlich oft noch besser als Flaschensaft von Bio-Obst.

Ähnliches wurde mir bei den Tees bei unseren Fastenkursen in TamanGa bewusst. Selbst die besten getrockneten Tees aus dem Garten oder von Sonnentor – und damit sind wir auf der höchsten Ebene käuflicher Tees – können mit den frisch geernteten und überbrühten geschmacklich nicht mithalten.

Der Alterungsprozess der Oxidation, den wir bei Menschen und Metallen rosten nennen, setzt bei Pflanzen sofort nach der Ernte und damit dem Abschneiden von der Zufuhr natürlicher Lebensenergie ein. Diese kann offenbar nur über intakte erdverbundene Wurzeln und die Verbundenheit mit den Wachstumskräften der Natur erhalten und gesteigert werden. Lediglich gut geschützt in der eigenen Schale können Früchte und Samen diese Lebensenergie noch lange erhalten, wenn auch nicht mehr steigern. Es sei denn, wir lassen sie in der Sonne nachreifen, dann liefert diese offensichtlich Lebensenergie nach, wie sich oft farblich in der Nachrötung von Früchten offenbart.

»Es braucht also drei Faktoren: Feuchtigkeit, Erdkontakt und Sonne und zum Wachsen auch das Luftelement in Gestalt von Kohlendioxid, alle vier Elemente also.«

Sobald wir die äußere Haut aber durch Anschneiden verletzen, werden Früchte rasch braun an den Schnittstellen, wie wir es alle von Äpfeln und Bananen kennen. Sie verlieren mit der Frische nicht nur an Geschmack, sondern offenbar auch an Kraft und Energie. Das sogenannte Verrunzeln ist noch verständlich und liegt bei alternden Pflanzen und Menschen am Wasserverlust. Doch auch beim Wasser dürfte der entscheidende Punkt in dessen Lebensenergie liegen.

Erfreulicherweise tendieren heute viele Menschen sehr zu frisch gepressten Säften und zur Frische im wahrsten Sinne des Wortes heil(end)er Früchte. An sich ein gesunder Trend, allerdings auch – und wie immer – mit Schattenaspekten.

Der Trend zu verdichteter Nahrung

Wir haben uns – wie auf allen möglichen anderen Ebenen – auf Konzentration und Verdichtung spezialisiert. Über Jahrmillionen kannten wir kaum konzentrierte Kost, heute aber hat sich der Trend vollkommen darauf eingestellt und fixiert.

Inzwischen haben wir aber zu viel zu konzentrierte, und damit für uns Moderne wiederum schlechte Nahrung. Denn es ist gerade auch die Verdichtung der Kost, die uns dick und damit letztlich krank macht. Eine Magenfüllung enthält heute so viel mehr Kalorien als früher, weil alles so enorm konzentriert und verdichtet ist. Satt sind wir aber erst, wenn sich der Magen voll anfühlt, insofern hat der Trend zur Nahrungsverdichtung unser natürliches Sättigungsgefühl ausmanövriert. Wir sind aus der Geschichte gewohnt zu essen, bis der Magen voll ist. Das ist also noch natürlich, wenn es auch gesünder wäre, schon etwas vorher mit dem Essen aufzuhören. Inzwischen bei verdichteter Nahrung ist es viel zu viel und macht richtig dick.

Verdichtete Zeit
Das Gleiche haben wir mit der Zeit gemacht, die, als wertvoll erkannt, inzwischen enorm verdichtet ist. Einflussreiche Unternehmensberatungen wie McKinsey, PriceWaterhouseCoopers oder Roland Berger haben sich darauf spezialisiert, in der Wirtschaftswelt Zeit zu verdichten und zu konzentrieren. Alles wird zertifiziert, konzentriert und rationalisiert – in immer kürzerer Zeit soll so immer mehr produziert und geleistet werden. Das Ergebnis finden wir in der enorm steigenden Zahl der Seeleninfarkte.

Dieser prinzipiell überall gleich ablaufende Prozess hat bei der Ernährung dazu geführt, dass in immer weniger Volumen immer mehr Nährwert hineingepresst wird, was immer mehr Menschen immer dicker, schwerfälliger und auch müde und energielos macht.

Im Ernährungsbereich ist die hohe Konzentration heute ein erhebliches Problem. Max Otto Brukers Abneigung gegen konzentrierte Fruchtsäfte ist ein Zeugnis seiner Weitsicht. Sein diesbezügliches Argument behält Gültigkeit: Wer würde schon fünf Orangen oder Äpfel in fünf Sekunden essen? Damit überfordern wir zuerst unseren Verdauungstrakt und dann unseren Stoffwechsel, weil die solche Akkordarbeit nie gelernt haben. Beste Säfte aus vermeintlichen Gesundheitsgründen – viele gute Vitamine! – hinunterzustürzen ist gänzlich unnatürlich und geht daneben. Dazu enthalten sie zu viel Fruchtzucker (Fruktose), der in der Verarbeitung die Leber stresst und die Fettverbrennung bremst. Besonders ungünstig wirkt es, Säfte (selbst frisch gepresste!) als Begleitung zum Essen hinunterzustürzen, wobei obendrein die Verdauungssäfte verdünnt und Stoffwechselprozesse belastet werden. Auch Wasser trinkt man besser vor dem Essen und dann erst wieder mit einigem zeitlichen Abstand danach.

Es gilt also, auf vielen Ebenen unser Maß wieder zu finden. Verdichtete Nahrung in Form von frischen Säften wäre also nur in Maßen schluckweise zu genießen.

Smoothies – Auflockerung statt Verdichtung

Ein Gegenstück dazu stellen die grünen Smoothies dar. In »Vegan schlank« habe ich ihnen ein eigenes Kapitel gewidmet, da sie wundervoll zum Abnehmen und sogar zu einer gesunden, niedrigkalorischen Ernährung geeignet sind, zumal sie auch von weniger begabten Köchen leicht und in guter Qualität zu kreieren sind.

Das Geheimnis hinter ihrer Erfolgsgeschichte als frisch zubereitete Gesundheitsgetränke mit entgiftender und verjüngender Wirkung ist gewiss einerseits ihre Frische. Ihr zweiter Vorteil dürfte in ihrer sehr geringeren Verdichtung liegen, enthalten diese Pflanzensäfte doch eine Fülle von Ballaststoffen in einer wohlschmeckenden schaumig-cremig grünen oder bunten Mischung. Wichtig: ein von der Umdrehungszahl geeigneter Mixer (mehr als 27 000 Umdrehungen/Minute).

Schaum auf einem Smoothie ist überhaupt das beste Beispiel für geringe Verdichtung. Allein das regelmäßige Trinken von lockerleichten cremig-schaumigen Smoothies hat nicht wenige Liebhaber der gesunden Pflanzensäfte erheblich an Gewicht erleichtert und dafür seelisch zunehmen lassen. Das Duett aus geringer Verdichtung und wundervoller Frische ist faszinierend erfolgreich. Der Ballaststoffreichtum füllt den Magen und nimmt den Hunger. Der Reichtum an enthaltener Lebensenergie der pflanzlichen Zutaten bringt Frische ins Leben, hebt dadurch die Stimmung und verschafft dem Leben Sonne und neue Ordnung.

Typisch ist, wie die Industrie sofort wieder darangeht, mit der Beigabe viel süßen Obstes und Zuckers aus Smoothies hochverdichtete süß schmeckende Säfte zu machen, deren Süße über den Mangel an Frische und Lebensenergie hinwegtäuschen soll, es aber nicht schafft.

---

*Natür*liche Verpackungs-Geheimnisse

Offenbar hat die Natur eine Möglichkeit, in der ganzen Frucht und im unversehrten Korn Frische besser zu erhalten, als wir das mit unseren besten Methoden bisher schaffen. Und ich fürchte für uns und unsere Industrie, das wird auch so bleiben. Das entscheidende Geheimnis ist wieder die Lebensenergie, die auch bestens stabilisierten Säften und jeder verarbeiteten Kost so rasch abhandenkommt und schließlich so sehr fehlt. Denn schon nach wenigen Stunden ist auch frisch gepresster Saft nur noch ein Schatten seiner selbst. Auf Vortragstouren nehmen wir uns die frischen Smoothies vom Morgen aus TamanGa mit, aber mit jeder Stunde sinkt spürbar die Lust darauf, und schon am Abend vor dem Vortrag steige ich wieder gern auf Wasser um, das seine Qualität länger halten kann. Ihrer Unversehrtheit beraubte Pflanzen verlieren ihre Lebensenergie und -kraft rasch. Unter den Aspekten Frische und damit Lebenskraft und Verdichtung ist gepressten Säften generell gutes, das heißt sowohl reifes als auch vor allem frisches Obst vorzuziehen. Apfel und Orange bewahren in ihrer natürlichen Form noch lange ihre Lebenskraft. Innerhalb der unverletzten Schale kann die Lebensenergie auch besser überdauern als in Mus oder Saft.

Samen, die selbst nach langen Zeiten noch keimfähig waren, zeigen, dass – jedenfalls bei erhaltener Unversehrtheit – auch Trocknung die Essenz der Lebensenergie erhalten kann. Früher waren Menschen auf das Trocknen ihrer Nahrung angewiesen, um Vorräte für den Winter oder schwierige Zeiten anzulegen. Vieles spricht für die Chance, dadurch einiges von der Lebensenergie zu erhalten und sogar durch die kalte Jahreszeit zu bringen. Wobei aber auch in Obstkellern eine gewisse Agonie herrscht und wir selbst im idealen Gewölbekeller von TamanGa immer wieder faul werdende Äpfel aussortieren, um die intakten vor Ansteckung zu retten. Aber andererseits schmeckt auch ein über den Winter angeschrumpelter Apfel im Frühling noch und hat etwas von seinem Charme durch die kalte Jahreszeit gerettet.

Das macht Trocknung zur einzig natürlichen Konservierungsmethode, geht doch die Natur selbst diesen Weg bei der Trocknung ihrer Samen. Allerdings hat Mutter Natur ihre getrockneten Samen oft durch entsprechende Pflanzenschutzstoffe, sogenannte Fraßgifte, vor dem Verzehr durch Tiere geschützt. Wollen wir diese vermeiden, ist es ideal, die Samen vor dem Verzehr keimen zu lassen. Dann wandeln sich die Schutzstoffe in richtige Schätze um, wie sekundäre Pflanzenstoffe und Vitamine, die – statt uns zu schädigen – der Gesundheit zugutekommen.

Wo kommt die Lebensenergie her, und was steckt dahinter?

Unsere wichtigste Energiequelle ist absolut unbestritten die Sonne, die alles Leben auf diesem unserem Heimatplaneten in Gang bringt und nährt. Pflanzen bilden mittels Photosynthese aus Sonnenlicht (Photonen), Kohlendioxid (CO_2) aus der Luft und Wasser (H_2O) nach folgender Gleichung Zucker (Glukose):

Wie Pflanzen Energie bilden

Photonen + CO_2 + H_2O → Glukose (Zucker) + Photonen

Menschen und Tiere (fr)essen Zucker und verbrennen ihn mittels sogenannter Glykolyse wieder in Energie und Wasser, das wir ausscheiden, und Kohlendioxid, das wir ausatmen, nach folgender Gleichung:

Glukose → CO_2 und H_2O + Energie + Photonen

Die Frage ist, was wird aus den dabei übrig bleibenden Photonen? Möglicherweise bestimmt das bei der Glukose-Verbrennung übrig bleibende Licht in Form elektromagnetischer Felder den Stoffwechsel und hält ihn in Gang.

Alle Zucker enthalten tatsächlich gespeichertes Licht. Sie heute generell zu diffamieren geht daher am Ziel vorbei. Leben beruht auf Zucker, das Problem entsteht durch dessen Raffinierung und die heute erstmals in der Evolution fast beliebig verfügbare Menge. Allerdings ist auch raffinierter Zucker noch besser als Verhungern. Aber raffiniert, im Übermaß sowie im Verbund mit zu viel Tierprotein und -fett ist er so schädlich, wie wir es heute in reichen Teilen und zunehmend auch in den ärmeren der Welt erleben.

Früher waren Zucker kein Problem. Der Botenstoff Insulin, für das Einschleusen von Glukose in die Körperzellen zuständig, ist bei der heutigen Ernährung zu einer Art Masthormon geworden. So macht es uns erst groß, dann fett und schließlich krank. Das ist aber nicht seine Schuld, sondern obliegt unserer Verantwortung. Insulin ermöglicht die Aufnahme aller Stoffe in die Zellen von Glukose über Eiweißbausteine (Aminosäuren) bis zu Fetten. Somit fördert es die Protein- und Fettsynthese, hemmt aber den Abbau von Letzterem. Wenn wir also abends Kohlenhydrate zu uns nehmen, die Insulin hervorlocken, verhindern wir den Fettabbau und fördern seinen Einbau in die Speicher des Organismus. Das zu vermeiden ist das Geheimnis von Ernährungsformen wie »Schlank im Schlaf« des Kollegen Dr. Detlef Pape.

Insulin im Überfluss und insulinähnliche Wachstumsfaktoren [wie das in Milch(produkten) enthaltene IGF1] fördern generell das Zellwachstum und die -teilung und damit letztlich auch Krebs. Statt seelisch und bewusstseinsmäßig, wie es alle Religionen und Lebensphilosophien nahelegen, wachsen wir heute unaufhörlich auf Körperebene, erst in die Höhe, dann in die Breite und schließlich in Form von Tumoren.

Der Organismus reagiert darauf mit der sogenannten Insulinresistenz und macht die Zellen unempfänglich für Insulin und damit für Glukose. Er sperrt sie – wegen Überangebots – gleichsam aus. Das aber führt zu noch mehr Insulinausschüttung, der Hyperinsulinämie, und verstärkt damit die anderen Insulinwirkungen wie eben Wachstum in jede Richtung. Darüber hinaus stimuliert es den Sympathikus und führt so zur Sympathikotonie, der von archetypisch männlicher Aktivität geprägten überdrehten Situation, wie auch erhöhten Serotoninspiegeln im Gehirn, was zusätzlich noch eine Suchtkomponente ins Spiel des Lebens bringt: Man wird förmlich süchtig nach Insulin stimulierenden Nahrungsmitteln. Dr. Jacob spricht in diesem Zusammenhang vom Dickmacher-Trio und meint damit zu viel Tierprotein, Milch(produkte) und Industriezucker – mit anderen Worten unsere Zivilisationskost!

Zurück zum Zucker, der Basis des organischen Lebens auf unserer Erde. Die Sonnenenergie bildet vor allem Zucker (Glukose) über die Pflanzen. Das würde reichen, um weltweit pro Tag fünf Billionen Tonnen Zucker zu produzieren. Pflanzen leben davon, über Photosynthese Licht zu speichern und dadurch dessen Übergang in Wärme zeitweilig aufzuhalten. So werden sie zu Licht- und Wärmespeichern wundervoller Art. Menschen und Tiere übernehmen den Zucker und das gespeicherte Licht. Beides und auch das daraus in ihnen gebildete Fett sind Ergebnis der Lichtspeicherung und damit Garanten des Lebens.

Photonen sind also eine Art energetischer Klebstoff, der überall im Überfluss vorhandenes CO_2 mit H_2O zu Glukose verbindet und sich in dieses Energiepaket mit einschließt. Deshalb ist sonnengereiftes Obst und Gemüse wie das mediterrane natürlich besser als die unreif geerntete und ohne Sonne in Frachträumen nachgereifte Ware.

» Wir sind also nicht primär Mischköstler, Vegetarier oder Veganer, sondern laut Popps Worten Lichtsäuger sowie Licht- und damit auch Ordnungsspeicher. «

Als Menschen sind wir diesbezüglich nur die komplexesten Lebewesen, aber grundsätzlich vergleichbar mit den Tieren. Alle nehmen Zucker und Licht auf, entweder über die Haut und den Vitamin-D-Prozess, vor allem aber über Pflanzennahrung oder über den Umweg der Tiernahrung. Umwege sind auch hier kein wirklicher Vorteil.

Je mehr Licht und natürliche Ordnung Nahrung also auf geringem Raum enthält, desto besser ist sie folglich für uns.

Die Rolle der Ordnung in Ernährung und Leben

Ist das letzte Geheimnis also die Ordnung, die wir zu uns nehmen müssen, um unsere innere Ordnung zu erhalten? Popp geht davon aus und sagt: »Führt man sich die gigantischen Zahlen vor Augen (10 hoch 25 Photonen müssen täglich zum richtigen Zeitpunkt an der richtigen Stelle verfügbar sein), dann ist es, wie Schrödinger bemerkt, eher eine ›Plattheit‹, dass die Nahrung eben allein nur aus ihrer gigantischen Ordnungsfähigkeit verstanden werden kann und nicht aus der im Vergleich recht bescheidenen Energiemenge, die sie verfügbar macht.«

Auch schon Bircher-Benner und Kollath sahen – wohl eher intuitiv – den Wert der Nahrung in ihrer »Ordnung«, und heute könnten wir sagen: »Information, die Ordnung ermöglicht«. 1938 legte Bircher-Benner in Zürich in seinen »Ordnungsgesetzen« fest, dass das Wesen des Ernährungsvorgangs in der Zufuhr von Ordnungen höheren Grades von Nahrungsenergie besteht. Den höchsten Grad der Ordnung erkannte er bereits in der Frische. Jede chemische oder physikalische Einwirkung auf Nahrung sei geeignet, Ordnungsverluste herbeizuführen und deren Wert zu minimieren. Tatsächlich waren früher in der Komplementärmedizin Ordnungstherapien hoch angesehen.

Lange galt es als wissenschaftliche Tatsache, dass diese Schöpfung auf den sogenannten Wärmetod zusteuert, wenn nämlich alle Energie verbraucht und verpufft ist. Erst der russisch-belgische Physikochemiker und Nobelpreisträger Ilya Prigogine (1917–2003) konnte nachweisen, dass es außerhalb des thermischen Gleichgewichts stabile sogenannte dissipative oder kohärente Strukturen gibt, denen es möglich ist, dem Wärmetod entgegenzuwirken, indem sie aus der Umgebung genug Ordnung aufnehmen und in sich speichern. Das tun wir über verschiedene Wege, wovon der uns vertrauteste die Nahrungsaufnahme ist.

Aber wir nehmen natürlich nicht nur mit Nahrung, sondern auch mit Gedanken, Musik-Mustern wie Melodien, Gedichten oder verdichteten Wahrheiten der Philosophie und Religion Bausteine für unsere innere Ordnung auf. Und tatsächlich erlebe ich mit Patienten und Kursteilnehmern, wie die Übernahme geordneter Gedankenstrukturen, die Einordnung ins System der Schicksalsgesetze und Spielregeln des Lebens der Schlüssel zu einem geordneten Leben voller Glück und Erfolg werden kann. Viele bedeutende Lebensgeschichten sprechen dafür.

So fühlte sich einst der junge Italiener Francesco nach einem lockeren Playboy-Leben von Gott direkt angesprochen, seine Kirche in Ordnung zu bringen und merkte bald, dass sich das nicht nur auf St. Damiano, die kleine verfallene Landkirche nahe Assisi, bezog, sondern auf die ganze große (Welt-)Kirche. Er fügte sich dieser Herausforderung, unterstellte sich dieser enormen ordnenden Aufgabe und war von da an glücklich, ja ekstatisch und strahlte jenes geheimnisvolle Licht aus, sein besonderes Charisma, das die Menschen in seiner Umgebung berührte. Und es strahlt sogar bis heute weiter. Seine Ernährung war – aus heutiger wissenschaftlicher Sicht – katastrophal ärmlich und bestand aus Abfällen und Resten, die er mit seinen *minderen Brüdern,* wie sie sich bewusst nannten, erbettelte. Andererseits war sie karg, sicher unverfälscht und jedenfalls voller italienischer Sonne.

Und vielleicht wäre er älter geworden und hätte länger strahlen können, wenn auch die physische Ernährung besser gewesen wäre. Franziskus' Ausstrahlung aber kam jedenfalls aus seinem Innersten, seinem ekstatischen Glauben. Warum nicht – aus wissenschaftlicher Perspektive und also biophysikalisch – aus der Mitte seiner Zellkerne, dem (bi)polaren Muster der Doppelhelix seiner DNS, wie es Popp und seine Schüler erst Jahrhunderte später belegen?

Zu allen Zeiten suchten Menschen die Nähe verwirklichter Meister und fühlten sich in ihrer Nähe wohl. Könnte es mit dieser höchst geordneten Ausstrahlung, ihrem inneren Licht, zu tun haben? Das ist bis heute das Geheimnis der Ashrams und war früher auch das christlicher Klöster, die vom Charisma ihrer Meister zehrten. Inzwischen ist diese Ausstrahlung offensichtlich weitgehend auf der Strecke geblieben, die wundervollsten Klöster in den schönsten Landschaften leiden heute an Nachwuchsmangel und Desinteresse. Dabei ist das Feld noch lebendig und die Ordnung längst nicht vollendet. Da wäre für viele noch so viel zu tun, und vielleicht macht sich der neue Franziskus daran, dem ersten Franziskus nachzufolgen.

Das moderne Leben bietet dagegen eine breite Strömung, Mainstream genannt, in Richtung Unordnung und Chaos. Kann es daran liegen, dass wir so viele gewachsene Felder und Muster gleichsam nebenbei zerstören, ohne uns dessen überhaupt bewusst zu werden? Der Warnungen gab es viele und zu allen Zeiten. Bereits vor 25 Jahren formulierte der Agrarexperte, Berater der EU-Kommission und Direktor für ländliche Strukturforschung der Universität Frankfurt, Hermann Priebe, in seinem Buch »Die subventionierte Naturzerstörung« Folgendes: »Da vollzieht sich ein schleichender, für viele kaum sichtbarer Prozess der Zerstörung unserer natürlichen Lebensgrundlagen wie im Abbuchungsverfahren: Manche merken es kaum, andere meinen, ihr Konto sei groß genug. Aber während wir friedlich tafeln, geht draußen der Tod unter den Pflanzen- und Tierarten um, nimmt die Vergiftung von Boden und Grundwasser, die Belastung unserer Nahrungsmittel mit Fremdstoffen zu, verwandeln sich blühende Landschaften unserer Heimat in öde, monotone Produktionsgebiete. Und die Agrarpolitik hat jetzt (Anm.: im Jahr 1990!!!) mit der Strukturverwandlung zur letzten Flurbereinigung angesetzt: Nach den aussterbenden Arten, Hecken und Bäumen stehen nun die letzten Bauern auf der Roten Liste, industrialisierte Betriebe sorgen dann für unsere Ernährung, und Großkonzerne liefern uns ein europäisches Einheitsmenü – die Chemie macht's möglich.«

Diese ein Vierteljahrhundert alte Warnung wurde wie viele andere von verantwortungslosen Politikern und ebensolchen Wählern übergangen und natürlich von einer EU-Kommission, gegen die der in Weisheit ergraute deutsche Exkanzler Helmut Schmidt ganz offen zum Putsch aufruft wegen ihrer Kriegstreiberei. Die Warnung erinnert mich an jene des griechischen Philosophen Sokrates vor 2500 Jahren, der darauf hinwies, dass der Umstieg auf Fleischnahrung nicht nur zu einer Flut von Krankheiten, sondern auch zu Kriegen und einer Schwemme hochnäsiger Ärzte und Rechtsanwälte führen werde.

» Worauf wollen wir noch warten? Die Ausrede, es nicht gewusst, nicht mal geahnt zu haben, ist eine freche Lüge. «

Gefahren allgegenwärtiger Monotonisierung

Wie gefährlich die Monotonisierung unserer Landschaften und Nahrung für die Seele ist, erschließt sich nur einer ganzheitlichen Betrachtung, die auch die Felder und Seelenmuster mit einschließt. Dass die kleinstrukturierte Landwirtschaft, die ganze Landschaften unverwechselbar prägte, in monotone riesige Agrarflächen umgewandelt wurde, haben wir schon erlebt. Dass von Dutzenden Nutztierarten nur die leistungsfähigsten blieben, ist schon Geschichte. Dass wir täglich durch (Brand-)Rodung noch gar nicht entdeckte Pflanzen- und Tierarten – etwa im Amazonas – von diesem Planeten für immer vertreiben, machen sich nur wenige klar. Und wir übernehmen diese Monotonie-Muster auch freiwillig und ohne es zu merken: Fast alle Autos schauen gleich aus, weil sie aus denselben Windkanälen kommen, dass sie fast alle silbern oder schwarz sind, entscheiden phantasielose Fahrer. Die Verarmung an Pflanzen und Tieren ist längst vollzogen, die an Mustern schreitet rasant fort, und wir merken es kaum. Es lohnt sich gar nicht mehr, Andenken von Reisen mitzubringen, es gibt überall den gleichen Billigmist aus China. Was uns die Verarmung der Muster der Mythen und Märchen seelisch antut, werden wir erst viel später merken. Bei der Ernährung wird die Genfood-Welle das Elend bis in jede Zelle tragen.

Vielleicht stecken das Licht der Sonne und damit elektromagnetische Wellenmuster auch hinter Rupert Sheldrakes morphogenetischen Feldern, die die Grundmuster des Lebens codieren. Sie dürften der Grund sein, warum die menschliche Leber nach einer Operation wieder genau in die richtige Form wächst, warum sich alle Organe und Samen an das »göttliche« Muster halten und keine Chimären produzieren.

Sind wir dabei, diese tiefe Grundlage für Gesundheit zu zerstören, indem wir gewachsene Felder achtlos zerstören und auf wenige Muster reduzieren? Ist das der Grund, warum sich Wale nicht mehr im Meer orientieren können und Bienen zu Land und Menschen nicht mehr in ihrem Leben? Warum so vieles aus dem Ruder läuft, warum Krebs, der klassische Zusammenbruch der Ordnung, immer mehr Menschen immer jünger ereilt?

Krankheit als Ordnungsstörung

Krankheit ist wohl immer mit einem Kollaps der Ordnung verbunden. Wenn das übergeordnete Muster nicht mehr stark genug ist, die innere Ordnung aufrechtzuerhalten, bricht sie zusammen und das Krankheitsbild aus. Nirgends wird das so deutlich wie bei Krebs. Hier brechen Zellen aus dem geordneten Zellverband aus, zerstören das gemeinsame Gewebe und verlassen als Filiae (lat.: Töchter) und Metastasen sogar das Organ. Krebs ist der Gegenpol der Ordnung, ihr geradezu systematischer Bruch. Wer aber steuert das Wachstum? Zellen wachsen im Organismus ganz anders und sehr geordnet in die vorgegebenen Muster der Organe – gleichsam nach Plan des Architekten. Unter dem Mikroskop in der einzelnen Zelle können wir schon von der Logik her keine Lösung finden, die muss im Gesamtmuster liegen, im großen und ganzen Zusammenhang der Einzelwesen. Das ist wohl auch der Grund, warum unsere reduktionistische, ins Detail verliebte Wissenschaft kaum Fortschritte bei diesem Krankheitsbild macht.

Wir können davon ausgehen, solange Verständigung im Muster zwischen den Zellen stattfindet, entsteht kein Krebs. Erst wenn die Verbindung, die Kommunikation gestört wird, kann er zu wachsen beginnen. Die Auslösung geschieht häufig durch einen Schock, der das Immunsystem so schwächt, dass Krebswachstum beginnen kann. Das Feld dazu aber muss (vor)bereitet sein durch entsprechende Überreizung und Irritation des Gewebes. Sobald eine Zelle nicht mehr mit den anderen verbunden, nicht mehr in Kohärenz ist, geht sie auf den Ego-Trip und wird zu Krebs.

Nachdem es Popp und Mitarbeitern schließlich gelang nachzuweisen, dass es zwischen Organismen und Zellen eine nichtsubstantielle Kommunikationsbasis elektromagnetischer Natur gibt, dürfte hier der Schlüssel zum Durchschauen des Krebsproblems liegen. Denn diese Kommunikation zwischen den Zellen ist wohl nicht nur zuständig für die Gestaltbildung im zellulären Bereich, die Wachstumsregulation, Differenzierung und das Schwarmverhalten, sondern vor allem und zuerst für die Aufrechterhaltung der Ordnung.

Erinnern wir uns an Rudolf Steiner und Heraklit mit ihren Erkenntnissen, dass alles Leben Rhythmus beziehungsweise Fließen sei, schließt sich ein Kreis mit für die Krebstherapie äußerst wichtigen Konsequenzen: Es gilt für die Patienten, sich wieder in die natürlichen Rhythmen einzugliedern wie geregelte Tagesabläufe, etwa mit Sonnenaufgang aufzustehen, regelmäßig zu meditieren usw. Das Leben in der Natur ist hier beispielhaft. Auf dem Meer oder in den Bergen, in der Wüste oder im Dschungel passen sich alle wieder dem natürlichen Rhythmus der Sonne an und beginnen mit ihrem Aufgang und beenden ihr Tagwerk mit ihrem Untergang. Es geht bei der Krebstherapie also nicht um beeindruckende Anfangserfolge durch Zerstörung, wie die Schulmedizin sie ohne Zweifel erreicht, sondern um die Rückführung einer ins Chaos entglittenen Situation in eine geordnete, harmonische. Ansonsten folgt auf große Pyrrhussiege am Anfang die endgültige Niederlage, wie die schulmedizinische Behandlung so oft demonstriert.

Menschen fühlen sich allgemein sofort besser, wenn sie ihre Ordnung wieder hinbekommen. Das mag ganz materiell auf dem Schreibtisch beginnen und auf Zimmer und Wohnung übergreifen, es wird beim Fasten für Körper und Seele sicht- und spürbar und ist für das Leben entscheidend. Wer die Ordnung des Lebens in dessen Spielregeln der »Schicksalsgesetze« erkennt und auf sich und sein Leben anwendet, wird dadurch aufleben.

Ordentliche, das heißt geordnete Nahrung könnte ebenso vielen Menschen helfen. Es wäre leicht und bedeutete einfach den Abschied von der modernen Strategie, alles zu vereinfachen, zu (ver)fälschen und zu verbilligen. Wo es nicht auf (Ein-)Ordnung, sondern nur aufs Geld ankommt, das damit zu machen ist, läuft etwas und meist alles schief und damit aus der Ordnung.

Wir könnten gezielt das BIP verringern, indem wir uns in Eigenverantwortung selbst heilen und selbstverantwortlich vorbeugen mit gutem Essen, das uns erst in Ordnung bringt, dann in Ordnung hält und uns so erlaubt, uns zu entwickeln und zu verwirklichen. Aber Verringerung des Bruttosozialprodukts ist völlig tabu. In diesem System kommt es besser an, möglichst aufwendig und langwierig krank zu werden und zu bleiben. Ein Rheumatiker, der sich der Pharmaindustrie ausliefert und jede Eigenverantwortung ablehnt, wird für dieses kranke System zur Goldgrube und erhöht Zeit seines Leidens das Bruttosozialprodukt. Über Jahrzehnte behandlungsbedürftig mit Antirheumatika und Schmerzmitteln, wird er gegen Ende vielleicht noch zum Nierenpatienten aufgrund der Nebenwirkungen der Schmerzmittel und jedenfalls auf mehrfachen Gelenkaustausch pochen. Würde er dagegen initial fasten und anschließend seine Ernährung umstellen, kann er in jedem Alter gesunden, wie ich es x-fach miterleben durfte. Das macht ihn zwar persönlich glücklich, aber für die moderne Gesellschaft wird er zum Flop, der ihr BIP boykottiert.

Alle Lebensenergie stammt von der Sonne

Welche Banalität in dieser Überschrift liegt! Und doch sind die Konsequenzen daraus in der Ernährungslehre längst nicht erkannt und schon gar nicht umgesetzt. Die (spirituelle) Frauenbewegung hat für die Rehabilitation des Mondes gesorgt, die der Sonne steht noch aus. Das Geheimnis der Lebensenergie liegt demnach offensichtlich darin, die ca. 5000° C betragende Temperaturdifferenz zwischen Sonne und Erde optimal zu nutzen und diese große Energie möglichst wirksam am sofortigen Verpuffen in Wärme beim Aufprall auf die Erde zu hindern. Wer mehr solches Licht aufnimmt und es länger in sich bewahren kann, ist offensichtlich besser dran.

»Die Qualität unserer Nahrung liegt in ihrer Lichtspeicherfähigkeit. Diese ist offensichtlich bei intakten Früchten, Samen und Gemüsepflanzen besser als in zerstückelten Gewebestücken von Tieren.«

Das konnte Popp anhand der Photonen-Ausstrahlung an Hunderten von Proben beweisen. Das Sterben beginnt, sobald bei Tieren das Herz stillsteht, bei Pflanzen die Verbindung zur Mutterpflanze unterbrochen ist mit Ausnahme von Samen beziehungsweise Früchten, die zur Weitergabe des Lebens vorgesehen sind und die Lebensenergie lange in sich bewahren können.

Wenn Pflanzen in ihrem Wachstumsprozess mehr Sonne

aufnehmen konnten, ist das nach Schrödinger ein großer Vorteil, den wir im Übrigen natürlich auch schmecken. Weinkenner schätzen und schmecken die Sonnenstunden, die ein guter Wein in seinen Trauben gespeichert hat.

Das dürfte aber auch der Grund sein, warum wir im Urlaub die Sonne suchen, ihr unsere Haut nackt darbieten und sie als klassische Sonnenanbeter eben auch verehren. Die meisten heutigen Religionen sind Nachfahren von Sonnenkulten und verehren Sonnenhelden. Heute merken wir allmählich, dass wir auch wirtschaftlich am besten dran sind, wenn wir die Energie der Sonne möglichst direkt aufnehmen – etwa bautechnisch mit Solarenergie und Photovoltaik, statt auf den Umweg über fossile Brennstoffe zu setzen.

Die Entdeckung der Biophotonen-Strahlung

Mit Schrödingers Idee von der Wichtigkeit der Information erhielt Fritz Albert Popp eine Steilvorlage, die dessen ganzes Schaffen und Lebenswerk prägte. In den Siebziger-Jahren des letzten Jahrhunderts erforschte er an der Universität Marburg die Photoreparatur von Zellen mittels schwacher UV-Strahlung. Er wusste bereits, wie wichtig optische Eigenschaften von Molekülen waren, da etwa Benzo(a)pyren stark krebserregend (karzinogen) wirkte, während Benzo(e)pyren sich als harmlos erwies. Beide sind nur optisch zu unterscheiden, da die a-Variante für UV-Licht undurchlässig, die e-Variante durchlässig ist. Die a-Variante spiegelt UV-Licht zurück und verfälscht es dabei, was man in der Physik Entartung nennt und was offensichtlich auch Gewebe entarten lässt und Krebs fördert.

Die Photoreparatur im Organismus ist extrem wichtig zur Krebsverhinderung, da offenbar ständig Krebs im Organismus entsteht. David Servan-Schreiber ging davon aus, dass es nur eine von 10 000 Krebszellen überhaupt schafft, sich zum gefährlichen Krebs auszuwachsen. Die Bestrahlung mit sehr schwachem UV-Licht, das bei allen Organismen die Zellen repariert, dürfte einer der Gründe dafür sein. Insofern verhindert Sonnenlicht wohl ständig Krebsentstehung. Die Frage, die wissenschaftlich offen bleibt, ist: Wie kommt Sonnenlicht ins Innere des Körpers? Wahrscheinlich sind die über Nahrung hereingelangten gespeicherten Photonen, von denen Schrödinger ausgeht, die entscheidenden Überbringer der heilenden Botschaft. Karzinogene Substanzen wie Benzo(a)pyren stören wahrscheinlich das UV-Licht-abhängige Reparatursystem des Organismus.

Möglicherweise ist aber auch der Weg des Lichtes über die Haut etwa bei einem Sonnenbad viel wichtiger, als wir heute noch glauben. In diesem Zusammenhang ist beachtlich, dass gesunde pflanzlich-vollwertige und damit auch basenüberschüssige Kost zu sich nehmende Menschen kaum Sonnenbrand bekommen im Gegensatz zu solchen, die reichlich säuernde Nahrungsmittel wie Tierprotein verzehren. Das heißt, sie vertragen die Sonne sehr viel besser, können mehr von ihren kostbaren Strahlen aufnehmen und profitieren deshalb unter Umständen auch mehr von ihrer UV-Licht-gestützten Zellreparatur.

Sonne schützt vor Krebs

Als ich das zum ersten Mal las, fielen mir sofort einige bis dato unerklärliche Erfahrungen ein und fanden ihre Lösung. Einem Krebspatienten, dem selbst ich in seinem äußerst schwierigen Zustand zur Strahlentherapie geraten hatte, war die Erfahrung im damals noch unterirdischen Strahlenbunker der Klinik nach kurzer Zeit seelisch zu viel. Er erklärte mir, dass er da nie mehr hineinginge und sich stattdessen von der Sonne bei Spaziergängen bestrahlen ließe, was ihm ungleich besser täte. Seine Strahlenmediziner waren von dieser Variante entsetzt und warfen ihn hinaus. Er machte zu Hause seine Sonnenspaziergänge weiter und verlor seinen Krebs, was ihm die Mediziner nie verziehen, mir aber im Bewusstsein blieb.

Außerdem wusste ich aus Studien, dass Krebsoperationen im Sommer erfolgreicher verliefen als im Winter und etwa brusterhaltend operierende Gynäkologen in mediterranen Ländern mehr Erfolge verzeichneten als ihre zu Radikaloperationen neigenden Kollegen im Norden.

In »Peace Food« interpretierte ich das noch ausschließlich als dem Sonnenvitamin D zuzuschreiben, das bei Sonnenbestrahlung der Haut reichlicher im Organismus gebildet wird. Schrödingers und Popps Interpretationen ermutigen aber noch zu weiteren Hoffnung stiftenden Hypothesen. Wenn es das Sonnenlicht und seine Photonen sind, die im Organismus für Ordnung sorgen, ist es vielleicht egal, ob sie direkt über die Haut und die Augen hereinkommen oder über die Nahrung. Irgendwie müssen sie auf direktem Weg die Zirbeldrüse im Gehirn erreichen, denn diese steuert von hier den zirkadianen Wach- und Schlaf-Rhythmus sowie verschiedene Hormone wie vor allem das Schlafhormon Melatonin, das der Organismus wiederum aus Serotonin herstellt.

Popp kannte die Vermutung von Alexander Gurwitsch (1874–1954), dem eigentlichen Entdecker der Biophotonen, der vermutete, Strahlen beziehungsweise Lichtwellen seien die Sprache der Zellen untereinander. Kommunizieren müssen sie im Organismus, denn sonst würden sie sich wachstumsmäßig nie ins vorgegebene Muster der Organe fügen, sondern unbegrenzt wuchern wie unter Laborbedingungen. Gurwitsch hatte die Bedeutung des UV-Lichts bereits in den Zwanziger-Jahren des letzten Jahrhunderts belegt. Seine Forschungen wurden von anderen bestätigt, blieben dann aber trotzdem fünfzig Jahre unbeachtet.

Im Jahr 1955 belegte dann ein italienisches Physiker-Team, dass Getreidekeime schwache Eigenstrahlung im optischen Bereich verströmen, aber auch ihre Entdeckung wurde ignoriert. Erst Popp kam in den 70er-Jahren in Marburg auf Gurwitschs Entdeckungen zurück, und 1975 gelang ihm der Nachweis der Biophotonen im Experiment. Anschließend konnte er zeigen, dass jede lebendige Substanz ein äußerst schwaches Licht mit Wellenlängen zwischen 200 und 800 Nanometern abstrahlt. Beim Nachweis legte Popps Doktorand Bernhard Ruth zuerst Gurken- und Kartoffelkeime und später auch tierische Zellen in einen sogenannten Photonen-Verstärker. Dieser Apparat registriert auch geringste Lichtemissionen. Versuche mit lebenden und sterbenden Zellen zeigten, dass bei gesunden lebendigen Systemen die Photonenstrahlung deutlich stärker war und langsamer abklang.

Popp folgerte auf den Spuren von Schrödinger und Gurwitsch, dass die Biophotonen durch vom Sonnenlicht angelieferte Elektronen erzeugt würden. Sobald die Elektronen von ihrem höheren Energieniveau wieder auf ein niedrigeres zurückfallen, strahlen sie kohärentes, also geordnetes Licht ab. Bei einem Blatt, das vor längerer Zeit gepflückt wurde, geht die Abstrahlungskurve tatsächlich schneller zurück als bei einem frisch gepflückten. Daraus schloss Popp, dass die Elektronen in letzterem Fall nicht unabhängig voneinander agieren konnten, sondern sozusagen voneinander informiert sein mussten.

Damit war aber die Funktion des Lichtes in den Zellen noch nicht geklärt. Wieder war es Schrödinger, der Popp auf die Spur des Geheimnisses brachte, denn er schrieb: »Für höhere Tiere kennen wir die Art von Ordnung, von welcher sie sich ernähren; es ist der geordnete Zustand der Materie in den Verbindungen, welche ihnen als Futter dienen.« Und weiter: »Pflanzen besitzen ihren stärksten Vorrat an negativer Entropie (= Ordnung) selbstverständlich im Sonnenlicht.« Diesen Gedanken hat Popp über Jahrzehnte weiterentwickelt und bestätigt. Sonnenlicht ist demnach die elementare Informations- und Nahrungsquelle der Lebewesen.

Licht als Ordnungsfaktor

Die Vorstellung von der informierenden ordnenden Funktion des Lichts war es aber auch, mit der Popp viele seiner Wissenschaftskollegen in Rage brachte, denn die herkömmlichen Biochemiker kannten keine kohärenten Zustände in Zellen, und schlimmer, sie wollten auch nichts davon wissen. Im Gegenteil waren sie sich eigenartig sicher, dass Moleküle in einer Zelle nichts von anderen Molekülen wüssten. Wo sie diese Sicherheit hernahmen, bleibt wie üblich Geheimnis der mittelmäßigen Schulwissenschaftler, deren Vertreter sich in der Regel dadurch auszeichnen, neuen bahnbrechenden Entdeckungen ablehnend zu begegnen.

So oft habe ich Professoren erlebt, die mit absoluter Sicherheit wussten, dass weder Homöopathie noch Akupunktur wirkten, obwohl sie beide Therapieformen weder studiert noch verstanden hatten. Für Popp bedeutete das, in seiner Heimat Deutschland nie wirklich Anerkennung zu finden. So wird die Biophotonen-Forschung heute in Japan und den USA genutzt. In Japan, wo Frische schon lange als entscheidendes Nahrungskriterium gilt und das möglicherweise deswegen weltweit die höchste Lebenserwartung aufweist, bestimmt man im Landwirtschaftsministerium Frische mittels Popps Biophotonen-Messung.

Wissenschaftlich zweifelsfrei indessen konnten Popp und Mitarbeiter belegen, dass alle Pflanzen wie auch andere Lebewesen die sogenannte Biolumineszenz ausstrahlen, also Photonen von sich geben. Diese können bei Letzteren nur aus zwei Quellen stammen, der Pflanzennahrung und – weniger wahrscheinlich, aber auch denkbar – direkt vom Sonnenlicht. Als Speicherplatz der Lichtenergie in Säugetieren nahm Popp die DNS an. Er konnte viele Hinweise dafür anführen, es selbst aber nicht endgültig belegen. Das blieb seinem Schüler Martin Rattemeyer vorbehalten, der in Zusammenarbeit mit dem Fachbereich Zellbiologie der Universität Kaiserslautern belegte, dass es wirklich die DNS ist, die die Biolumineszenz ausstrahlt. Nach Popp sprach auch deren extreme Informationsdichte dafür, denn die Evolution neigt zu Effizienz. So sei es unwahrscheinlich, dass sich ein Molekül von solcher Länge und Struktur ohne speziellen Grund über Jahrmillionen entwickelt habe. Als Informations- und Lichtspeicher wäre die DNS in doppelter Hinsicht – über die Sequenz der Basenpaare und gleichsam als Lichtfalle und -quelle – Zentrum des Lebens. Das macht insbesondere Sinn, wenn wir wie Popp »von einem universalen globalen intelligenten Netzwerk ausgehen, das alle Teile mit allen zu jedem Zeitpunkt verbindet.« Demnach liegt das Geheimnis der DNS nicht nur in ihrer (chemischen) Substanz und Abfolge, sondern auch im gespeicherten Licht(muster) ihrer Doppelhelix – ein weiteres entscheidendes Geheimnis im innersten Kern der Zelle und des Lebens. Und es wäre nicht das erste Mal, dass das Licht am Anfang und Ende und im Zentrum von allem steht.

Licht ist ein elektromagnetisches Wellenmuster und offenbar zur Aufrechterhaltung der Ordnung in unserem System entscheidend. Das mag auch der Grund sein, warum uns Handys und dergleichen so zu schaffen machen und als Zeichen des Zusammenbruchs der inneren Ordnung Tumoren vor allem im Gehirn entstehen lassen.

Popps Annahme der gespeicherten Licht- und Lebensenergie macht viel ansonsten Unerklärliches verständlich, wie etwa die Energielücke in unserer Ernährung. Diese hatten US-Forscher schon vor Jahrzehnten entdeckt, denn tatsächlich geht die Energiebilanz unserer Ernährung nicht auf. Es zeigt sich eine drastische Energielücke. Das heißt, wir brauchen viel mehr Energie, als wir über die Kalorien unserer Nahrung bekommen. Diese Lücke könnten die Photonen schließen.

Tatsächlich veröffentlichten bereits 1980 P. Webb, J. F. Annis und S. J. Troutman jr. ihre Studie *Energy Balance in Man Measured by Direct and Indirect Calorimetry«* im Journal der »American Society for Clinical Nutrition«. Aus ihr geht hervor, dass die über Ernährung aufgenommene Energie nicht annähernd reicht, um den Verbrauch zu decken. Sie haben damit bewiesen, dass am westlichen Konzept der menschlichen Energiebilanz etwas nicht stimmen kann. Das heißt, wir müssen noch über eine andere Energiequelle neben Ernährung und Atmung verfügen. Der leitende Arzt der Untersuchung hat später noch eine Metastudie nachgereicht, in der die Ergebnisse verschiedener Studien zusammengefasst wurden, und festgestellt, je genauer man Energieverbrauch und -zufuhr misst, desto größer werden die Hinweise auf das Vorhandensein ungeklärter Energiemengen. Hier bleibt also eine große Frage offen, für die die westliche Medizin nicht einmal eine Hypothese hat. Der Osten hat natürlich mit dem Konzept von Prana oder Chi (ind. und chin.: Lebensenergie) schon seit altersher eine andere und viel weiter gehende Erklärung unserer Energie-Situation.

Das sensationelle Ergebnis der US-Forscher aber hat kein Medienecho hervorgerufen. Das Thema der Lebensenergie ist einfach so tabu, dass niemand, weder andere Forscher noch die Presse, daran rühren wollen. Ein Aufgreifen dieser Studie könnte tatsächlich auch manchen erheblich schaden wie etwa den Lebensmittel-Konzernen, die inzwischen die Mehrheit der Menschen der westlichen Welt mit Nahrung versorgen, die nicht mal mehr den Ausdruck Lebensmittel rechtfertigt, von Lebensenergie ganz zu schweigen. Die Photonen-Aufnahme aus Sonnenlicht und ihre Bewahrung als Biophotonen in Körperzellen ist die beste mir bekannte Erklärung für die Energielücke.

In jedem Fall und unbestritten sind Pflanzen eine lichtvolle Ernährung. Wer direkt Pflanzen aufnimmt, wie Veganer und Pflanzenfresser unter den Tieren, bekommt das Licht also aus erster Hand oder Quelle und damit am reinsten und frischesten. Wer erst andere Pflanzenfresser (fr)isst wie Mischköstler und Raubtiere, bekommt sein Licht nur noch aus zweiter Hand. Diese sekundären Lichtquellen, sprich Tierprodukte, liefern offensichtlich nicht mehr so reine und, was Menschen angeht, auch nicht so frische Lebensenergie. Raubtiere verschlingen wenigstens ihre Beute noch lebensfrisch, wie unter Menschen heute wohl fast nur noch bei den Inuit üblich – jenen Volksgruppen auf Grönland sowie in Zentral- und Nordostkanada. Zivilisationsmenschen nehmen Fisch und Fleisch erst zu sich, wenn es – länger abgehangen – die Leichenstarre schon hinter sich hat. Die Auflösung erfolgt dann durch autolytische Zersetzungsprozesse. Verwesendes Fleisch hat nicht mehr dasselbe Ordnungsniveau wie frisches, wie die Bio-Photonenmessung bestätigt. Fleischesser sind also weniger Lichtsäuger als Aas-Esser, was ihren durchschnittlich ungleich schlechteren Gesundheitszustand mit erklären mag. Auffällig ist auch, dass alle Pflanzen- oder Licht(fr)esser eher friedliche Wesen sind im Vergleich zu Raubtieren und Aas-Essern. Und das gilt auch in beeindruckender Weise für Menschen, wie es sich im Titel »Peace Food« spiegelt.

Raubtiere und Fleischesser sind wohl auch deshalb durchschnittlich so viel müder als besser mit Lebensenergie und -licht versorgte Pflanzen(fr)esser. Nach der Jagd verfallen Löwen und Tiger, Leo- und Geparden in lange Schlafphasen. Bei ihrer hochverdichteten Nahrung können sie sich das auch eher leisten als auf ständiges Fressen angewiesene Pflanzenköstler, die obendrein großer Wachheit bedürfen, um den Raubtieren durch Flucht zu entkommen. Sie greifen praktisch nie an und sind ihrem ganzen Wesen nach vergleichsweise harmlos und friedlich.

Bei Menschen fällt ebenfalls auf, wie viel müder Fleischesser und wie viel fitter und wacher Veganer nicht nur, aber auch nach dem Essen sind. Persönlich erinnere ich gut, wie der Umstieg in der Jugend auf rein vegetarische Kost ohne sichtbare Milch und Eier mich deutlich leistungsfähiger machte. Das Schlafbedürfnis nahm spürbar ab, und ich fühlte mich aufgeweckter und wacher. Der erst gut fünf Jahre zurückliegende Umstieg auf »Peace Food« reduzierte mein Schlafbedürfnis weiter und erhöhte meine Konzentrations- und Leistungsfähigkeit, so wie er die Meditationen vertiefte. Insgesamt höre ich, dass ich friedlicher und sanfter in meinen Seminaren geworden sei. Wenn ich in der warmen Jahreszeit statt veganer Rohkost einmal Gekochtes esse, vermittelt mir auch das einen Anflug von Müdigkeit nach dem Essen. Von Freunden, die sich aus dem veganen Leben heraus einen Rückfall in Fleischkost leisteten, weiß ich, wie deprimierend für die Stimmung und das Lebensgefühl sie diese Episode erlebt haben. Ungewohntes *Völlegefühl* und *bleierne Müdigkeit* nach dem Essen waren typische Ausdrücke.

Die Vermutung liegt nahe, dass Mischköstler durch den Mangel an Frische und Lebensenergie in ihrer Kost letztlich einerseits zu wenig Licht und Energie über das Essen (von Tieren) bekommen, andererseits aber auch zusätzlich Schwingungen aufnehmen, die sie aggressiver, dumpfer und auch krank machen. Wobei Aggression hier gar nicht einseitig abgewertet werden soll, immerhin ist sie eines der Ur- und Lebensprinzipien und hat von daher wie alle Urprinzipien neben schlechten auch gute Seiten, wie sie sich in Mut, Entscheidungs- und Durchsetzungsfähigkeit ausdrücken.

In Bezug auf menschliche Mischköstler könnte eine Erklärung sein, dass das Gewebe von Tieren schon viel mehr mit deren Muster verbunden ist und schon so geprägt, dass es zu viel Eigenes mitbringt, mehr jedenfalls als die einfachen und weniger strukturierten Pflanzengewebe. Das mag auch ein Grund sein, warum Eier so besonders schädlich sind – jedenfalls für Männer und deren Prostata. Sie enthalten das ganze Lebensmuster eines anderen Wesens. Möglicherweise gelingt es unserem Organismus nicht so leicht und erfolgreich, die Energie solch eines differenzierten Musters den eigenen Bedürfnissen anzupassen, und tierische Eigenschwingungen brechen wieder durch. Der Ausbruch aber aus den Mustern des menschlichen Organismus ist bereits bedrohlich und könnte ein weiterer Grund sein, warum tierische Nahrung so stark krebsfördernd wirkt.

Der Vergiftunggrad nimmt in dem Maße zu, wie die Nahrung vom Ende der Nahrungskette stammt. Diesbezüglich ist das Essen einfacher Pflanzen von Bio-Qualität am harmlosesten und wäre der Konsum alter Raubtiere wie etwa von Fischen am gefährlichsten, weil diese schon so viel Gift anderer Wesen in sich angesammelt haben.

Lichtmuster als Heil-Energie

Wenigstens ein Teil des Geheimnisses heilender Wirkung von pflanzlich-vollwertigem Essen liegt also in der Lichtspeicherkapazität der Pflanzen. Besonders wirksam sind sie als Heilnahrung, wenn sie natürlich gewachsen, das heißt ungestört und unverfälscht durch Chemikalien-Einwirkung und vor allem frisch sind, wo ihre Biolumineszenz nachweislich am ausgeprägtesten ist. Qualität leuchtet also, und wahrscheinlich gilt das für alle Produkte von im Freien gehaltenen Tieren und Pflanzen im Vergleich zu denen aus Stallhaltung oder aus dem Gewächshaus. Alle lebenden Organismen strahlen also – messbar – Licht aus, bei verwirklichten Menschen, wie Heil(ig)en, wird es sogar sichtbar.

Vom Wesen der Ausstrahlung

Wir sprechen ganz selbstverständlich von Menschen mit großer Ausstrahlung oder Charisma, und wahrscheinlich geht beides auf das von innen kommende Licht zurück. Manchmal erkennen wir sogar ein Leuchten, das von jemandem ausgeht, und wünschen uns *leuchtende* Vorbilder.

Von da ist es noch ein weiter Weg zur Erleuchtung, aber immerhin wird hier eine Brücke sichtbar. Wenn alle Kulturen und Religionen Phänomene wie dieses Leuchten bis hin zum Heiligenschein oder dem leuchtenden Jade-Kissen der Zen-Buddhisten – unabhängig voneinander – beschreiben, ist es geradezu naiv, es als Hirngespinst abzutun. Dass etwas selten ist, spricht eigentlich nicht dagegen, sondern eher dafür und macht es sogar besonders wertvoll, jedenfalls gilt das für alle anderen Bereiche. Das innere Licht erstarken zu lassen, dazu kann stimmige Ernährung beitragen.

Alles spricht dafür, dass Leben von Licht nicht nur abhängt, sondern dass seine Kraft auch aus dem Licht kommt. Wahrscheinlich geht mit dem letzten Lichtfunken auch das Leben. Pflanzen, Tiere und Menschen sterben grundsätzlich und allmählich ohne Licht, aber sie tun das auch konkret, wenn sie der letzte Funke Licht oder Lebensenergie verlässt. Tiere und Menschen sind demnach (Licht-)Funkensammler, die sich durch dieses letztlich immer aus Pflanzen – entweder direkt und stark oder schwach und mühsam über den Umweg von Tierprodukten – eingesammelte Licht am Leben halten. Folglich sind diese Lichtfunken oder Photonen identisch mit Lebensenergie. Je mehr (Licht-) Funken wir folglich einsammeln, desto lebendiger fühlen wir uns und strahlen das auch aus.

Wir brauchen neben Energie auch Information und letztlich Ordnung aus unserer Umwelt. Licht ist notwendig für die Bereitstellung der Energie, es übermittelt Information und stellt so die Ordnung her, die unsere Gesundheit ausmacht. Insofern ist der Lichtgehalt der Nahrung von überragender Bedeutung für Wohlergehen und Gesundheit.

Das Geheimnis der Frische in langlebigen Kulturen

Wenn die Lichtfunken der Photonen die Garanten der bezaubernden, unvergleichlich gut schmeckenden Frische sind, müssten wir sie auch bei denjenigen finden, die sich ihre Lebensenergie über die längste Zeit frisch erhalten. Frische und Sonnenlicht müsste sich dann auch als Geheimnis jener Menschen erweisen, die bei beeindruckender Vitalität uralt werden.

War das auch das Geheimnis der Bewohner Okinawas? Was hält diese bis dato ältesten und gesündesten Menschen der Welt so lange frisch und lebendig? Alles an ihrer Nahrung wurde analysiert und biochemisch durchgecheckt. Praktisch alle Forscher aber übersahen, in welchem Zustand die Inselbewohner ihre Nahrung zu sich nehmen. Ihr Geheimnis ist, dass sie wie die anderen Japaner auch alle Mahlzeiten nur in kleinen Portionen und vor allem extrem frisch und deshalb am liebsten roh verzehrten. Sushi beispielweise besteht aus winzigen rohen und bestenfalls extrem frischen Fischstückchen mit Reis. Auch bei uns sind Sushi längst in, wahrscheinlich gerade weil sie im Verdacht stehen, Japaner so lange so frisch zu halten. Bis es allerdings in westliche Münder und Mägen gelangt, ist Sushi längst nicht mehr dasselbe, weil nicht mehr wirklich frisch. In der Frische aber ist die Lebensenergie bewahrt.

In der mangelnden Frische haben westliche Fleischskandale ihre Wurzeln. Gammelfleisch wird äußerlich geschönt, damit es nicht so abstoßend aussieht, wie es eigentlich längst ist. Außerdem wird es mit Gewürzen traktiert, damit es nicht seiner natürlichen Tendenz folgend zum Himmel stinkt. Altes Fleisch ist per Definition Aas. Und das steht nicht nur alphabetisch, sondern auch bei den Todesursachen ganz oben auf der Liste. Jeder erfahrene Koch fragt den Fleischer, ob das Rind auch gut abgehangen sei. Damit will er wissen, ob die autolytischen Zersetzungsprozesse schon fortgeschritten sind und das Fleisch die nach dem Tod physiologisch einsetzende Leichenstarre schon hinter sich hat. Das aber geht nur durch Zersetzung: Die Aktin-Myosin-Filamente des Muskels müssen in Verfall übergehen, damit Fleisch mürbe und essbar wird.

Ganz zu schweigen vom Vorhandensein von *Botulinum toxinum,* dem Leichengift, das sich nach dem Tod bildet und Verstorbenen den friedlichen Gesichtsausdruck verleiht. Es lässt alle Muskeln entspannen. Das ist der Grund, warum es als Botox bei manchen Lebenden in die Tiefe von Falten injiziert wird, wo es die kleinen Mimikmuskeln entspannt beziehungsweise lähmt, die nicht ohne Grund Falten verursachen. Der Körper gibt sich dabei richtig Mühe, um uns mittels chronischer Muskelanspannung alt aussehen zu lassen, was westliche Menschen hassen, weshalb sie diese Phänomene so gern mit Botox wegspritzen. Das aber ist *natürlich* nicht so bekömmlich, wie inzwischen Studien belegen. Warum sollte aber über Mund und Magen zugeführtes Leichengift gut sein? Obendrein gibt es noch die Fülle der in »Peace Food« angeführten Gründe, warum Fleisch wie auch anderes Tierprotein der Gesundheit abträglich ist.

Hier aber geht es um den entscheidenden Unterschied zwischen extrem frisch und roh gegessenem Fleisch, das zum Beispiel Inuit sich einverleiben. Sie trinken selbst das frische Blut erjagter Tiere und essen zuerst die frischen Innereien und damit frische Lebensenergie. Auch der von ihnen gleich vorrangig verspeiste Mageninhalt der Jagdbeute enthält noch Vitamine und Reste von frischem Grünzeug. Ansonsten sind die Inuit aber gerade kein gutes Beispiel für Langlebigkeit, sondern im Gegenteil sterben sie durchschnittlich sehr jung und haben die höchste Depressionsrate aller Bevölkerungen. Sie sind eher ein Beleg dafür, wie ungesund selbst frische Fleischkost ist.

Meine Erfahrung mit einer japanischen Freundin hat mir das Geheimnis der Frische schon früh und drastisch nahegebracht. Sie fand unsere Art, Fleisch, Fisch und Eier zu essen, entsetzlich abstoßend. In ihren Augen waren sie bereits zu Aas verkommen. Ihre Methode dagegen, lebende Fische erst zu Hause und vielleicht noch vor mir – sozusagen mundgerecht – zu schlachten, fand ich wiederum extrem abstoßend. Heute weiß ich, wie recht sie hatte, wenn schon Fisch, dann nur ganz frisch – wegen der dann noch enthaltenen Lebenskraft. Wem aber schon beim Gedanken an diese Zubereitung, die uns eher an Zurichtung erinnert, jeder Appetit vergeht, der wird von solchen Ernährungsgewohnheiten Abstand nehmen und sich andere Quellen von Lebensenergie erschließen.

In Forellen- und Hummerbecken westlicher Restaurants findet die Lust auf Frische noch einen schwachen Widerhall. Aber tatsächlich haben sie wie auch der »essbare Zoo« des österreichischen Schokoladen-Königs Zotter durchaus Vorteile. Sie liefern nicht nur extrem frische Kost, sondern zeigen uns auch, was wir tun beziehungsweise für uns *an-* und *hinrichten* lassen. Wer dazu bewusst stehen kann und sich den Fisch, das Ferkel oder Lamm, die er gleich anschließend essen will, zu deren Lebzeiten sozusagen Auge in Auge aussucht, hat nicht nur den Vorteil großer Ehrlichkeit, sondern auch den immer noch weitgehend unterschätzter frischer Lebensenergie. Wem dabei klar wird, was er damit eigentlich tut, der kann sich und sein Leben aber auch umstellen und diesem eine ungleich umfassendere

Gesundheitsperspektive geben und eine andere ethische Qualität. Lebenskraft ist zum Glück auch noch anders und sogar viel leichter zu erlangen.

Die Haltbarkeit des Lichtes in der Nahrung – Lebensfrische

Natürlich spielt in die Frische der Nahrung noch anderes hinein, ein praller lebensfrischer Apfel enthält beispielweise auch deutlich mehr Wasser als ein alter schrumpeliger, der den Winter im Keller überdauert hat. Wasser und unsere Fähigkeit, es im Gewebe zu binden, hat offensichtlich ebenfalls mit dem Phänomen Frische zu tun. Tatsächlich kennen wir auch den Ausdruck *Wasser des Lebens.*

Wie sich Frische in Lebensmitteln *konservieren* lässt, ist eine naheliegende Frage, da sie die Vorratshaltung betrifft. Die altbewährte Methode des Trocknens ist uns schon begegnet, und tatsächlich waren sogar in Grabkammern der Pyramiden gefundene Samen noch nach Jahrtausenden keimfähig. Nach Kochen und Einfrieren sind sie das eindeutig nicht mehr. Die beiden letzteren Methoden ruinieren die Zellstruktur offenbar so nachhaltig und unwiderruflich und damit auch das Leben, dass Keim- und damit Lebensfähigkeit verschwinden.

Auch moderne Einfrierverfahren bilden diesbezüglich keine Alternative. Früher führte Einfrieren wie Erfrieren in der Natur zum Platzen der Zellen. Der mehr über die Zeit gequälte als gerettete Zellmatsch war auch geschmacklich unangenehm. Diesen Punkt verbessern die modernen Methoden des Schockgefrierens. Außerdem ist inzwischen naturwissenschaftlich belegt, dass solcher Art eingefrorenes Obst und Gemüse Vitamine und sekundäre Pflanzenstoffe sehr gut bewahrt. Aber wenn man frisch gegartes Gemüse mit tiefgefrorener Kochkost vergleicht, schmeckt und spürt man doch sehr deutlich die geschmackliche Überlegenheit von Ersterem. Nach Popp erreicht Tiefkühlkost – abhängig vom Gefrierverfahren – schwache bis ganz schwache Biophotonen-Werte, was auf den Mangel an Lebensenergie hinweist. Nach acht Tagen im tiefgefrorenen Zustand ist die Ausstrahlung von untersuchten Tomaten von 160 counts/sec. auf 20 counts/sec. gesunken. Dabei kommt auch gleich der Gedanke an die traditionelle chinesische Medizin auf, die der Tiefkühlkost Kälte und damit einen Mangel an Lebenswärme bescheinigt und sie deswegen ablehnt. In diesem Punkt dürften also Lebensenergie und -wärme Hand in Hand gehen.

Weitere Methoden der Stabilisierung – der Rhythmus des Lebens

Panta rhei – alles fließt, formulierte der Vorsokratiker Heraklit, und Mihaly Csikszentmihalyi, der bekannte Glücksforscher, spricht vom *Flow,* dem Fluss des Lebens, der auch der des Glücks ist. *Alles Leben ist Tanz* sagte Ram Dass, der frühere Harvard-Professor Richard Alpert und spätere Guru. »Alles Leben ist Rhythmus«, ist der Ausdruck Rudolf Steiners. Jedenfalls ist Rhythmus ein Weg, die Lebenskraft zu erhalten, weshalb Steiner ihn zur Stabilisierung vorschlug und Firmen wie Wala und Weleda seine Idee für ihre Heilmittel aufgriffen. Sobald der Rhythmus aus dem Leben verschwindet, folgt ihm das Leben auf dem Fuß. Weicht der lebendige Rhythmus einem gleichförmigen Takt, geht auch das Leben.

Auch im Hinblick auf Ernährung ist – über das Leben gesehen – ein deutlicher Rhythmus nicht zu übersehen. Im Laufe seines Lebens muss der Mensch sein Körpergewicht etwa 1000 Mal produzieren, denn so oft muss er seine lebende Substanz, sein Gewebe ersetzen. Schon zu Beginn waren 30 Tonnen Nahrung und 50 000 Liter Flüssigkeit als Lebensration erwähnt.

Rhythmus ist in jedem Fall eine entscheidende Basis unseres Lebens. Und er kommt wiederum entscheidend über das Licht der Sonne in unser Leben. Der Sonnenlauf prägt den Rhythmus des Lebens. Der Sonnenaufgang lässt die Vögel fast schlagartig ihren Gesang beginnen, und genauso abrupt hören sie – mit Ausnahme der Nachtigall – bei Sonnenuntergang auch wieder auf. Bei einer totalen Sonnenfinsternis erlebte ich staunend die absolute (Toten-)Stille von Seiten der Vögel, als würden auch sie die Sonnenfinsternis als Symbol des Todes ausmachen. Die Sonne ist auf dem Gegenpol Symbol des Lebens – von ihr bekommen wir alle unsere Lichtnahrung.

Rhythmus ist überall, wo Leben ist. In jeder Zelle schwankt das sogenannte Aktionspotential, die Spannung zwischen Innen- und Außenseite der Zellaußenhaut, im Millisekundenbereich. Unsere Nerven- und Muskelzellen schwingen mit Frequenzen von Zehntelsekunden, in sogenannten Mikrovibrationen. Unser Herzrhythmus hat eine Frequenz von ca. 70 Hertz, der Atem von ca. 25 Hertz im Minuten-Rhythmus, im Schlaf wechseln Traum- und Tiefschlafphasen im Stunden-Rhythmus, Wach- und Schlafzeiten wechseln im Tag-Nacht-Rhythmus, wie auch die meisten biochemischen Abläufe oder auch seelische Launen und Bewusstseinszustände. Der weibliche Menstruationszyklus orientiert sich am Monats-Rhythmus, oft gepaart mit natürlichen Stimmungsschwankungen. Jahreszeitliche Rhythmen bestimmen unser Jahr.

Interessanterweise konnte ein Mitarbeiter von Popp zeigen, dass die Leuchtkraft von Kressesamen im Jahresrhythmus variiert. Im Winter am schwächsten, steigt sie dann bis Mai auf das Fünffache an, wenn ihre Zeit zum Keimen gekommen ist. Wenn dann der natürliche Zeitpunkt der Keimung überschritten ist, geht sie wieder zurück. Popp selbst sagte: »Schwingende Photonen-Emission lebender Organismen mit kurzzeitigen Rhythmen bis zu jahreszeitlichen Schwankungen öffnet die Augen dafür, dass es nicht gleichgültig ist, zu welcher Zeit eine Pflanze gesät und geerntet, ja schließlich verarbeitet und verzehrt wird.« Jedenfalls ist damit auch bei Samen ein Biorhythmus nachgewiesen.

Und schließlich gibt es Lebensphasen wie Kindheit, Pubertät und Lebensmitte, die den größten für uns direkt wahrnehmbaren Rhythmus unseres Lebens bestimmen. Diese Rhythmik durchzieht aber nicht nur unser, sondern alles Leben, und die kleinen Rhythmen sind in jedem Moment mit den großen verbunden. Weshalb wir ja auch Worte wie »Lebensabend« verwenden, die den Tages- mit dem Lebensrhythmus verbinden.

Aber Leben ist viel mehr als Rhythmus, wie uns ein einfacher Versuch mit frisch gepresstem Obstsaft zeigt. Auch wenn wir ihn verschiedenen (Licht-)Rhythmen im Sinne der anthroposophischen Konservierungsmethode aussetzen, verliert er doch seine Frische und damit viel von seiner Energie und (Lebens-)Kraft. Offensichtlich steht das Geheimnis der Lebensenergie doch noch viel enger im Zusammenhang mit dem Licht im Sinne gespeicherten Lichts oder eben Lichtgehalts. Darauf jedenfalls verweisen auch die Untersuchungen jener ursprünglichen Bevölkerungen, die bei großer Frische sehr alt wurden.

Die natürlichen Rhythmen und die darin ausgedrückten Ordnungen sind – laut Schrödinger – aufrechtzuerhalten, um Gesundheit zu bewahren. Das zeigen auch immer mehr moderne wissenschaftliche Untersuchungen. Dr. David Agus, der Schulmedizin-Star aus den USA, betont die Bedeutung der Regelmäßigkeit für die individuelle Gesundheit. Der Organismus muss sich sozusagen auf wiederkehrende Rhythmen verlassen können. Diese Rhythmik und Ordnung sollten auch durch die Nahrung aufrechterhalten werden.

Extreme Erfahrungen mit Lebensenergie

Das zweifelsfrei und inzwischen nachweislich von uns allen mehr oder weniger ausgestrahlte Licht ist der bisher sicherste Hinweis auf Lebensenergie, den ich kenne. Erfahrung damit haben wir dagegen viel und fast alle. Wenn etwa ein alter Mensch seinen Lebensmut verliert, lässt seine Ausstrahlung rasch nach, und es kann sein, er stirbt bald ohne medizinisch relevanten Grund. Wir wissen von uns selbst, wie sehr unsere Lebensenergie von Tag zu Tag schwankt und wie sich Momente mit großer Lebensfreude von Tagen mit schwacher Lebensenergie unterscheiden. Auch bei anderen spüren wir deren Lebenskraft, sprechen von ihrer Ausstrahlung und suchen die Nähe charismatischer Menschen.

Vertraut sind wir auch mit dem umgekehrten Phänomen der Jammerer und sogenannten Energie-Räuber. Fast jeder Therapeut kennt solche Energiesauger, die Schattenseite von Popps Lichtsäugern. Wir wissen nicht genau, was sie uns antun und wie es geschieht, aber es ist spürbar unangenehm, und wir sind froh, wenn sie endlich gehen. In meinen Praxisjahren bin ich diesem Phänomen nachgegangen, habe es versucht zu ignorieren, dann aber auch Geheimtipps von älteren Kollegen ausprobiert, von Frank Farellys (1931–2013) provokativer Therapie bis hin zum Tragen von Seidenunterwäsche, weil diese nach Aussagen einiger indischer Gurus Energieabflüsse verhindern soll. Manche Therapeuten imaginieren Schutzzeichen oder machen Rituale bis hin zu magischen Prozeduren, wie wir sie aus Goethes »Faust« kennen, der zur Abwehr von Mephisto ein Pentagramm benutzte. Religionen nutzen Weihwasser oder (Kreuz-) Zeichen, stellen ihre Anhänger unter den Schutz des Dharma oder bringen Opfergaben usw. All das dürften Versuche sein, sich vor schlechter Energie zu schützen und gute zu empfangen oder die eigene wenigstens zu bewahren oder sogar zu stärken.

Ziemlich sicher gibt es auch energiespendende Landschaften und Situationen wie auch solche, die Energie kosten. Der Dichter Hermann Hesse (1877–1962) etwa beschrieb und nutzte die Energie der Toskana und später des Tessins in seinem Kampf mit der Energielosigkeit in seinen schweren Depressionsphasen. Und viele – vor allem Deutsche – können diese Vorliebe für die sanften toskanischen Hügel nachfühlen.

Wenn ich nach den Sommermonaten mit Seminaren in TamanGa und seinem besonderen Essen und Trinken, den Möglichkeiten zu Meditation und entspanntem In-der-Natur-Leben das erste Mal zu einer herbstlichen Vortragsreise aufbreche, vielleicht noch mit dem Flugzeug, und auf einem Großstadtflughafen wie Frankfurt oder Wien lande, wird mir das persönlich überaus spürbar und deutlich. Da bricht etwas Unerklärliches Modernes über mich herein, das sich unangenehm anfühlt. Da ist schlecht sein, und ich spüre deutliche Fluchttendenzen. Diese Energie bekommt mir einfach nicht, und wenn ich in die gehetzten mich umgebenden Gesichter blicke, scheint es vielen so zu gehen, ohne dass sie das artikulieren.

Was aber ist schlechte Energie? Vielleicht wohl einfach der Mangel an Lebensenergie und das Bedürfnis, sie aufzusaugen.

Energiesauger ist dann auch der wenig schmeichelhafte Ausdruck für jene Jammerlappen, die sich bei uns mehr bedienen als wir es durchschauen, aber doch ahnen.

Wenn der Mensch ein Lichtsäuger ist – und dafür spricht wissenschaftlich und erfahrungsmäßig alles –, ist das auch hier die Erklärung, und tatsächlich haben wir auch manchmal das Gefühl, ausgesaugt zu werden und anschließend ausgelaugt zu sein.

Lebensenergie in der Wissenschaft

Beim Thema Lebensenergie wissen wir im Westen noch so wenig, wohingegen die heiligen Schriften des Ostens und vor allem die östliche Medizin voll davon sind. Von der Schulmedizin und -wissenschaft werden diese Phänomene weder untersucht noch anerkannt. Was nicht von Forschern vorzugsweise US-amerikanischer Renommier-Universitäten der sogenannten Ivy-League stammt, hat heute sowieso kaum Chancen auf Anerkennung. Schon Studien aus bekannten europäischen Universitäten tun sich schwer, in die entscheidenden Peer-review-Fachzeitschriften vorzudringen, deren Herausgeber letztlich entscheiden, was Stand des Wissens ist. Wer also an einer weniger anerkannten Universität irgendwo auf dieser Welt forscht, kann nur hoffen, dass ein US-Amerikaner es nacharbeitet und ihm sein Recht lässt. Schulwissenschaft und -medizin geht so neben dem riesigen Schatz des alten Wissens (etwa des indischen Ayurveda, der traditionellen chinesischen und tibetischen Medizin) auch viel modernes Wissen verloren, wie etwa die Erkenntnisse von Gurwitsch und Popp, deren zentrales Thema das Konzept der Lebensenergie ist.

Allein schon die Auseinandersetzung mit dem Thema kann westliche Forscher teuer zu stehen kommen, wie die Beispiele von Franz-Anton Mesmer (1743–1815) und Wilhelm Reich (1897–1957) zeigen. Während Mesmer für seine Annäherung an diese Kraft verlacht wurde, brachte Wilhelm Reich die Entdeckung des Orgon, wie er die Lebensenergie nannte, in die Psychiatrie. Die Gefahr, als Scharlatan gebrandmarkt zu werden, war und ist in diesem Zusammenhang immer noch beträchtlich, wie auch Fritz Albert Popp erleben musste.

Das Phänomen der Lichtnahrung

Auch mir waren die Forschungen bezüglich der Energielücke lange Zeit entgangen und kamen mir erst durch die Mitarbeit an dem Film »Am Anfang war das Licht« zu Bewusstsein, als der Regisseur Peter-Arthur Straubinger bei seinen Recherchen zum Phänomen Lichtnahrung darauf stieß. Lichtnahrung, die in vielen Kulturen bekannt ist, wie der Regisseur in jahrelanger Recherchenarbeit herausfand und sehenswert dokumentierte, wäre eine Erklärung für diese Energielücke. Zusammen mit Popps Feststellung, der Mensch sei ein Lichtsäuger, ergibt sich hier erstmals ein Erklärungsrahmen. Allerdings legt das Lichtnahrungsphänomen nahe, dass der Mensch Licht direkt aufnehmen kann, ohne den (Um-)Weg über Nahrung.

Dass der Organismus Sonnenstrahlung aufnehmen kann und dies für unsere Existenz wichtig ist, wird in den letzten Jahren immer klarer durch die Erkenntnis, dass Vitamin D, welches unsere Haut unter Sonnenbestrahlung bildet, ungleich wichtiger ist, als lange angenommen. Tatsächlich haben fast alle Organe Vitamin-D-Rezeptoren an ihren Zellen. Insofern ist dieses Vitamin für die Gesunderhaltung des Organismus von entscheidender Bedeutung. Einige Forscher sprechen in diesem Zusammenhang schon von einem wesentlichen Hormon. So fördert sein Mangel unter anderem Krebs. Da das Vitamin durch die Sonne gebildet wird und das so aufgebaute viel wirksamer ist als materiell zugeführtes und – laut David Agus – doppelt so lange wie jenes im Blut verfügbar bleibt, haben wir hier einen Ansatz, der uns zeigt, wie lebenswichtig die direkte Sonnenbestrahlung unseres Körpers ist.

Dass Menschen nur von Licht (Photonen) oder Luft (Prana) und ganz ohne hergebrachte Nahrung existieren können, zeigt der erwähnte Film an verschiedenen Beispielen. Diese Licht- oder Prana-Esser aus unterschiedlichen Kulturen verzichten dabei ganz auf materielle Ernährung und stellen offenbar auf feinstoffliche Quellen wie eben Licht oder Prana (Energie) um. »Am Anfang war das Licht« dokumentiert zahlreiche Beispiele von Menschen, die diese Erfahrung nicht nur gut überstanden, sondern sogar zu verblüffenden Erlebnissen genutzt haben. So halte ich es für absurd, das Phänomen an sich zu bestreiten. Das bleibt jenen beschränkten Skeptikern vorbehalten, die sich auch schon über die Phänomene von Wasseradern und Störzonen lustig gemacht haben, die es ebenfalls fast überall auf der Welt gibt. Wie unrealistisch und auch unwissenschaftlich ist es, ein Phänomen, mit dessen Hilfe überall auf der Welt Brunnen geschlagen werden, zu bestreiten, nur weil man es nicht verstehen und erklären kann, es sozusagen im wahrsten Sinne des Wortes den eigenen Horizont übersteigt? Tatsächlich ist es – allerdings »nur« mit österreichischer Forschung – auch belegt, wie in dem Buch »Störzonen und Kraftplätze« dargestellt.

Der (mir) bekannte Schweizer Psychiater Jakob Bösch, der den Lichtnahrungsprozess ebenfalls absolvierte und den Mut hatte, öffentlich dazu zu stehen, hat in der offeneren Schweizer Medizin damit immerhin ein gewisses Umdenken erreicht. Hier werden in manchen Kliniken Sterbende nicht mehr zwangsernährt, sondern dürfen selbst entscheiden, ob sie noch essen und trinken wollen. Geradezu ein Triumph des freien Willens in einer Zeit rascher Entmündigung seitens der Schulmedizin.

Ansonsten haben sich westliche Wissenschaftler noch kaum an das faszinierende Gebiet der Lebensenergie herangewagt. Eine Ausnahme ist das serbische Erfinder-Genie Nikola Tesla (1856–1943), der unter anderem das Radio und den Wechselstrom-Motor erfand, sowie als Zeitgenosse von US-Erfinder Thomas Alva Edison erkannte, dass dem Wechselstrom die Zukunft gehörte, während letzterer auf Gleichstrom setzte und damit die Entwicklung lange blockierte. Beide waren engagierte Vegetarier, aber Tesla ging noch weiter: »Dem Anbau von Gemüse ist sicherlich der Vorzug zu geben, und ich denke, dass die vegetarische Lebensweise eine empfehlenswerte Abweichung von den bestehenden barbarischen Gewohnheiten ist. (...) Viele Rassen, die fast ausschließlich von Gemüse leben, weisen eine hervorragende Körperverfassung und Stärke auf. ... In Hinsicht auf diese Tatsachen sollte jede Anstrengung unternommen werden, das mutwillige und grausame Schlachten von Tieren zu beenden, das unsere moralischen Werte zerstören muss.« Und dann kommt ein Satz, den man ihm seinerzeit und bis heute sehr übel nahm, wohingegen im Osten solche Überlegungen keineswegs lebensbedrohlich für ihre Vertreter und vergleichsweise populär waren.

» *Es scheint keine philosophische Notwendigkeit für Nahrungsmittel zu geben. Wir können uns organisierte Wesen vorstellen, die ohne Nahrung leben und die gesamte Energie, die sie zur Ausübung ihrer Lebensfunktionen benötigen, aus der Umgebung beziehen.* «

(Quelle: Franz Ferzak: »Nikola Tesla«)

Vom Westen fast unbeachtet haben indische Jains schon von Anbeginn ihrer Religion das Ziel, allmählich immer mehr auf materielle Nahrung zu verzichten. Immer wieder und keineswegs nur in Indien haben auf ihrem Entwicklungsweg fortgeschrittene Menschen dieses Ziel erreicht. Allein auf dem indischen Subkontinent gibt es verschiedene Yogis und Sadhus, die das verwirklicht haben, und der erwähnte Film erzählt unter anderem die Geschichte vom Yogi Prahlad Jani, der seit über siebzig Jahren auf Nahrung verzichtet, was vor den Kameras in einer modernen Klinik streng überwacht auch dokumentiert wurde.

In diesem Bereich ist offensichtlich ein Paradigmenwechsel fällig, wie ihn auch folgendes Ereignis andeutete. Ein in der Südsee bei schwerem Sturm manövrierunfähig geschlagenes Boot trieb mit fünf Fischern ohne Wasser und Nahrung ziellos auf dem Ozean herum. Als es neun Monate später von einem Tanker entdeckt wurde, waren zwei der Männer zu Beginn der Odyssee gestorben, die übrigen drei waren trotz widrigster Umstände völlig fit. Das »Wunder« geisterte durch alle möglichen Magazine in den USA und Europa, wurde aber von der Wissenschaft wieder geflissentlich ignoriert.

Einen gewissen Übergang zu völligem Nahrungsverzicht bot schon die Russin Galina Schatalowa mit einer äußerst reduzierten Ernährung von 300 bis 400 Kalorien bei gleichzeitig großen körperlichen Herausforderungen. Wobei eine Kalorienreduktion auch schon von der westlichen Medizin als erfolgreichstes Mittel gegen vorzeitiges Altern erkannt wurde.

Meine Lichtnahrungs-Eigenerfahrung

Lange habe ich gezögert, diese Erfahrung zu teilen, aber im Sinne der Einleitungsgedanken zu diesem Buch stehe ich zu meinen Erfahrungen und nehme sie an und ernst. Als ich vor zehn Jahren die Lichtnahrungserfahrung nach dem Buch »Leben durch Lichtnahrung« des Chemikers Dr. Michael Werner und seines Co-Autors Thomas Stöckli machte, erlebte ich die stärksten und für mich deutlichsten Energie-Erfahrungen. Werner ließ sich zehn Tage im Inselspital in Bern, der renommiertesten Klinik der Schweiz, einer strikten Kontrolle seines Zustandes unterziehen. Die Ergebnisse waren immerhin so ungewöhnlich, dass sich die Schulmediziner lange weigerten, sie zu veröffentlichen. Allerdings war bei ihm ein Fasten-Zustand nicht auszuschließen, da er – wenn auch sehr gering – Gewicht verloren hatte. Möglicherweise hatte das – so seine Worte – mit der Klinikatmosphäre zu tun und dem Mangel an natürlichem Licht. Tatsächlich berichten alle, die für längere Zeit bei der Lichtnahrung blieben, wie leicht es ihnen in natürlicher Umgebung fiel und wie schwer in städtischen Umgebungen. Das entspricht auch meinen Erfahrungen.

Vorausschicken möchte ich allerdings noch, dass ich diesen Prozess keineswegs empfehle, aber ihn als Erfahrungsraum für mich persönlich auch nicht missen möchte. Die erste Woche, in der zum Verzicht auf Essen auch der auf Trinken gehört, ist medizinisch nicht zu empfehlen und für viele sicher überfordernd und sogar gefährlich. Solche Erfahrungen werden, wenn überhaupt, aus spirituellen Gründen gesucht.

Allerdings sind die Gefahren von Seiten der Schulmedizin auch deutlich übertrieben worden. Aussagen wie »das ist nicht zu überleben« sind lächerlich angesichts all der genannten Beispiele. Solche von keiner persönlichen Erfahrung und wissenschaftlichen Untersuchung getrübten Aussagen erinnern mich immer an den schon erwähnten Professor, der während meines Studiums allen Ernstes verkündete, Vegetarier bekämen nach drei Jahren Ausfälle und würden nach sieben Jahren sterben. Hätte nicht in Gießen Professor Leitzmann solchem Schwachsinn solide Studien entgegengesetzt, es wäre zum Verzweifeln gewesen.

Bevor ich mich auf die Erfahrung der Lichtnahrung einließ, hatte ich schon Zeiten mit längerem Nahrungsverzicht hinter mir. Beim biblischen 40-Tage-Fasten hatte ich ab der vierten Woche kaum mehr abgenommen, in der fünften und sechsten Woche dann gar nicht mehr messbar. Das ist physikalisch schon nicht erklärbar und schulmedizinisch unmöglich. Doch ich habe es am eigenen Leib erlebt, wobei Seele und Bewusstsein den größeren Anteil an der Erfahrung hatten. Phasen mit ausgesprochen wenig Essen hatte ich völlig natürlich durchlebt und nicht nur überstanden, sondern war mit besonders tiefen und schönen Meditationen und Erfahrungen belohnt worden.

Mein Lichtnahrungsprozess, den ich in der Adventszeit durchlebte, bescherte mir Energie-Erfahrungen, die mich bis heute prägen. Ich fühlte mich die meiste Zeit energiegeladen und wundervoll. Die ersten vier Tage aber waren schwierig, da ich – wie erwartet – das Gefühl durchlebte auszutrocknen. Tatsächlich hatte ich auch schon Fastende immer davor gewarnt, zu wenig Wasser zu trinken. Dieses Vorprogramm und der damit verbundene Zweifel machten es mir sicher nicht leichter. Aber nach dem vierten Tag ohne Nahrung und vor allem Wasser fühlte ich mich wieder gut und von innen heraus versorgt, genährt und sogar getränkt. Das Gefühl war aber deutlich von dem beim Fasten zu unterscheiden, das ich damals schon seit über dreißig Jahren kannte und bis heute jährlich zweimal mit den Fastenden meiner Kurse teile.

Zum Beispiel sank mein Schlafbedürfnis von sechs Stunden, das bei normalem Fasten in der Regel auf fünf Stunden zurückgeht, auf knapp zwei Stunden pro Nacht, und ich war während dieses Schlafes die meiste Zeit bei vollem Bewusstsein im Sinne östlichen Yoga-Schlafes. Dabei reist die Seele bewusst, während der Körper in tiefe Entspannung sinkt. In den übrigen 22 Stunden erlebte ich eine noch deutlich erhöhte Wachheit und für meine Verhältnisse außergewöhnlich wundervolle Meditationen. Meine geistige Leistungsfähigkeit, die beim Fasten immer spürbar steigt, kletterte auf ein nicht gekanntes Niveau, und ich schrieb die ca. 500 Seiten von »Depression – Wege aus der dunklen Nacht der Seele« in drei Wochen und einem Zug – wie in Trance.

Der wesentliche Unterschied zum Fasten war die Energie-Situation, die ich als ganz außergewöhnlich erlebte, ohne damals einen wissenschaftlichen Erklärungsansatz zu haben. Jedenfalls habe ich über Wochen, in denen ich nichts zu mir nahm außer nach der ersten Woche Wasser und etwas Saft, mehr Energie gehabt als sonst und deutlich mehr geleistet. Das ließ sich mit naturwissenschaftlichem Wissen nicht erklären. Die Erklärung mit Licht als Nahrung nahm ich vor der intensiven Auseinandersetzung mit Popps Arbeiten nicht wirklich ernst.

Die körperliche Situation war in den ersten vier Tagen von extremem Austrocknungsgefühl geprägt. Wenn man das Wasser (des Lebens) bewusst weglässt, geht tatsächlich auch das Leben tendenziell, und das Gefühl zu sterben kommt spürbar näher.

Seeleute sagen von Zeiten ohne Wasser, nach vier Tagen käme der Wahnsinn, nach fünf der Tod. Nun, der Wahnsinn kam nicht, aber doch eine Ahnung, was Seeleute mit ihrem Spruch meinen. Ich war jedenfalls sehr froh, ausgiebig Schattentherapie hinter mir zu haben. Aber ab Tag fünf kam die wundervolle Erfahrung von so völliger Freiheit, wie ich sie über längere Zeit noch nie erlebt hatte. Weder musste ich essen noch trinken noch Urin oder Stuhl produzieren, lediglich die Zunge lag wie ein dicker unförmiger Klumpen im Mund. Das extreme Durstgefühl aber verschwand, und ein Gefühl von Energieüberfluss stellte sich stattdessen ein. Als am achten Tag Wasser wieder erlaubt war, was bei mir genau auf Heiligabend fiel, erlebte ich es als ein unglaublich beglückendes Geschenk. Diese Erfahrung hat mein Verhältnis zu Wasser nachhaltig und bis heute verändert. Mit ihm ereignete sich eine Art Wiedergeburt in ein neues wie umgewandeltes Leben, in dem nichts mehr selbstverständlich war. Der Gang durch das trockene eigene Land kam mir rückwirkend wie die Durchquerung der Wüste der eigenen Leblosigkeit, des eigenen Totenreiches vor. Wo Wasser fehlt, ist auf Dauer kein Leben. Das aber ist nur der erste Teil, danach tat sich mir eine zweite Erfahrung auf. Sie eröffnete mir den Zugang zu einem Verständnis von Christus' Wort vom Wasser des Lebens. Dass Leben so viel mehr ist als Überleben, hatte ich oft gesagt, aber jetzt erlebte ich es.

In diesem Zusammenhang am erstaunlichsten war für mich die Entwicklung einer enormen Energie, die sich auch in einer mir bis dahin nicht bekannten inneren Hitze zeigte. Zum ersten Mal konnte ich mir vorstellen, wie Yogis – im Schnee sitzend – diesen wegschmelzen. Ich hatte plötzlich so viel Hitze in mir, dass ich ohne Heizung mitten im Winter bei geöffneten Fenstern lebte und mehrmals täglich, meist sogar stündlich eiskalt duschte, um diese enorme Hitze überhaupt auszuhalten. Wo kam sie her, wo ich doch gar nichts (Materielles) zur Anfeuerung meines Stoffwechsels zu mir nahm? Und Fieber war es nicht, das konnte ich deutlich unterscheiden, und der Arzt in mir hat natürlich auch nachgemessen. Ich hatte Anschluss an eine Lebensenergie, die mir bis dahin in diesem Ausmaß verschlossen gewesen war. Dieser Prozess vermittelte mir zusätzlich das Gefühl einer großen Befreiung und bleibenden Freiheit. Er führte über normales Fasten deutlich hinaus – in eine beeindruckende Unabhängigkeit von allem Materiellen.

»Und was ist Glück anderes als die maximale Freiheit, zu sein.«

Leider hatte ich aber während der ersten fünf Wochen stark abgenommen, und mein Gewicht stabilisierte sich erst auf sehr niedrigem Niveau. Obwohl ich Kraft spürte und mich auch sehr gut fühlte, sah ich körperlich nicht so aus. Der Hauptgrund aber, warum ich mich wieder zum Essen entschloss, war das Gefühl, mich nur noch in der freien, vor allem grünen Natur wohl und irgendwie genährt zu fühlen. Heute denke ich, es könnte auch mit dem (Sonnen-)Licht zu tun gehabt haben. Städte und erst recht Großstädte kamen mir völlig unerträglich vor und lösten auch tatsächlich neben Widerwillen sogleich Hunger in mir aus, wie ich ihn lange nicht gekannt hatte.

Das ist bis heute im Ansatz immer noch zu spüren. Solange ich in der Natur oder ihr nahe bin – wie in TamanGa –, fühle ich mich genährt, in Harmonie und brauche wenig Nahrung. Kaum aber lande ich in einer Stadt, entwickle ich ein gewisses Unbehagen und physischen Hunger. Tatsächlich erlebe ich seit dieser Zeit das Gefühl, aus der Natur genährt zu werden. Ob das Nährende wirklich das Licht ist, kann ich – von meiner Wahrnehmung her – nicht mit Bestimmtheit sagen, genauso gut hätte es für mich und mein damaliges Verständnis die frische Luft sein können. Heute, viele Studien und Gedanken zu diesem Buch später, bin ich mir sicher, dass es tatsächlich beides ist, das (göttliche) Licht, das uns nährt, und Prana, die Lebenskraft in der (frischen) Atemluft, in Seinem Atem. Das Konzept der frischen Luft hat offenbar noch eine tiefere Dimension, die weit über die Versorgung mit Sauerstoff hinausgeht und am wahrscheinlichsten mit jener Lebenskraft Prana zu tun hat wie beim verbundenen Atem auch vielen erlebbar.

Als ich nach den Lichtnahrungswochen wieder vorsichtig und genussvoll zu essen begann, erlebte ich die Kehrseite des Prozesses, denn da er – bei mir – offensichtlich funktionierte, brauchte ich nun nichts mehr. Oder anders ausgedrückt, was ich jetzt aus Genuss zu mir nahm, nahm ich auch gleich zu und entwickelte so ein für mich ungewohntes, ja absurd anmutendes Gewichtsproblem. Ich stellte rasch fest, dass ich nicht mehr einfach essen konnte, was mich ansprach, sondern drastisch die Kalorien reduzieren und zusätzlich wieder sportlich trainieren musste, um überhaupt schlank und fit zu bleiben. So wurden diese Jahre zu einem sich langsam anbahnenden Übergang ins pflanzlich-vollwertige Leben, das in »Peace Food« mündete.

Trotz der sich anschließenden Gewichtsprobleme, die auch andere Lichtnahrungserfahrene erlebten, möchte ich die wochenlange Erfahrung von Energieüberfluss bei minimalem Schlafbedürfnis keinesfalls missen. Sie ist mir seitdem als eine weitere Möglichkeit des Lebens und Seins im Bewusstsein, noch dazu eine, die völlig unabhängig macht. Für die letzte Phase meines Lebens kann ich mir gut vorstellen, in diese größere Freiheit zurückzukehren vor der letzten Rück- und Einkehr.

Frische Nahrung hält frisch

Nach dieser Erfahrung im Reich des Energieüberflusses weiß ich, dass allein die Zufuhr von Lebensenergie in Form von frischer Luft und Licht lebendig halten kann – aber wahrscheinlich nicht alle, wie die Geschichte mit den Schiffbrüchigen zeigt. Natürlich weiß ich als Arzt und Esser, dass auch feste und flüssige Nahrung einen Teil dazu beiträgt, der aber je nach Lebenssituation variieren kann. Seit dem Wechsel von vegetarischer zu veganer Ernährung wird mir immer bewusster, wie entscheidend der Anteil an Lebensenergie auch beim Essen ist. Hier existiert eine Wahrnehmungslücke, die wahrscheinlich der wissenschaftlich bestätigten Lücke in der Energiebilanz entspricht.

Persönlich wird mir an meinem Schlafbedürfnis immer deutlicher, wie es um meine Energiesituation steht. Immerhin ist Erwachen das Ziel unseres Lebens, und wir sprechen anerkennend von wachen und bewundernd von erwachten Menschen. Der Buddha gilt uns als der Prototyp des Erwachten. Insofern kann die Wachheit, die von Essen vermittelt wird, wohl auch als Maß für seine Qualität dienen. So habe ich in den letzten Jahren begonnen, Nahrungsmittel daran zu messen, wie viel Schlafbedürfnis sie bei mir hervorrufen.

Wie schon erwähnt, verlängert Rotwein mein Schlafbedürfnis und dessen Qualität sehr deutlich zum Negativen. Aber auch noch so gut gekochte Mahlzeiten verlängern es gegenüber Rohkost. Und umgekehrt, je roher und frischer die Nahrung ist, wie etwa ein Fasten-Leben auf Smoothie-Basis, desto geringer wird der Schlafbedarf. Auf jeden Fall ist frische Nahrung am wenigsten anstrengend für meinen Organismus und löst am wenigsten Regenerationsbedürfnis aus.

Früher, als ich noch viel draußen in der Natur schlief, fiel mir bereits auf, wie das die Schlaflänge reduzierte, ohne meine Energie im Geringsten zu beeinträchtigen, eher im Gegenteil. Seitdem habe ich den Traum und die Vision und den Punkt auf meiner »Liste vor der Kiste« (siehe Literaturverzeichnis im Anhang), noch einmal im Leben in einem Baumhaus in der Wipfelregion großer starker Bäume zu leben und diese Daseins-Qualität zu genießen. Dem hoffe ich in TamanGa bald näher zu kommen.

Wundervoll wäre, wenn wir die Biophotonen-Abgabe oder den entsprechenden Umsatz nach einer Nacht im Baumhaus und einer im Stahlbetonbau eines Fünf-Sterne-Hotels messen und vergleichen könnten. Da müssen wir wahrscheinlich warten, bis Japaner und US-Amerikaner die Arbeit von Popp entsprechend umsetzen und die dazu notwendigen Geräte vertreiben.

Bekannte Wunder an Langlebigkeit und Vitalität

Da in diesem Bereich noch so wenig von den Universitäten geforscht wird, bleibt uns die weite Welt als Beobachtungsfeld zum Vergleich verschiedener Lebens- und Ernährungsstrategien. Die Menschen auf Okinawa sind inzwischen von der modernen Fortschrittswelt eingeholt worden, und zumindest die Männer haben ihre Langlebigkeit bereits eingebüßt. Das hängt sicher mit der zugleich erfolgten Übernahme der Ernährungs- und Lebensgewohnheiten der modernen Zivilisation à la USA zusammen.

Ein wundervolles Beobachtungsfeld zu Vergleichszwecken im Hinblick auf Nahrung bieten dort, gleichsam im Zentrum der die Welt verheerenden Geldreligion, die Adventisten des siebten Tages. Sie sind inzwischen die langlebigste und vitalste wissenschaftlich gut untersuchte Gemeinschaft. In der kalifornischen Stadt Loma Linda stellen sie den überwiegenden Teil der Bevölkerung. Da es bei ihnen alle Abstufungen gibt – von Mischköstlern über Vegetarier bis zu Veganern – eignen sie sich besonders für wissenschaftliche Studien, denn sie gründen alle in derselben Religion, leben in der gleichen Region und bevorzugen einen ähnlichen Lebensstil. Dadurch lassen sich die verschiedenen Ernährungsstile durch den identischen Lebenszusammenhang der Gruppen ideal miteinander vergleichen.

Die berühmten an ihnen durchgeführten Adventist Studies I und II bestätigen die Vorteile pflanzlicher Kost in Bezug auf eine Lebensverlängerung. Mit einer Lebenserwartung von 87,5 bei Männern und 89 Jahren bei Frauen sind sie einsame Spitze. Sie setzen auf niedrige Energiedichte ihrer Nahrung bei hoher Vitalstoffdichte, wie sie bei wenig bearbeiteter pflanzlicher Nahrung auch in Okinawa bis vor Kurzem üblich war.

Aber auch diese Studien übersehen ebenso wie den Aspekt der Vollwertigkeit vor allem die überwiegende Frische ihrer Nahrung. Da alle drei Aspekte für die Wissenschaft noch nicht fassbar sind, können sie auch nicht Ziel von Studien sein und bleiben auf der Strecke.

Jede Mutter, die nicht nur für Kinder, sondern vielleicht auch noch für deren Kaninchen und Meerschweinchen einkaufen muss, weiß aus Erfahrung, dass sie die Nahrung für die Tiere besser im Bioladen als im Supermarkt besorgt. Für die an den Universitäten etablierte Wissenschaft bleibt dies indessen noch ein Geheimnis mit sieben Siegeln. Schlimmer noch, dieser Unterschied wird bisher überhaupt keiner Untersuchung für wert befunden und – noch unangenehmer – auf überhebliche Art geleugnet.

Da schon kein Interesse besteht, die Bedeutung von Vollwertigkeit zu erforschen, ist die Untersuchung der Auswirkungen von Frische und Lebensenergie noch in weiter Ferne. Die wird auch deswegen auf sich warten lassen, weil den modernen Finanziers der Universitätsforschung die Ergebnisse kaum gefallen können. Wenn sich Vollwertigkeit und erst recht Frische der Lebensmittel wissenschaftlich als entscheidender Vorteil erhärten und beweisen lassen, hat die Nahrungsmittelindustrie ein noch größeres Problem als jetzt schon, wo immer mehr Menschen dämmert, wie krank sie deren Industriefutter macht.

Die uns, unsere Wissenschaft und allmählich auch unsere ehemals freie Presse beherrschende Industrie ist so weit davon entfernt, in ihren Produkten Frische und Lebensenergie anzubieten, dass sie durch ein mögliches Bekanntwerden von deren Wert und Bedeutung – aus Sicht ihrer Profitorientierung – nur verlieren kann. Insofern ist hier in absehbarer Zeit und bei Weiterbestehen dieses ebenso kranken wie krank machenden Systems mit wenig Fortschritt zu rechnen. Dieses hart anmutende Urteil folgt aus den ins System integrierten Interessenkonflikten. Die Nahrungsmittelindustrie gerät durch den sogenannten Fortschritt immer mehr außerstande, frische Lebensmittel zu produzieren, die diesen Namen verdienen. Also wird sie alles daransetzen, der für sie gefährlichen Frische die notwendige Anerkennung zu verwehren, und entsprechende Versuche im Keim ersticken und hintertreiben.

So wurde bei der Untersuchung sogenannter »langlebiger« Völker folgerichtig bisher immer nur auf die Zusammensetzung der Nahrung geachtet und übersehen, dass sie alle die Quelle der Lebensenergie anzapf(t)en. So wird auch die entscheidende Lebenskraft und -energie bei allen Betrachtungen im Bereich der alternativen Ernährungsszene übersehen. Das hat sicher damit zu tun, dass selbst diese Szene auf Materie fixiert ist und so die Energie-, Informations- und Ordnungsebene vielfach konsequent übersieht und ignoriert. Aber hier wird sich das rasch ändern und dann auch langfristig der Schulmedizin nicht erspart bleiben.

Folgen wir den Gedanken von »Peace Food«, dass in der Nahrung die Information ihrer Entstehung steckt, wären die Produktionsmethoden plötzlich ungleich wichtiger, und Fleisch und Milch(produkte) würden von daher natürlich ins Abseits geraten. Auch die Angst der Schlachttiere ist eine Information, die ins Fleisch eingeht, genau wie das Elend der modernen »Milchmaschinen«, der früheren Kühe. Denen haben wir längst nicht nur die Hörner genommen und dafür vieles gegeben, was sie und wir nicht brauchen können. Ähnliches gilt für Schweine und Hühner aus Legebatterien und selbst für pflanzliches Genfood, das bei Popps Photonen-Test ebenfalls sehr schlecht abschneidet und also auch bezüglich der Lebensenergie nicht empfehlenswert ist, ganz abgesehen von den anderen dramatischen Folgen für Artenreichtum usw. Was wir in seinem Wesenskern manipulieren oder mit Giften und Chemikalien traktieren, ist nicht nur verändert, sondern meist auch in seiner inneren Ordnung gestört und damit informationsmäßig für unseren doch immer noch natürlichen Organismus eine Störquelle. Folgen wir Schrödinger in seiner Argumentation, dass Ernährung die Aufnahme von Ordnung ist, muss alles, was die natürliche Ordnung stört, auch unser Leben stören.

Westliche Wissenschaft und Lebensenergie

Schrödinger ging so weit, im (Sonnen-)Licht das Geheimnis unseres Lebens zu sehen. Er schrieb, dass für die Nahrungsqualität nicht die Energiemenge entscheidend sei, sondern die darin enthaltene Information und Ordnung, und sagte, wir nähmen mit unserer Nahrung Ordnung auf, mit der wir die Entropie (Unordnung) ständig bekämpften. Nahrung enthält zweifellos Ordnung(szustände) in ihren Molekülen und deren Kombination. Tatsächlich würde unser Organismus ohne Zufuhr von Nahrung oder anderen Formen von Ordnung zu Grunde gehen, das heißt, er würde sterben, und die Entropie, die Unordnung, würde obsiegen. Nach Schrödinger informieren wir uns ständig mit kosmischer Ordnung von der Sonne, indem wir sonnenhaltige Nahrung essen. So schrieb er bereits 1945 dazu in seinem Buch »Was ist Leben«, in dem er weit über die Physik hinausdachte, der Trick des Menschen sei es, sein hohes Ordnungsniveau durch fortwährendes »Aufsaugen von Ordnung aus seiner Umwelt«, also Pflanzenkonsum, aufrechtzuhalten. Und wörtlich weiter: »Nach der(en) Benutzung gebe er es in sehr stark abgebauter Form wieder von sich – jedoch nicht vollständig abgebaut, da Pflanzen noch immer dafür Verwendung haben.« Diese beziehen aus Fäkalien und Pflanzenresten, die zu Humus werden, Energie. Ihren großen Vorrat an Ordnung erhalten sie aber aus dem Sonnenlicht.

Bei den rasant mehr werdenden Allergie- und Autoimmun-, aber auch Krebspatienten finden wir tatsächlich schon auf den ersten Blick entscheidende Störungen ihrer inneren natürlichen Abläufe. Es macht wenig Sinn und läuft der Schöpfungsordnung zuwider, sich über Blütenpollen bis auf den Tod zu erregen wie etwa ein Asthmatiker, die eigenen Gelenke zu attackieren wie ein Rheumatiker oder aus der Art schlagende Zellen zu übersehen und einfach wachsen zu lassen wie ein Krebspatient. In all diesen Fällen ist die Ordnung gestört. Besonders beim Krebskranken wird – im Sinne von »Krankheit als Symbol« – deutlich, wie er praktisch nie sein eigenes Leben, sondern irgendein in seinen Augen richtiges oder gutes Leben führt.

Aber auch bei Gefäßproblemen lässt sich Ähnliches sagen, die Verlegung der eigenen Kommunikationswege mittels Plaques ist eine Ordnungswidrigkeit, die mit Einbuße an Lebensqualität und schließlich mit vorzeitigem Tod geahndet wird. Dass eine Mücke, die unser Blut abzapft und im Gegenzug Malariaerreger injiziert, damit unsere Ordnung stört und als Reaktion Fieberschübe auslöst, ist klar als Ordnungsstörung zu erkennen. Dass aber auch all die kleinen Entzündungen, die überall im Körper derjenigen ablaufen, die sich ungeschickt ernähren, in ihrer Summe gefährliche Ordnungswidrigkeiten sind, wird immer deutlicher und im C-reaktiven Protein sogar längst von Schulmedizinern gemessen. Früher sprachen Ärzte wie Bircher-Benner und Heiler wie der letzte große Priesterarzt Sebastian Kneipp von Ordnungstherapie. In unserer »Integralen Medizin-Ausbildung« spielt diese heute wieder eine entscheidende Rolle. Inzwischen sind Ordnungswidrigkeiten im Körperland wohl ähnlich verbreitet wie im Straßen- und Kapitalverkehr.

Eines der ersten sehr bekannt gewordenen unter den langlebigen und wundervollen Naturvölkern waren die Hunzas. In einem abgelegenen Tal im Himalaya von der Zivilisation isoliert, wurden sie für ihr durch Not erzwungenes Fasten im Frühling bekannt sowie für ihre Gesundheit und das Fehlen jeglicher Kriminalität. An den Hängen des Himalaya war die hier gedeihende Nahrung selbst in den wärmeren Jahreszeiten karg und relativ eintönig. Tatsächlich ist eine karge Nahrung und regelmäßiges Fasten, wie wir heute sogar aus wissenschaftlicher Forschung wissen, das sicherste Mittel, das Leben zu verlängern und nachhaltig zu bessern. Karge Nahrung, die alles beinhaltet, was wir brauchen, also artgerechte Versorgung bei geringem Brennwert.

Konsequent übersehen wurde auch bei den Berichten über die Hunzas, dass sie ihr Gemüse und ihre Früchte, vor allem Aprikosen, immer frisch aßen, sozusagen direkt vom Feld und Baum oder ansonsten getrocknet. Das war schon deshalb so, weil sie technisch gar nicht zu den heute üblichen Raffinierungs- und Konservierungsprozessen in der Lage waren. Hinzu kam bei ihnen ein Überfluss an frischem Berg- und vor allem auch Gletscherwasser, das in letzter Zeit in den besonderen Ruf kam, viel Wasser in einem sogenannten vierten Aggregat-Zustand zu enthalten mit hexagonaler Struktur, was ihm eine besonders vitalisierende Qualität verleihe.

Leider wurde hier kaum wissenschaftlich relevante Forschung betrieben. Als diese begann, hatten die Hunzas bereits eine Straße und mit ihr die Segnungen der Zivilisation bekommen. Damit war der Segen, der bis dahin auf ihrer kargen Existenzform gelegen hatte, dahin, und Gesundheit und Lebenskultur verfielen zusehends. Heute sind die Hunzas in einer ähnlich erbärmlichen Situation wie alle jene indigenen Völker, die rasch mit den Errungenschaften des modernen Lebens in Berührung kamen. Sie leben auf einem erbärmlichen Niveau, von besonders guter Gesundheit keine Spur mehr.

Fasten als Ordnungsgeber

Auch die vielen Versuche aus meinem Kreis gesundheitsorientierter Freunde und Ärzte, die wir Selbstversuche machten, konnten die Wunder aus dem Hunza-Tal nicht in der berichteten Tiefe bestätigen. Selbst durch regelmäßiges Fasten in Frühjahr und Herbst lässt sich nicht erreichen, was die Hunzas auszeichnete: wohl erstaunliche Gesundheit und anmachende Vitalität, aber eine so vorbildliche Moral bis hin zum Fehlen jeglicher Kriminalität ist allein mit Fasten in unseren Gesellschaften wohl kaum zu schaffen.

Zweimal im Jahr zu fasten ist aber eine himmlische Möglichkeit, sich fit und in Form und vor allem gesund zu halten, wie ich selbst aus vier Jahrzehnten Erfahrung weiß und wie inzwischen selbst universitäre Forschung bestätigt. Wenn er solche Ergebnisse wie durch Fasten mit einem Medikament erreichen würde, wäre das die Sensation schlechthin, und die Geldgeber würden Schlange stehen, sagte der Professor der Berliner Charité Andreas Michaelsen vor den Fernsehkameras des Senders Arte. Aber da es sich bei dem Heilmittel um Fasten handelt, bekäme er nicht einmal Gelder, um seine Forschungen fortzuführen. Die schon von der heiligen Hildegard erkannte Chance des Fastens, von dem sie wusste, es konnte von den ihr damals bekannten 35 Krankheitsbildern 29 heilen oder sehr bessern, liegt wahrscheinlich vor allem darin, dem Organismus die Rückkehr in seine angestammte Ordnung zu ermöglichen.

Die Wunder der Hunzas aber waren wohl vor allem auch ihrem insgesamt kargen Lebensstil zwischen den Fastenzeiten und der reichlichen Zufuhr frischer Lebenskraft geschuldet. Das einfache und wenig abwechslungsreiche Essen spielte eine entscheidende Rolle, wahrscheinlich auch dessen rituelle Regelmäßigkeit, die sich – nun wissenschaftlich belegt – ebenfalls als sehr gesund erweist. Verlässliche Mahlzeiten-Rhythmen werden auch von schulmedizinisch argumentierenden Medizinern wie David Agus gefordert. Letztlich entscheidend bei den Hunzas dürfte das Zusammenspiel unverfälschter frischer Kost, frischen Bergwassers und wundervoll frischer Luft, also eines Überflusses an Lebensenergie von Sonne, Prana und Frische, mit ihrer religiösen Einbindung in ein überschaubares einfaches Leben gewesen sein. Wir müssen immer mehr erkennen, dass unsere Devise »viel hilft viel« falsch war und besser durch »weniger ist mehr« zu ersetzen ist oder noch präziser durch »weniger Quantität und mehr Qualität«.

Ähnliches gilt für die uralt werdenden Menschen des Kaukasus. Man verglich sorgfältig ihre mit unserer Nahrung und stieß auf Kefir, den sie schätzten und der bei uns bis dahin unbekannt war. Was man übersah und was wahrscheinlich noch viel wichtiger war, ist die Tatsache, dass vielen dieser Völker keine Getreide zur Ernährung zur Verfügung standen. Ob der bei uns nun in Plastikbechern käufliche Kefir das Leben auch nur um Sekunden verlängert, bezweifle ich. Wohl eher das Gegenteil, wird er doch aus Milch hergestellt, die sich immer mehr als gefährlicher Problemfall erweist.

Aber die Kaukasier waren arm wie die Hunzas und aßen ihr Obst, Gemüse und ihre Kräuter wie alle Urvölker frisch und einfach zubereitet, und viele hatten kein Getreide. Galina Schatalova berichtet sogar von kaukasischen und sibirischen Völkern mit durchschnittlichen Lebenserwartungen von über hundert Jahren und betont, dass diese getreidefrei lebten, was uns noch beschäftigen wird.

Der älteste Geschichtsschreiber Herodot (ca. 480–424 v. Chr.) berichtet von besonders langlebigen Äthiopiern, die etwa 120 geworden sein sollen. Interessanterweise erwähnt er, dass auch sie noch kein Getreide kannten. Auch das eine Spur, der noch zu folgen sein wird. Aber sie alle hatten einen Überfluss an frischem (Berg-)Wasser und selbstverständlich frische Luft. Darin dürfte auch ihr hauptsächliches Geheimnis für ein hohes Alter bei guter Gesundheit gelegen haben.

Der US-Arzt John McDougall erkannte die großen Vorteile der ursprünglichen Nahrung der Ureinwohner Hawaiis und analysierte sie. Natürlich hielt er sich wie praktisch alle Forscher an die materielle Zusammensetzung und fand eine pflanzlich basierte einfache Kost, natürlich regional und saisonal wie selbstverständlich alle Ernährungsformen einfacher Urvölker. Diese Ernährung propagiert er seitdem mit viel Erfolg und wurde so neben Campbell und Esselstyn der Dritte im Bunde, der pflanzlich-vollwertiger Kost in den USA den Boden bereitete und zur Basis des dortigen veganen Trends machte. Aber die Lebensenergie und -frische war auch ihm durch die Finger gerutscht. Dabei war sie mit Sicherheit der entscheidende Vorteil der ursprünglichen Hawaiianer. Heute schauen diese durchschnittlich eher noch schlimmer aus als die übrigen US-Amerikaner, dramatisch übergewichtig und aufgedunsen von der Fülle gesundheitlich katastrophalen Junk-Foods: *Raffiniert*, extrem *verdichtet*, *verfälscht* und (in Regalen) *abgestanden* sind die Adjektive dieses Elends.

Ob wir auf lateinamerikanische, afrikanische oder asiatische Ureinwohner oder unsere Vorfahren aus vorindustrieller Zeit blicken, sie alle neigten selbstverständlich und notgedrungen dazu, sich regional und saisonal zu ernähren. Ihr Lebensunterhalt bestand aus frischer einfacher Kost voller Lebensenergie mit gutem, noch nicht von der Gülle der Massen-Tier-Zucht-Häuser Nitrat-verseuchtem Wasser und in selbstverständlich reiner und frischer Luft. Das Argument der Frische galt dabei auch für Nahrungsmittel, die ich heute aus medizinischen Gründen nicht mehr empfehlen kann wie Milch, Fleisch, Eier und selbst Blut.

Sobald wir die Fixierung auf die materielle Ebene aufgeben und damit die (bio)chemische Zusammensetzung der Nahrung – für einen Moment – aus dem Fokus nehmen, fällt es sofort auf: Das Geheimnis liegt in der Frische der Lebensmittel, zu denen unbedingt genug gutes Wasser gehört. Das Geheimnis von Langlebigkeit und Vitalität liegt also weniger im materiellen als im energetischen Bereich, wobei wir beim Wasser natürlich auch auf die Menge schauen und uns viel gutes, energiereiches Wasser gönnen sollten. Wenn bei der Nahrung für uns heute »weniger ist mehr« gilt und im Zweifelsfall nichts immer besser als Minderwertiges ist, gilt beim Wasser eher »viel hilft viel«.

Bei all den ursprünglichen Völkern und langlebigen Menschen fällt aber auch ihre Einbindung in den religiösen Bezug ihrer Ahnen auf und der tiefe Lebenssinn, der sie erfüllt. Hier liegt die zweite und wahrscheinlich für die Lebensstimmung noch wichtigere Quelle der Lebensenergie und -lust. Für moderne Menschen ist es noch ungleich schwerer, hier einen Ausgleich zu finden. Aber es ist möglich, wie mir die Erfahrungen mit den Anhängern der Buch-Trilogie »Die Schicksalsgesetze«, »Das Schattenprinzip« und »Lebensprinzipien« zeigen. Wer sich auf dieses ganzheitliche Weltbild einlässt, kann darin wieder Lebenssinn finden. Wo Lebensenergie und -sinn aber zusammenfinden, öffnet sich eine wundervolle Möglichkeit, sein ureigenes Leben zu leben und zu genießen.

Einfach sein Leben leben

Der Autor Marcus Lauk, der Hundertjährige auf der ganzen Welt besuchte, sagt: »Das Besondere an allen, die ich getroffen habe, war, dass das eigenständige Persönlichkeiten waren, die einfach ihr Leben gelebt haben – und das fand ich bei allen beeindruckend« (Quelle: SWR 2 Impuls, von Kristina Hortenbach. Internetfassung: Ralf Kölbel & Ulrike Barwanietz). Außerdem fand er an herausstechenden Gemeinsamkeiten a) Mäßigkeit in allem, die Tendenz wenig zu essen und b) bis zu 100 Tagen Fasten im Jahr. Das heißt, viele aßen ein Drittel der Zeit gar nicht, also wieder das Motto *weniger ist mehr.* Er fand die Hundertjährigen c) eher in den Bergen und d) mit starkem Bezug zur Gemeinschaft, und e) Sinn spielte für sie eine Rolle. Ernährungsmäßig waren sie mäßig unterwegs, tranken aber durchaus Espresso und Schokolade. Wir werden noch sehen, was beide in sich haben – abgesehen vom Genuss.

Rohkost, Kochen und Fließen

Schon der Vorsokratiker Pythagoras, der Erfinder des ethischen Vegetarismus, hat seinen Anhängern Rohkost empfohlen. Jede langwierige Art von Essenszubereitung muss schon deshalb grundsätzlich verdächtig sein, weil sie den Essvorgang verzögert, da sie Zeit (ver)braucht und damit Frische kostet. Und mit der Zeit vergehen auch die Biophotonen, die beste naturwissenschaftliche Beschreibung der Lebenskraft. Insofern ist auch jede Art des Kochens genauer zu betrachten, denn sie verändert neben der Konsistenz auch die Energie und nicht gerade im Sinne ihrer Verbesserung, wenn auch die TCM langes Köcheln als Zufuhr von Yang-Energie schätzt. Dieser werden wir uns noch widmen als Gegenpol zur Position »Kochen tötet Lebensenergie«.

Eigentlich aber ist der Unterschied zwischen frisch und gekocht geradezu banal, und wir ahnen nicht nur, sondern wissen auch, in jeder ganzen Frucht steckt mehr Lebensenergie, als wenn sie noch so frisch, aber gegart ist. Am deutlichsten wird das, wenn wir die eine Frucht intakt liegen lassen und die andere im gekochten Zustand erhalten wollen. Während die intakte Frucht lange genießbar bleibt, wird die gekochte rasch ungenießbar, und alle Enzyme, die aus Eiweiß sind, gehen verloren. Kochen ist also eine Art Vorverdauung, die den Lebensmitteln viel Lebenskraft nimmt, sie werden dadurch rasch schlecht. Aber natürlich kann Kochen einiges – wie etwa Kartoffeln – auch überhaupt erst verdaubar machen. Kochen desinfiziert und sterilisiert sogar, und das kann bei problematischen Nahrungsquellen durchaus lebensrettend sein.

Es reicht, einen unbehandelten und einen gekochten Samen einzupflanzen und abzuwarten, wo eine Pflanze entsteht. Aus gekochten Samen, Keimen oder Früchten kann niemals mehr etwas wachsen, ihnen fehlt mit der Keimfähigkeit auch die Möglichkeit, Lebendigkeit zu vermitteln. Ein Kompott mag noch einige Vitamine und andere wichtige Stoffe enthalten, aber die Lebenskraft ist dahin. Trotzdem kann die Wissenschaft chemisch-physikalisch weder zwischen frischem Apfel und Kompott noch zwischen Leichnam und lebendigem Leib unterscheiden. Materiell ist noch alles vorhanden, aber etwas Wesentliches fehlt trotzdem: das Leben.

Man hat versucht, das Leben zu messen und wissenschaftlich zu erfassen, und Betten mit Sterbenden auf Waagen gestellt, um mögliche Gewichtsverluste zu dokumentieren. Aber Lebenskraft wiegt wohl nichts, sie definiert sich nicht durch Stofflichkeit, sondern eher durch Eigenschaften, sie fließt zum Beispiel. Vielleicht meinte der weise Ahnherr der Philosophie Heraklit mit *panta rhei* dieses umfassender und weitergehend. Möglicherweise liegt in diesem Fließen etwas vom Geheimnis der Lebensenergie und ihrer Frische. Jedenfalls kommt Viktor Schauberger (1885–1958), der österreichische »Wasserpapst«, ebenfalls, wenn auch über andere Wege, zum selben Schluss. Wasser muss fließen, um seine Lebensenergie zu bewahren. Und eigentlich wissen wir das alle: Stehendes Wasser stirbt und wird sicht- und ruchbar brackig. Fließendes dagegen bleibt frisch.

Wahrscheinlich ist das Fließen des Lebens und seiner Energie wirklich ungleich entscheidender als bisher gedacht. Insofern können wir von Heraklit und Schauberger lernen. Sobald unser Leben in Bewegung und damit in Fluss ist, geht es uns gut. Sobald es steht und stagniert, geht es uns schlecht. Sind wir von was auch immer begeistert, fließt unser Leben mit Freude. Ob die Ursache für unsere Begeisterung im Religiösen, Philosophischen oder selbst im Politischen liegt, ob unser Herz für einen Partner, eine neue Idee, ein Buch, einen Film oder den Bau des eigenen Hauses schlägt, für die Entwicklung unserer Kinder und ein neues Schulsystem oder eben für Ernährung: Begeisterung bringt Leben in Fluss, hebt damit die Stimmung, und auch das physische Blut beginnt zu strömen, und wir brauchen keine Medikamente zu seiner Verflüssigung.

Tatsächlich kann unser Blut auch mittels Dunkelfeld-Mikroskopie nachweislich durch pflanzlich-vollwertige Kost wieder in Fluss gebracht werden und sich aus den gefährlichen Geldrollenmustern lösen. Es ist schon geradezu tragikomisch, dass nicht nur das Leben allgemein wegen der alles dominierenden Geldthematik stagniert, sondern auch unsere Lebenskraft – symbolisiert im Blut – sich in Geldrollenform durch verengte Gefäße quälen muss. Es besteht einfach nicht mehr genug Kontakt zum Umfeld, weil die Erythrozyten (rote Blutkörperchen) sich dicht gedrängt durch dichtmachende Gefäße drängeln müssen. Dabei kann das Blut seiner eigentlichen Aufgabe, der Vermittlung von Lebensenergie, nicht mehr ausreichend gerecht werden. Wenn wir lernen und so unser Bewusstsein erweitern, sind wir dagegen im Fluss und fühlen uns wohl und vielleicht sogar glücklich. Dabei ist fast egal, was wir lernen, Hauptsache, wir tun es – ein Leben lang.

»Fließende Lebensenergie kann uns offensichtlich begeistern, und zugleich ist wahrscheinlich Begeisterung der Ausdruck auf geistig-seelischer Ebene für fließende Lebenskraft.«

Ein Beispiel aus der neuen veganen Ernährungsszene, Attila Hildmann, mag das illustrieren. Sein Geheimnis ist es, seine Anhänger mit veganer Kost in Begeisterung zu versetzen mit Challenges und Fitness-Euphorie, die er bewusst auslöst. Mit Begeisterung, der geistig-seelischen Variante der Lebenskraft, geht alles. Das ist die Energie, die Berge versetzen kann. Was für ein Geschenk für die ganze Gesellschaft, wenn so viele begeisterte Vegan-Fans die Ernährungsszene aufmischen und nebenbei noch ihre Figur auf Zack bringen. Waschbrett- statt Schmerbäuche und Fitness statt Couchpotatoes!

Und natürlich liegt auch die große Chance von »Peace Food« in der Begeisterung seiner Anhänger. Da kann die Nahrungsmittelindustrie noch so boykottieren, ewiggestrige Schulmediziner dagegen wettern, die Pharmaindustrie mit aggressivem Lobbyismus ätzen und Studien manipulieren lassen. Wenn junge Mädchen und auch schon immer mehr Jungen den Frieden als ihr Thema entdecken, für den inneren essen und sich für den äußeren engagieren, ist dagegen kein Kraut gewachsen.

Lebensenergie und Kochen

Kochen wir uns frühzeitig zu Tode? So lautet die provokante Frage vieler Rohköstler. Es besteht der gut begründete und durch unzählige Erfahrungen abgesicherte Verdacht, dass aus Gekochtem nie neues Leben entstehen kann, da es seiner Lebenskraft beraubt ist. Das aber heißt, dass wir Modernen heute vor allem Letzteres zu uns nehmen. Der kleine Salat vor dem Essen kann das nicht aufwiegen, zumal er meist viel zu wenig frisch ist und seine Biophotonen ausgehaucht hatte, lange bevor er sie uns vermitteln kann. Wenn wir aber überwiegend Totes zu uns nehmen, brauchen wir uns nicht zu wundern, mit Energie-Mangelsyndromen kämpfen zu müssen wie nicht nur bei Burn- und Bore-out, Depression oder Chronischem Müdigkeitssyndrom (CFS), sondern einer fast generellen Schlappheit. Die Normalsituation des Wohlstandsamerikaners, jener Menschengruppe, die es am weitesten hat kommen lassen mit sich und dem modernen Leben, tendiert immer mehr in Richtung fett, müde und krank. Die Ernährungsart der ursprünglichen Menschen von Okinawa spiegelt das Gegenteil: schlank, wach und gesund. Insofern ist Okinawa zum Schauplatz eines schrecklichen Menschen-Großversuchs geworden. Die Frauen, die mehrheitlich ihrer Ernährungs- und Lebenstradition treu blieben, bewahrten auch dessen Vorteile. Die Männer hingegen, die sich mehrheitlich den neuen, in den USA abgeschauten Tendenzen des modernen Lebens anschlossen, sind bei der niedrigsten Lebenserwartung im Vergleich mit anderen japanischen Bevölkerungsgruppen angelangt.

Betrachten wir die Entwicklung anderer alter Völker, die uns im Hinblick auf Gesundheit und Lebensführung vorbildlich erschienen, finden wir überall das gleiche Bild. Kaum hatten die Hunzas durch eine Straße Anschluss an die moderne Zivilisation, verloren sie rasch all ihre gesundheitlichen Vorteile, und heute sind sie in einer erbärmlichen Situation. Über die Straße kamen nicht nur Konserven und Fertigprodukte, sondern auch viele Errungenschaften unserer sogenannten Zivilisation wie Kühlschränke und moderne Herde. Damit brachen auch die gesundheitlichen Verheerungen über die Hunzas herein, an die wir uns längst gewöhnt haben. Kühlschränke machen es möglich, Nahrung lange aufzuheben und alt und leblos werden zu lassen. Herde erleichtern rasches effizientes Kochen und damit Denaturieren der Eiweiße und Austreiben der Lebenskraft. Beide Techniken dürften die Hunzas von ihren Quellen der Lebensenergie abgeschnitten haben.

Im Amazonas musste ich selbst miterleben, wie sich mit der Zivilisation und ihrer Ernährung die Fettleibigkeit im wahrsten Sinne des Wortes in den Dschungel frisst. An den Ufern des Amazonas herrscht längst US-amerikanische Verelendung, ebenso wie an den großen Seitenarmen. Die Grenze des Vordringens der westlichen »Kultur« ist auch die Grenze zwischen kräftigen, drahtigen Figuren jenseits des westlichen Einflussbereiches und träger Verfettung innerhalb. All das spricht so klar für Rohkost und gegen Kochen, dass es den Gegenpol geradezu herausfordert.

Die Lebenswärme der TCM

Die TCM favorisiert einen anderen Betrachtungsansatz als die westliche Medizin. Eine Analogie mag das verdeutlichen: Kränkelt eine Pflanze, kann man an ihr herumforschen, ihr Teile abschneiden und diese analysieren, wie es die Art unserer Schulmedizin ist. Kränkelt das ganze Feld, lässt sich das Forschen an der einzelnen Pflanze noch intensivieren.

Oder man untersucht den Nährboden und sucht ihn zu verbessern. Das ist der Weg der alten Chinesen und der TCM.

Die erste Methode ist nicht an sich schlecht, aber ich halte noch viel mehr von der zweiten und darf mich als Pflanzenliebhaber bezeichnen, der vor allem mit der zweiten helfen konnte. Wenn ein Mensch kränkelt, kann man an ihm herumforschen oder schauen, wie sein Nährboden, das Umfeld ist, in und aus dem er wächst oder eben nicht. Die Sanierung von Letzterem ist dem ersten Ansatz meist mindestens ebenbürtig und sehr oft überlegen, jedenfalls was chronische Probleme angeht.

Wenn gerade nur eine von 10 000 Krebszellen es schafft, zu einem Tumor zu werden, weil die Bedingungen es nicht öfter zulassen, zeigt das, wie wichtig dieses innere Umfeld für das Verhindern von Krebs ist. Alles spricht mittlerweile dafür, dass die Entzündungsfaktoren, die durch Tierprotein-Kost ansteigen, geradezu Dünger für Krebs sind, wie auch raffinierter Zucker, ein Übermaß an Omega-6-Fettsäuren sowie Wachstumsfaktoren vom Schlage des IGF1 aus Milch(produkten). Durch Ernährungsumstellung lässt sich da viel bewegen. Reichlich Omega-3-Fettsäuren (in Leinöl, Walnüssen und Blättern) und vor allem frische

Gemüse und Beeren wirken krebshemmend durch ihre sekundären Pflanzenstoffe. Grüner Tee hemmt außerdem das invasive Wachstum und die Blutversorgung des Tumors, Isoflavone in Soja blockieren gefährliche Hormone, Kurkuma wirkt entzündungshemmend, Pilze wie Austern-Seitlinge und Champignons, aber vor allem auch die japanischen Shiitake und Maitake stoppen das Wachstum von Krebszellen.

Die TCM setzte immer auf diese Art von Milieu-Therapie und saniert das Terrain und damit die ganze Situation, anstatt sich auf die spezifische Symptomatik zu stürzen. Insofern ist sie eine wirkliche Ganzheitsmedizin, die den ganzen Menschen im Auge hat. Bei Energieschwäche wird sie sich eher um das ganze (Körper-)Land kümmern als um ein einzelnes Problem.

Die chinesische Medizin kennt die Nieren-Essenz Jing. Sie verdankt ihren Namen der Tatsache, am Nierenpunkt Mingmen gespeichert zu werden. Die Nieren sind somit eine Art Batterie oder Vorratskammer für Energie und die Quelle vorgeburtlicher Konstitutionsenergie und mitgebrachter Lebenskraft. Die Nieren-Essenz zerfällt in zwei Teile: die vorgeburtliche oder Vor-Himmels-Essenz, die wir von unseren Eltern »erben«, die damit ab der Empfängnis als vorgeburtliche Essenz festgelegt ist. Das entspricht im Wesentlichen unserer mitgebrachten Konstitution. Dann gibt es noch die nachgeburtliche oder Nach-Himmels-Essenz. Sie kann der Organismus selbst herstellen aus Nahrung und Atemenergie. Von der aufgenommenen Nahrung kann – nach chinesischer Auffassung – ein kleiner, aber essenzieller Anteil in Essenz umgewandelt werden. So kann die nachgeburtliche Essenz die vorgeburtliche ergänzen. Das macht die angeborene Konstitution nicht gänzlich unveränderlich, sondern geringgradig beeinfluss- und aufbesserbar. Die Milz, als wichtigstes Verdauungsorgan im Sinne der TCM, ist die Quelle der nachgeburtlichen Konstitutionsenergie. Gute Ernährung und eine regelrechte Verdauungsfunktion sind also die Voraussetzungen, um den nachgeburtlichen Anteil der Essenz wieder aufzufüllen.

Lebenspflege

Die Nieren-Essenz zu bewahren und zu pflegen war immer ein wesentliches Anliegen der alten Chinesen. Sie kennen dazu den Ausdruck »Yangshen«. Das meint übersetzt »das Leben nähren« und zielt auf »Lebenspflege«. Ein ausgeglichener Lebenswandel, Atemübungen, Taiji und Qigong, die das Qi kultivieren und entwickeln, sowie »gesunde« Ernährung tragen massgeblich dazu bei, sein Potential zu wahren bzw. zu stärken.

Durch Akupunktur kann die TCM nicht nur Blockaden des Qi beseitigen, sondern auch die Funktion der Organe anregen und regulieren und/oder durch zusätzliche Wärmebehandlungen (Moxibustion) dem Körper Wärme zuführen, wo diese benötigt wird. Durch Akupunktur und Moxibustion lässt sich auch die seelische und spirituelle Ebene des Menschen erreichen. Sind bereits die Reserven angegriffen, braucht es mehr, und es gilt, aus dem großen Schatz der chinesischen Kräuterheilkunde zu schöpfen und den Energie-Speicher des sogenannten Nieren-Punktes Mingmen substanziell aufzufüllen und zu nähren.

Mingmen ist dabei weit mehr als ein bloßer Akupunkturpunkt. Der TCM-Lehrer Josef Viktor Müller nennt ihn in seinem Buch »Den Geist verwurzeln« das Tor der Bestimmung. Ming enthält in seinem chinesischen Schriftbild das Zeichen für

Mund und Zepter. Das sind sinngemäß Befehle, die mit Autorität ausgesprochen werden. Dieser Auftrag ist die individuelle Entsprechung des kaiserlichen Mandats, das einen himmlischen Auftrag darstellt, zum Wohle des gesamten Reiches zu handeln. Handelt ein Kaiser diesem Auftrag zuwider und verfolgt nur seine eigenen Interessen, muss ihm das Mandat entzogen werden.

Gleiches gilt für den einzelnen Menschen. Befindet er sich in Übereinstimmung mit seinem himmlischen Auftrag, der als Geist tief in seine Essenz eingeprägt ist, wird er lang leben und seine Bestimmung erfüllen. Benutzt er jedoch seine Essenzen nur dazu, um egoistische Zwecke zu verwirklichen, entzieht der Himmel ihm sein Mandat. Dann geht er zugrunde, weil er seine Essenzen nach außen hin zerstreut.

Die Therapie der TCM versucht mittels Akupunktur, Moxibustion, aber auch durch Ernährung, den Willen des Menschen auf seine Bestimmung auszurichten, damit die Essenzen in Einklang mit dieser eingesetzt werden. Denn konzentriert er sich in seiner zweiten Lebenshälfte nicht auf dieses innere Lebensprinzip und verfolgt er seinen weltlichen Ehrgeiz weiter, der eher der ersten Lebenshälfte angemessen ist, so lässt er den inneren Samen seiner Bestimmung verkommen, ohne den eigenen Lebenszweck erkannt und erfüllt zu haben. Oft muss man daher – in der zweiten Lebenshälfte – seinen weltlichen Willen oder Ehrgeiz reduzieren, um sich nach innen wenden zu können. Nur dadurch bewahrt man seine Energie vor Verschleuderung und kann die Yang-Kraft der Nieren, das Nieren-Feuer, zur inneren Transformation einsetzen. Symptome wie chronische Erschöpfung mit Durchfällen, Mangel an Wärme und Vitalität, Impotenz oder Unfruchtbarkeit sind Resultate eines Lebensstils, welcher noch nicht zu seiner Bestimmung gefunden hat.

Mingmen ist immer dann zu behandeln, wenn etwas sehr Fundamentales in der Entwicklung unterbrochen wurde. Auch dahingehend, dass wir willentlich die natürliche Entwicklung unseres Wesens behindern. Das Tor der Bestimmung stellt den Wendepunkt dar, wo wir uns wieder unserer inneren Natur zuwenden, das Tor des Lebens. Oder aber das Tor des Todes. Sind wir ausgebrannt beim Erreichen weltlicher Ziele und befinden uns in der Midlife-Crisis der Psyche, kann an diesem Punkt wieder die Flamme des inneren Lebens entzündet werden, und er bringt Licht in ein bis dahin von Fremdbestimmung gelenktes Leben.

Bei einer solchen Situation von Energiemangel ist auch der Einfluss wärmender Ernährung einzusetzen. Verbindet man die Erkenntnisse Schrödingers und Prigogines, lässt sich eine Brücke von der TCM zum westlichen Verständnis bilden. Denn nach den beiden Nobelpreisträgern ist die Wärmeproduktion des Menschen keinesfalls ein Abfallprodukt wie bei Maschinen, sondern im Gegenteil ein entscheidendes Moment. Da Wärme immer nur dann frei wird, wenn sich offene Systeme (dissipative Strukturen) ordnen, wird sie sogar zum positiven Maß für die Qualität von Lebensmitteln. Je mehr Wärme diese im Organismus freisetzen, die natürlich auch nach außen abgegeben wird, desto höher ist ihre Qualität.

Und diese Lebenswärme stammt letztlich ebenfalls von der Sonne, was wir auch spüren. Sonne wärmt uns nicht nur äußerlich auf der Haut, sondern sie macht uns auch warm ums Herz. Mit Sonne im Herzen gehen wir das Leben ungleich freudiger und mutiger an. Sonne fördert ein herzhaftes, herzliches Leben, und nicht umsonst entsprechen Sonne und Herz demselben Lebensprinzip, eben dem Sonne-Prinzip.

Das bringt uns vollends zum Konzept der Lebenswärme der chinesischen Medizin. Die Erkenntnis der thermischen Qualität von Nahrung ist dem Westen und seinen Ernährungskonzepten fremd geblieben. Aber sie ist doch auch für uns sehr wertvoll und von großer Bedeutung für Wohlbefinden und Lebensgenuss. Nur wenn wir uns warm und wohl(ig) fühlen – auch durch Essen –, geht es uns wirklich gut, und die vermittelte Lebenswärme ist damit wie das Licht ein entscheidender Punkt guten Essens.

Was ist schon Genuss? Eine positive Sinneswahrnehmung, die mit körperlichem, seelischem und geistigem Wohlbehagen einhergeht. Gourmets, denen es um Genuss geht, legen großen Wert auf die hohe Qualität von Speisen, aber genießen nur wenig davon. Die Vielfraße sind eher die Gourmands. Schon Pythagoras sagte diesbezüglich:

> »*Nicht alles, was Genuss bereitet, ist auch wohltuend, aber alles, was wohltuend ist, bereitet auch Genuss.*«

Tatsächlich setzen die Anhänger der TCM auf langes Zuführen von Wärme, um Yang-Energie ins Essen zu bringen. Stundenlanges Köcheln auf kleiner Flamme bringt demnach wärmende Feuer-Energie in die Kost. So wird sie bekömmlich und innerlich wärmend, wie ich schon öfter erleben konnte. Und wirklich gibt es sogar noch erhebliche Qualitätsunterschiede zwischen offenem Feuer, also wenigstens einer Gasflamme, im Vergleich zu Elektroplatten. Schon die Möglichkeit über die Zähmung des Feuers die Wärme der Sonne in kalte Tages- und Jahreszeiten zu retten, muss die frühen Menschen enorm vorangebracht haben.

Diese Wärme nun auch noch in die ursprünglich eher überwiegend kalte bis kühle Nahrung zu bringen, war wohl ein ähnlich entscheidender Schritt. Tatsächlich ist die Rückkehr zur Rohkost der ganz frühen Tage für viele gar nicht so leicht, weil sie dabei in der kalten Jahreszeit so frieren, wie ich es auch schon erlebt habe.

Im tropischen Afrika, dem wahrscheinlichsten Geburtsland der Menschheit, mag kühlende Nahrung ideal gewesen sein, aber die in kältere Landstriche Ausgewanderten brauchten später auch Wärme aus ihrer Nahrung, und so war die Feueranwendung und Durchwärmung der Nahrung sicher ein entscheidender Schritt, kühlere Regionen für die menschliche Besiedlung zu erschließen.

Eine persönliche Erfahrung hat mich diesem ungewohnten Verständnis der thermischen Nahrungs-Qualität nähergebracht. Als einmal zur Winterzeit der Strom im Heil-Kunde-Zentrum ausfiel, machten wir den morgendlichen Porridge auf dem alten Kohle-Herd, und siehe da, er schmeckte allen auffällig besser, auch denjenigen, die seine andere Zubereitung nicht mitbekommen hatten. Weitere Experimente ergaben, je länger er auf dem alten Ofen und damit auf offener Flamme vor sich hin köcheln durfte, desto wärmender, wohliger und angenehmer war tatsächlich seine Wirkung.

Scheinbar hat die Feuer-Energie, die durch die Flammen vermittelt wird, eine andere Wirkung als zum Beispiel die von einer Elektroplatte. Auch Profi-Köche bevorzugen häufig Gasherde gegenüber modernen Induktionsherden. Die offene Flamme bringt tatsächlich mehr Yang-Energie ins Spiel (des Kochens).

Die Denkweise der TCM

Die Traditionelle Chinesische Medizin hat seit jeher die Mitte und damit den ganzen Menschen im Auge. Sie ist ein in sich geschlossenes, komplexes Wissenssystem, das hinsichtlich der Ernährung besonders viel zu bieten hat, da es das Thema der Lebenswärme wie keine andere Medizinrichtung verstanden und integriert hat. Das Ziel dabei ist eine starke Mitte und der Ausgleich der archetypisch weiblichen Yin- mit den männlichen Yang-Kräften.

Aus dieser Polarität ergibt sich die Lehre der Fünf Elemente Holz, Feuer, Metall, Wasser und Erde, die alle Organe des Organismus miteinander verbindet und im Gleichgewicht zu halten sucht. Im Zusammenhang mit der Ernährung ist das Element Erde, dem die Organe Magen und Milz zugeordnet sind, von besonderer Bedeutung. Auch die Lippen gehören hierher und die Feuchtigkeit wie auch der süße Geschmack. Dass auch die Neigung zu Grübeleien und zu übermäßig vielem Denken hierhergehört, mag auf den ersten Blick erstaunen, zeigt aber auf den zweiten die Tiefe dieses Ansatzes. Denn wie über den Magen Materielles verdaut wird, so muss auch Immaterielles über das Denken verarbeitet werden. Die Erde repräsentiert die Mitte von allem Lebendigen, das Nährende, Unterstützende, und stellt somit den »Mutterinstinkt« dar.

Sie ist auch die direkte Mutter des Metallelementes, dem neben der Lunge auch der Dickdarm zugeordnet ist, wie auch Haut und Nase und die Qualität der Trockenheit. Diese Beziehungen sind wichtig in der TCM und haben eine konkrete Bedeutung. Ist etwa die Erde oder Mutter geschwächt, wird solch eine schwache Mutter auch ihre Kinder Lunge und Dickdarm in Mitleidenschaft ziehen und ebenfalls schwächen. Aber auch »missratene« Kinder, also eine gestörte Lungen- und Dickdarm-Funktion, wirken auf die Mutter zurück. Dadurch ergeben sich therapeutische Zugänge, die der westlichen Medizin verschlossen sind. So macht es danach Sinn, Krankheitsbilder der Haut über Ernährung zu behandeln wie auch Schleimprobleme in der Lunge. Andererseits ist es danach auch logisch, über die Haut den ganzen Körper zu behandeln wie in der Reflexzonenlehre.

Jeder Mensch ist in diesem Gefüge aus den polaren Kräften Yin und Yang, den fünf Elementen und vielen unsichtbaren Leitbahnen im Körper (Meridianen) völlig einzigartig. Das gilt auch für die Ernährung, und so kann es nicht eine gesunde Ernährung für alle geben, sondern es kommt auf die Umstände an, unter denen sie verzehrt wird. Dazu gehören das Wetter, die Jahreszeit, das Klima usw. Ganz offensichtlich haben wir im strengen Winter andere Bedürfnisse als im heißen Sommer. Nach einem kalten Wintertag im Freien sehnt sich fast jeder nach Aufwärmung durch eine heiße Suppe, während diese an einem heißen Mittag im Hochsommer eher zu unerwünschten Schweißausbrüchen führt. Ernährung muss also auf den Einzelnen abgestimmt und seiner Konstitution, aber auch der Geographie seines Wohnortes und der jeweiligen Jahreszeit angepasst sein und ihn auf diese Weise im Gleichgewicht zwischen Yin und Yang halten. So macht es – aus Sicht der TCM – unbedingt Sinn, wenn die Germanen (wärmenden) Hafer bevorzugten und die Inder (kühlenden) Reis, also Getreide, die in ihrer Umgebung (gut) wuchsen.

In unseren kühlen Ländern können wir inzwischen Reis, Mangos und Papayas genießen, als lebten wir in Äquatornähe, aber das ist weder natürlich noch ordentlich, weil sie hier in der

Natur nicht wachsen und unserem Ordnungs- und in diesem Fall Wärmebedarf nicht entsprechen. Obendrein können sie in unseren Breiten gar nicht wirklich frisch sein.

Solches (Ess-)Verhalten verwirrt unser Ordnungssystem und liefert uns Kühle, wo wir eher (Lebens-)Wärme bräuchten. Leben außerhalb des natürlichen Rhythmus bekommt uns nicht. Würden wir essen, was in dieser Zeit (saisonal) und unserer Umgebung (regional) wächst, könnten solche Probleme gar nicht entstehen.

Ziel der Medizin aus dem Reich der Mitte ist, auch in der Ernährung die Mitte oder Balance zwischen den Polen Yin und Yang zu wahren. Ähnlich wie in der westlichen Kultur spiegelt Yin Dunkelheit, Kühle, Mond, Ruhe und Introversion, während Yang Helligkeit, Wärme, Sonne, Umtrieb und Extroversion ausstrahlt.

Da aber jeder Mensch seine persönliche Konstitution hat, kann es bezüglich der thermischen Qualität des Essens keine allgemeingültigen Regeln geben. Gut wäre, seine individuelle Konstitution mittels des Tests auf Seite 159 ff. zu bestimmen und darüber herauszufinden, was und wie viel man wovon braucht. Ein heißer Konstitutionstyp braucht mehr Kaltes, ein warmer eher Kühlendes, und ein neutraler kann sich von beiden Seiten ausgeglichen bedienen. Ein kühler Konstitutionstyp braucht Wärmendes, ein kalter Heißes, um in Balance zu kommen.

Jede Art von Übertreibung führt zur Störung des sensiblen Gleichgewichts und langfristig über Symptome zu Krankheitsbildern. Insofern ist die TCM auch die Medizin des rechten Maßes, das wiederzuerlangen für moderne Menschen so wichtig ist, da so viele so sehr *aus der Mitte, aus dem Lot* und dafür *durch den Wind* sind.

Ein wichtiges und oft als dramatisch empfundenes Problem in der veganen und besonders in der Rohkost-Szene mag uns diesem Verständnis näherbringen: Blähungen. Aus Sicht der TCM kann zu viel Kaltes wie Süd- und Zitrusfrüchte, aber auch rohe Gemüse die Mitte schwächen, sofern man nicht zu einem sehr heißen Konstitutionstyp gehört, der die Kühle als Ausgleich braucht. Bei Schwächung der Mitte und des Erdelementes fehlt die Verdauungskraft, und die Folge sind Blähungen, manchmal auch Völlegefühle, Energielosigkeit, Müdigkeit bis zu Schlappheit, oft sogar chronische Durchfälle. Die notwendige Temperatur der Verdauungsorgane beträgt 37 °C. Ständige Zufuhr von Kaltem und/oder Ungekochtem senkt sie, die Verdauungssäfte können dann nicht ausreichend arbeiten und der Speisebrei bahnt sich mehrheitlich unverarbeitet seinen Weg, was wir mit den genannten Symptomen beklagen. Bekommt der Organismus aus dem Nahrungsangebot nicht, was er braucht, kann er den Betrieb nicht optimal aufrechterhalten. Er muss von anderen Stellen – wie etwa der Haut – ständig Energie abziehen zum Erhalten der Verdauungsminimaltemperatur. Das erleben wir als Frösteln und durch kalte Hände und Füße trotz angenehmer Außentemperatur.

Ideale Nahrung

In den verschiedenen Weisheitslehren finden sich natürlich auch keine wissenschaftlich nachvollziehbaren Erklärungen. Der Lehrer Martinus sagt etwa in »Die ideale Nahrung«, dass in unserer Zeit gekochte vegane Nahrung für die meisten am besten verdaulich ist, weil die Magensäure immer schwächer werde in dem Maße, wie wir weniger animalisch lebten.

Die Ernährungslehre der TCM teilt die thermische Wirkung der Lebensmittel in die fünf Stufen ein: kalt – kühl – neutral – warm – heiß (siehe auch Seite 170). Aus dem Wenigen könnte schon klar werden, warum die TCM dazu rät, in der kalten Jahreszeit die Mitte vermehrt mit wärmender Kost zu stärken – um sich Abwehrprobleme zu ersparen. Jetzt wären Wurzelgemüse gut, lange und behutsam gegart, damit noch Vitalstoffe erhalten bleiben und der Magen aufleben kann. Wobei Wurzelgemüse sogar auch roh noch wärmen. Außerdem ist bei der TCM- wie bei der indisch-ayurvedischen Kost immer auch die Wirkung heißer oder wärmender Gewürze zu bedenken. Neben Ingwer und Zimt kennt die TCM aber auch eine ganze Palette sogenannter yangisierender Kochmethoden wie Grillen, Räuchern, scharfes Anbraten, normales Braten, Backen, langes Kochen in Flüssigkeit bis hin zum Kochen mit Feuerwasser (Reiswein, Sake).

Grillen erzeugt dabei am meisten Hitze in der Nahrung, da diese direkten Kontakt mit dem Feuerelement hat. Beim Räuchern kommt die lange Zeit der Einwirkung des Rauches energetisierend hinzu, allerdings drohen hier auch Gefahren wie die Entwicklung kanzerogener Substanzen. Langsames Anbraten in Fett bei mäßiger Hitze kann die kühlende Wirkung von Gemüsen ausgleichen. Langes Kochen von Suppen oder Eintöpfen ist ein sehr sanftes, aber effektives Mittel, um den Körper zu wärmen und zu yangisieren. Backen bringt ebenfalls über lange Zeit Wärme ein. Das Kochen in Alkohol schließlich erhitzt doppelt durch Feuer und Feuerwasser.

Nach allem im ersten Teil dieses Buches Beschriebenen müsste Rohkost die beste Nahrung sein. Hier kommt nun ein Gegenpol dazu, den ich nicht wissenschaftlich erklären, sondern nur selbst aus Erfahrung bestätigen kann. Leider können die TCM-Theorie und der Gelbe Kaiser hier auch nicht wirklich weiterhelfen, diesen Widerspruch zu klären. Die Erfahrung der TCM-Therapeuten spricht jedoch dafür. Es bleibt also, zu erproben, was einem als unverwechselbarem Individuum am besten bekommt.

Test zur Bestimmung der eigenen thermischen Situation

Einen praktischen Zugang kann der einfache Test liefern, der in Minuten enthüllt, zu welchem Typ man gehört, und die Tabelle zeigt anschließend, wie man am besten is(s)t.

Anhand des folgenden Tests können Sie sich als Ernährungstyp ganz einfach selbst – mittels Punktezählung – einordnen. Auf diese Weise kann es gelingen, mehr Ordnung in seine Essgewohnheiten und sich selbst zu bringen.

Punkte	5	4	3	2	1
1 Frieren Sie leicht?	nein	kaum	selten	oft	immer
2 Neigen Sie leicht zum Schwitzen?	sehr schnell und stark	schnell und stark	mäßig	wenig	kaum
3 Neigen Sie zu Erkältungen oder Blasen- und Nierenbeschwerden?	nein	selten	kaum	oft	sehr oft
4 Neigen Sie zu Wasseransammlungen im Körper (Ödeme)?	nein	kaum	ab und zu	öfter	sehr oft
5 Ist Ihr Bindegewebe empfindlich? Bekommen Sie leicht blaue Flecke?	wenig	schwer	mittel	leicht	sehr leicht
6 Ist ihr Gesicht gerötet (rote Wangen)?	immer	häufig	kaum	selten	gar nicht
7 Ist Ihr Blutdruck(wert) …	sehr hoch? (> 150)	erhöht? (130–150)	normal? (130–110/80	niedrig? (110–100)	sehr niedrig (< 100)

Punkte	5	4	3	2	1
8 Ist Ihr Appetit …	sehr ausgeprägt?	ausgeprägt?	mittelstark?	gering?	meist schwach?
9 Haben Sie Heißhungerattacken?	sehr oft	oft	kaum	selten	nie
10 Neigen Sie zu Durst?	sehr oft	oft	mittel	selten	ich trinke meist zu wenig
11 Leiden Sie unter Übersäuerung und/oder Sodbrennen?	sehr oft	oft	kaum	sehr wenig	gar nicht
12 Wie ist Ihr Schlafbedürfnis?	sehr gering	gering	normal	hoch	übermäßig
13 Wie definieren Sie Ihren Charakter?	mutig, stolz, eher dominant	standfest, zuverlässig	ausgeglichen	gefühlvoll, sensibel	intuitiv
14 Neigen Sie zu Nervosität und Unruhe?	sehr oft	oft	kaum	selten	gar nicht
15 Wie reagieren Sie?	aufbrausend	überschießend	ausgeglichen	langsam	träge
16 Leiden Sie unter Erschöpfung?	Nie	selten	kaum	stark	sehr stark

Typen-Auswertung:	
69–80 Punkte:	heiß – hier gilt es, sein Mütchen gut zu kühlen, nicht nur beim Essen und Trinken, auch durch Meditation, Atemschulung usw.
55–68 Punkte:	warm – Abkühlung tut Ihnen gut, sorgen Sie dafür.
42–54 Punkte:	neutral – die Mitte ist ideal, Sie können sich bei Essen und Trinken von beiden Seiten bedienen.
29–41 Punkte:	kühl – Sie haben Wärme sicher gern und sollten Sie sich gönnen
16–28 Punkte:	kalt – Sie brauchen sehr viel Wärme direkt von der Sonne, aber auch über Nahrung, Getränke, Bewegung, Bio-Sauna usw.

Diese Einteilung gilt nicht für immer, wie oft behauptet, sondern kann sich übers Leben verändern, wie ich an mir selbst erlebt habe. Früher immer in den hohen Punktebereichen, hat sich über lange Meditation, pflanzlich-vollwertige Ernährung usw. inzwischen eher eine Mittellage eingestellt, und jetzt weiß ich sogar, was Frieren ist. Jeder Bereich hat seine Vorteile, man muss sich nur darauf einstellen, wenn natürlich das Leben aus der Mitte heraus auch hier am einfachsten ist und am leichtesten fällt.

Einteilung der Nahrung nach ihrer thermischen Qualität

In Verbindung mit der Bestimmung des eigenen Ernährungstyps kann die folgende nach Nahrungsmittelgruppen sortierte Tabelle dabei helfen, die für die eigene Situation beste Ernährung herauszufinden. Die Angabe des Temperaturverhaltens richtet sich nach der üblichen Art des Verzehrs der jeweiligen Lebensmittel, also beispielsweise, ob sie normalerweise roh oder gegart verzehrt werden. Interessant ist eine Feststellung der bisherigen Essensstrategie und die Aufdeckung der Abweichung vom eigenen Typ. Aus dieser Bilanz könnte sich dann die zukünftige Essenslinie ergeben, die für Ausgleich bei der Auswahl der Lebensmittel sorgt und damit das gesamte Lebensgefüge in bessere Balance bringen kann.

Allgemein:

- Heiße Nahrungsmittel sind schmackhafte Zutaten zu Wintergerichten und in kleineren Mengen durchaus empfehlenswert.
- Warme Nahrungsmittel stärken Yang, führen Energie und Wärme zu.
- Neutrale Nahrungsmittel bauen Qi auf und harmonisieren Yin und Yang.
- Kühle Nahrungsmittel: Quelle von Körpersäften und Blut, deswegen in kleineren Mengen empfehlenswert. Gekocht sind sie oft besser verdaulich.
- Kalte Nahrungsmittel stärken Yin und wirken eher kühlend.

Heiß	Warm	Neutral	Kühl	Kalt
Aprikose	Amaranth	Basmatireis	Avocado	Algen
Fenchel	Süßreis	Buchweizen	Graupen	Ananas
Meerrettich	Walnuss	Hirse	Perlgerste	Grapefruit
Paprikaschote	schwarze Bohnen	Kürbiskerne	Weizenbier	grüner Tee
Trüffel	Esskastanie	Leinsamen	Kräutertee	Palmenmark
Bockshornkleesamen	Kürbis	Quinoa	Apfel	Banane
Gewürznelke	Okra	Rundkornreis	Birne	Wasser
hochprozentige alkoholische Getränke	Süßkartoffel	Roggen	Mandarine	kalte Getränke
schwarzer Pfeffer	Zwiebel	Malzbier	Brokkoli	Gurke
Cayennepfeffer	schwarzer Tee	vegane Butter	Salate	Tomate
Chilischote	Kaffee	grüne Bohnen	Sojabohnen	Zucchini
Ingwer	Kakao	Kartoffel	Reis	Kaki
Zimt	Wein	Karotte	Tofu	Kiwi
Currypulver	Kokosmilch	Chinakohl	Weizen	Mango
Fenchelsamen	Essig	Grünkohl	Artischocke	Rhabarber
Muskatnuss	Rote Bete	Kohlrabi	Aubergine	Wassermelone
Piment	Lauch	Spitzkohl	Blumenkohl	Zitrone
Knoblauch	getrocknete Kräuter und Gewürze	Rotkohl	Champignons	Miso
Sternanis	Petersilie	Rosenkohl	Chicoree	Salz
Ysop	Sonnenblumenkerne	Sellerie	Endiviensalat	Sojasauce
	Pfirsich	Topinambur	grüner Salat	
	süße Melonen (z.B. Galia)	Pastinake	Feldsalat	
	Papaya	Wirsing	Mangold	
	Pflaume	Linsen	Radieschen	
	Kirschen	Pilze	Romanasalat	
	Kumquat	Mais	Sauerkraut	
	Liebstöckel	Hülsenfrüchte	Schwarzwurzel	
	Lorbeer	Feldsalat	Spargel	
	Majoran	Traube	Spinat	
	Mohn	Feige	Orange	
	Oregano	Nüsse	Sauerkirsche	
	Paprikapulver	Dattel	Stachelbeere	
	Rosmarin	Safran	Kresse	
	Schnittlauch	Salbei	Pfefferminztee	
	Senfkörner	süß gekochtes Wasser (20 Minuten)	Gemüsesaft	
	Thymian		grüne Smoothies	
	Wacholder			
	Rohrzucker			

Integration von östlichem und westlichem Ernährungs-Verständnis

Wären Menschen Maschinen im Sinne Déscartes', müssten sie nach dem Essen idealerweise eigentlich frieren. Dann wäre alle Energie optimal ausgenutzt und keine Verschwendung im Spiel. Nach Schrödinger sollte er aber davon leuchten, und nach der TCM sollte es ihm dabei und davon wohlig warm werden. Dieses behagliche Gefühl, das gutes Essen vermitteln kann, lässt sich am besten über das Konzept der Lebenswärme erklären. Leider gibt es hier nur keine Studienergebnisse im Sinne westlicher Wissenschaft. Doch ganz offensichtlich kann unsere Kost uns je nach persönlichem Bedürfnis kühlen und wärmen.

Auch Ilya Prigogine betonte die Wichtigkeit, den richtigen Stoff zum richtigen Zeitpunkt zu sich zu nehmen, um die chemische Uhr oder dissipative Struktur, die unser Organismus darstellt, optimal in Gang zu halten. Und das bringt uns zum Leben im Rhythmus der Jahreszeiten und Tageszeiten, wie es auch die Organuhr der TCM verdeutlicht mit ihrer Vorstellung, dass der Körper einem täglichen Energiekreislauf unterliegt.

Es macht also Sinn, wenn jeder zu essen bekommt, was er seinem Gefühl nach zur entsprechenden Zeit braucht. (Lebens-) Wärme ist natürlich vor allem ein subjektives Kriterium wie auch »gesunder Appetit«, und doch lassen sich dafür inzwischen eine Menge Regeln angeben. Um den jeweils notwendigen Wärmegrad unserer Ernährung zu erspüren, wäre dieser bereits angesprochene und wieder zu entdeckende gesunde Appetit von Nöten. Er könnte uns am ehesten aus dem modernen Ernährungs-Schlamassel heraushelfen und spüren lassen, was wir wann brauchen, am Tag, über das Jahr hinweg und im Leben. Auch ein Wissenschaftler wie Popp anerkennt das und sagt:

»Ich denke, viel besser auch als die Biophotonik wäre, wenn wir unser eigenes Gespür, das wir ja haben, unseren eigenen Appetit, unsere Fähigkeiten, die Nahrung richtig zu beurteilen, wenn wir das wieder verbessern könnten, wenn wir wüssten, was wir brauchen, was wir wollen.«

Aber wie finden wir zum gesunden Appetit zurück, ohne den unsere Vorfahren gar nicht hätten überleben können. Am besten können wir ihn nach einer Fastenzeit von ein oder zwei Wochen erleben, weil sie uns hilft, Organismus, Seele und Geist zu ordnen und so die wundervolle Chance zu Neustart und Neuorientierung bietet. Außerdem bringt Fasten uns in idealer Weise unserer inneren Stimme (wieder) näher und führt so zur Entdeckung des eigenen »inneren Arztes«.

Alles ist erstrebenswert, was unsere subjektive Einschätzung der Nahrung verbessern hilft, idealerweise wird sie irgendwann sogar objektiv messbar, wie es sich mit der Biophotonik schon anbahnt. Bis dahin ist auf Gefühl und Geschmack viel mehr Verlass, als die Wissenschaft ihnen zutraut.

Nach Schrödinger und Popp ist das entscheidende Kriterium für die Qualität der Nahrung das Ordnungsniveau des Essers nach dem Essen und nicht das des Nahrungsmittels vor dem Essen. Darin stimmen sie völlig mit der TCM überein. Beides wird durch die Aufnahme von Licht und Wärme ermöglicht.

Lichtvolle Nahrung bringt mit dem Sonnenlicht bereits eine enorme Yang-Quelle, aber offenbar brauchen nicht alle, aber viele von uns noch mehr Yang und erhalten es durch (langes)

Kochen im Sinne der TCM. Und natürlich brauchen wir auch Yin – tatsächlich erscheinen heute viele Menschen auch gerade in der spirituellen Szene viel zu wenig geerdet und verbunden mit der Energie der Mutter Erde, unserer großen Mutter.

Das Wunder im Fluss und die Kraft der Bewegung

Wasser fließt und scheint ähnlich Lebenskraft zu vermitteln wie Blut und Pflanzensaft, jedenfalls solange alle drei fließen. Dieses Geheimnis muss unbedingt zu denen von Frische, Licht und Lebenswärme dazukommen, denn Saft im Glas etwa wird rasch dick und schlecht, die entwurzelte Pflanze welk, das gefangen gesetzte Tier apathisch, und der Mensch gleicht ihnen in ähnlichen seinem Wesen entfremdeten Situationen darin. In der Stagnation fühlt er sich schlecht, und da er sich im Stillstand, dem geistigen wie dem körperlichen, nicht bewegt, wird er ebenfalls dick, wie wir es allenthalben erleben. Seine Brillanz geht verloren, sein Genie und seine Gaben bleiben unentdeckt, sein Leben schleppt sich dahin. Nur fließende Energie hält uns in Fluss und steigert unsere Lebens- und Bewegungslust. Insofern sind Studienergebnisse, die bei pflanzlicher Kost auch mehr Bewegungslust nachweisen, gut nachvollziehbar und ganz auf dieser Linie. Würden sie mit vollwertiger Pflanzenkost wiederholt, wäre das Ergebnis sicher noch deutlicher. Und kämen die Pflanzen auch noch gerade frisch vom Feld, dürfte das beste Resultat zu erzielen sein. Bewegung ist Veränderung und Rhythmus, und beide sind Gradmesser unserer Lebendigkeit. Das entspricht wiederum neuen Forschungsresultaten, die so großen

Wert auf Rhythmus im Leben legen. Dass Menschen, die noch bereit zu Veränderung sind, mehr vom Leben haben, ist offensichtlich. Insofern ist Leben(digkeit) Fließen, und deshalb sprechen wir mit Recht vom Lebensfluss.

Das ist wohl auch der Grund, warum uns körperliche, aber vor allem auch geistig-seelische Bewegung so ungemein guttun. Beide regen unsere Lebendigkeit an und halten uns damit tatsächlich am Leben. Eigentlich ist das banal: Solange wir uns bewegen, leben wir. Und doch folgt daraus so viel, wenn wir diese Banalität ernst nehmen und im Leben umsetzen. Sobald wir aufhören, uns zu bewegen, lassen die Lebenskräfte nach. Äußerlich sichtbar beginnt dann die Stagnation. Bezüglich Ernährung und Bewegung wissen wir immer mehr auf wissenschaftlicher Basis. Dass pflanzlich-vollwertige Ernährung die Bewegungslust steigert, ist gut belegt und sicher einer der Gründe, warum die meisten Vollwert-Veganer ihr Idealgewicht erreichen und halten können. Wer das so noch nicht schafft, bekommt durch Weglassen von Gluten eine weitere Chance und Steilvorlage zum Erfolg, mit der es bisher dann alle geschafft haben.

Was die Insulinsensibilität angeht, haben einige Studien gezeigt, wie unterstützend und hilfreich Abnehmen ist. Wenn man Übergewichtige in drei Gruppen einteilt, eine mit einer Diät zur Gewichtsreduktion, eine mit Sport und eine mit beidem, zeigt sich nach einem Jahr laut Perlmutter folgendes Ergebnis: Die Insulinsensitivität bessert sich bei der Gruppe, die mit Diät abgenommen hat, um 70 Prozent, bei denen, die zusätzlich Sport machten, sogar um 86 Prozent. Bei der dritten Gruppe, die nur Sport machte und nicht abgenommen hatte, gab es keine messbare Verbesserung. Sport ist also gut zur Unterstützung, aber allein bringt er diesbezüglich nichts. Aber Bewegung hat natürlich noch viele weitere Vorteile.

Körperliche Aktivität ist auch wichtig zur Erhaltung der Lebensenergie, wenn auch nicht so wichtig wie die richtige Kost. Moderater Sport – am besten im Sauerstoffgleichgewicht – ist ein weiteres Zaubermittel für Gesundheit, auch besonders des Gehirns. Er kann – laut Epigenetik – Gene aktivieren, die das Leben verlängern, und jenen Wachstumsfaktor (BDNF), der Neuroplastizität sicherstellt. Ausdauersport kann sogar nachlassende Gedächtnisleistung im Alter wieder aktivieren. Das ist eigentlich logisch, denn Menschen mussten über Jahrmillionen in Bewegung sein, um zu überleben. Natürlich können wir solch ein Programm nicht, ohne Schaden zu nehmen, plötzlich einstellen. Die Wirkungen der Bewegung scheinen dabei weit über Durchblutungsförderung und die damit verbundene Sicherstellung von Sauerstoff und Nährstoffen, die sich auch in Gefäßwachstum niederschlagen, hinauszugehen. Sie betreffen obendrein die Senkung der Entzündungsneigung, was sich in einem Absenken des CRP-Wertes, des populärsten Markers für Entzündungsbereitschaft, niederschlägt. Eine Studie an Personen über achtzig Jahren belegt, dass die zehn Prozent, die sich am wenigsten anstrengten, gegenüber denjenigen, die sich am meisten anstrengten, ein dreimal so hohes Alzheimer-Risiko davontrugen.

Wollen wir lange vital leben, müssten wir uns möglichst nah an den Fluss des Lebens anschließen und dafür sorgen, uns so viel Lebensenergie in Form von Licht und so viel Lebenswärme wie notwendig zuzuführen. Gute lebendige Kost ist hier eine entscheidende Möglichkeit. Aber auch das Fasten, das viele TCM-Therapeuten ablehnen, ist in Wahrheit eine wundervolle Chance, damit die Lebensenergie anschließend wieder besser fließen kann und sich dabei eben nicht verbraucht, sondern sogar regeneriert wie ein mäandernder Fluss im Gegensatz zu einem stagnierenden Altwasser. Unsere Lebensenergie und unser Blut aufzufrischen ist gut möglich mit gutem Wasser, frischen Pflanzen im Smoothie bis hin zu ganzen Früchten, mit Salat bis hin zu Gemüse-Rohkost. Und nicht wenige Menschen brauchen typabhängig auch noch Lebenswärme durch yanghaltige, also lang durchgewärmte und geköchelte Nahrung.

Der Mensch im Lebensfluss

Menschen suchen ständig Verbindung zu anderen Menschen und auch Tieren. Ihr Bedürfnis zielt immer auf Verbundenheit. Letztlich geht es ihnen wohl darum, mit dem Lebensfluss verbunden zu bleiben und neues Leben in Gang zu bringen. Solange alte Menschen noch Verbindung zu Jungen und insbesondere Kindern haben, fühlen sie sich wohl. Kaum sind die Verbindungen unterbrochen, weil sie sich aufs Altenteil zurückziehen oder dahin abgeschoben fühlen oder in einem Alten-Asyl deponiert werden, geht es mit ihrem Lebenswillen bergab, und sie sterben rasch.

Die Verbindung mit dem Lebensfluss ist also auch im übertragenen Sinn wichtig. Sie kann familiär gegeben sein wie früher auch in der westlichen Gesellschaft durch die Rolle von Groß(en)-Eltern, die noch weiter gebraucht und gefordert wurden, oder auch im kollektiven Sinn wie bei den Indianern und anderen indigenen Völkern, wo die Alten in die Rolle der Stamm(es)mutter und des Stamm(es)vaters hineinwachsen. In solchen Kulturen sind die Menschen immer eingebunden und bleiben über ihren Stamm verbunden. Auch wenn ihre Rolle im Laufe des Lebens wechselt, bleiben sie immer mit ihrem Auftrag, mit sich und dem Stamm in Resonanz. Mit Beginn der Pubertät etwa stirbt das Mädchen, und die Frau wird geboren, mit dem ersten Kind wird sie zur Mutter, ab der Lebensmitte wird sie zur Groß(en)-Mutter aller Kinder des Volkes, und die Männer entwickeln sich analog. So bleiben die Menschen ursprünglicher Völker zeitlebens mit dem Lebensfluss und Stamm verbunden und vermeiden, was immer sie davon trennen könnte. Und weil es nach dem »Schattenprinzip« keinen Vorteil ohne Nachteil gibt, bleibt ihre Individualität dabei weitgehend – oder jedenfalls verglichen mit unserer – auf der Strecke.

Zwischen Himmel und Erde

Menschen der Moderne gehen nicht mehr einen vom Stamm vorgezeichneten, sondern ihren persönlichen Weg der Individuation wie es Carl Gustav Jung (1875–1961) nannte. Die Gefahr dabei ist, verloren zu gehen wie der verlorene Sohn im Alten Testament, aber im Gegensatz zu ihm, gar nicht bewusst zu realisieren, wie abgeschnitten vom Lebensfluss man in der Isolation gelandet ist. Moderne Menschen könnten aber auch im spirituellen Sinn in Verbindung mit dem Lebensfluss und seinen Höhen und Tiefen bleiben. Die große Lust nach Verbindung und Verbundenheit dürfte letztlich auch das Bedürfnis fördern, sich mit Himmel und Erde zu verbinden und so mit allem verbunden zu sein. Menschen, die, wie die Indianer sagen, tief verwurzelt in Mutter Erde ruhen und es wagen, den Kopf zum Vater im Himmel zu erheben, fühlen sich wohl und glücklich. Deshalb ist Religion in allen Kulturen dieser Welt so ein großes Thema. Sie sichert die Verbindung nach oben und damit zum ewigen Leben.

Aber auch Erdung ist eine ähnlich wichtige Aufgabe und wird uns zunehmend zu Bewusstsein kommen, gerade in dem Maß, wie sie immer mehr verloren geht. Moderne Menschen sind mehrheitlich viel zu wenig geerdet als Ausdruck der allgemeinen mangelnden Verbindung zu Mutter Erde und damit auch zur Großen Mutter, wie unsere Ahnen sie nannten.

Auch wir ahnen wohl noch, dass wir uns nur im lebendigen Fluss der Lebensenergie wirklich wohl fühlen können, der uns von oben durchströmt und mit der himmlischen Energie des mythologischen Vaters versorgt, der uns aber auch von unten erreicht und erdet und mit der irdisch weiblichen Energie der großen Mutter *unter*stützt. Genauso wichtig wie die Öffnung nach oben ist bewusste Erdung nach unten, etwa durch vermehrtes Barfußgehen – die schönste und günstigste Form von Erdung.

Im Fluss sein bedeutet nach Mihaly Csikszentmihalyi in einem Bereich zu leben, wo unsere Fähigkeiten mit den Anforderungen korrespondieren und Bewegung und Entwicklung zum Leben gehören. Ein Mensch, der sich mit seiner irdischen Mutter und seinem himmlischen Vater verbunden fühlt, hat dieses Gefühl des Fließens und spürt Lebendigkeit wie auch Verbundenheit. Getragen von der Erde und erhoben zum Himmel, braucht er ein Leben lang Herausforderungen, um im Fluss zu bleiben.

Die eigene innere Quelle der Lebensenergie

So wie Prana-Atmung (siehe Seite 74) und Sonnenbestrahlung unserem Körper Lebensenergie zuführen können, gelingt es jedenfalls auch über Begeisterung, sie in uns anzufachen. Nachdem das Erdelement uns über die Materie der Nahrung nährt, das Wasserelement über das Seelenelement Wasser, das Luftelement über Prana und das Feuerelement über das Sonnenlicht, können die beiden archetypisch männlichen Elemente obendrein Ekstase und Begeisterung in uns entfachen, die ebenfalls das innere Energie-Reservoir regenerieren. Ekstase, wie sie beim verbundenen Atem und in der Liebe und vor allem ihrer Vorstufe der Verliebtheit möglich ist, lässt vitaler und jünger erscheinen und hält Menschen ganz offenbar auch jung.

Wahrscheinlich finden wir in unserer Begeisterungsfähigkeit den besten Zugang zur eigenen Quelle an Lebenskraft. Wenn wir diese entfachen und am Brennen halten, ist nicht nur unser Leben gerettet, sondern wir können das Feuer der Begeisterung noch übergreifen lassen auf andere und auch deren Herzen entflammen und zum Brennen bringen. Wer sich je in einen Menschen oder ein Thema verliebt hat, kennt diese enorme Flamme der Begeisterung, die uns in einen Energierausch versetzen kann. Es beginnt in der erotischen Liebe meistens mit einem Blick, der wie einer von Eros' Pfeilen mitten ins Herz trifft. Wenn beide zugleich getroffen werden, kann es zu jenem Flächenbrand in beider Herzen kommen, der eine ungeheure Energie mobilisiert, die auf der Basis eines parallel einsetzenden Hormonrausches Jahre anhalten kann. Diese Energie scheint sich auch keineswegs zu verbrauchen, denn nichts spricht dafür, dass häufige Liebesräusche erschöpfend wirken, im Gegenteil. Menschen, die gegenüber Eros' Pfeilen offen leben und seine Flammen häufig gespürt und genossen haben, wirken im Alter vitaler als diejenigen, die sich gegen ihn mit Verträgen und Versprechungen gewappnet hatten.

Wer sich andererseits von einer Idee ergreifen lässt und ihr sein Herz ganz öffnet, erlebt Ähnliches. Begeisterung kann also auch alle möglichen anderen Bereiche des Lebens treffen, wie etwa die Arbeitssphäre. Menschen, die ihre Gabe gefunden haben und bereit sind davon zu geben, wenn sie ihr Ruf ereilt und ihnen zur Berufung wird, sind zu erstaunlichen Energie-Höchstleistungen fähig.

Tatsächlich kann mir das Phänomen der Begeisterung vieles in der Medizin und selbst einige Wunder erklären, die ich in den vergangenen knapp vierzig Arztjahren miterleben durfte. Erfinder neuer Therapie-Methoden wie die Elektroakupunktur-Pioniere und Ärzte Reinhold Voll (1909–1989), Helmut Schimmel und Prof. H. F. Herget konnten tatsächlich so ziemlich alles damit heilen. Wir als ihre Schüler schafften das aber nicht annähernd. Diese Diskrepanz lag an ihrem Überfluss und unserem Mangel an Begeisterung beziehungsweise ihrem Mangel und unserem Überfluss an Skepsis. Konnten sie jemanden für ihre Vision entflammen, schaffte der es, auch in das begeisternde Feld des Erfolges einzutreten. Kritische Gedanken andererseits können jede Therapie ruinieren. Oder anders ausgedrückt: Alles, was Therapeuten und ihre Patienten begeistert, kann enorme (Heilungs-)Energien mobilisieren. Zweifelnde, kritische und skeptische Einstellungen auf beiden Seiten verhindern dagegen die Entwicklung solcher Energien und damit auch zielsicher alle Wunder. Hier kommen wir jenem von Christus beschriebenen Glauben, der Berge versetzen kann, ganz nah.

Beispiele für die durch Begeisterung entfachte Lebensenergie gibt es in großer Zahl. Die Breuß-Kur, eine sechswöchige Fastenkur mit speziellen Säften, etwa hat vielen bei Krebs geholfen, die sich völlig dafür begeistert haben. Betrachte ich rückwirkend all die Wunder und Spontanremissionen, wie Schulmediziner schamhaft Wunder umschreiben, die ich miterleben durfte, so waren immer auch Glaube und Begeisterung dabei, die das Wunder bewirkten. Der Film »Schicksalsgesetze« macht das an der Heilungs-Geschichte einer schulmedizinisch gesehen aussichtslos krebskranken Patientin deutlich, die offen und direkt ausdrückte, wie sehr sie an Wunder glaubte. So ist die Begeisterung für das eigene Leben und seine Themen eine, wenn nicht die stärkste Heilkraft, die ich bisher kennenlernen durfte.

Wer sich für sein Leben wieder begeistert, kann alles schaffen und in fast jedem Stadium. Gelingt es, die Hoffnung, die bekanntlich und zum Glück zuletzt stirbt, (nochmals) zu entfachen, ist buchstäblich alles möglich und der Lebensfluss wieder in Gang zu bringen. Wenn wir im Fluss sind, ist es auch unsere Lebensenergie, und dann fühlen wir uns glücklich und zu vielem und manchmal zu allem fähig. Alles Fließende bewegt sich in Wellen und hat damit Rhythmus, was uns wieder zu Rudolf Steiner führt und seiner Definition des Lebens als Rhythmus. Tatsächlich war der Gründer der Anthroposophie dem Geheimnis damit nahe auf den Fersen.

Und natürlich spielt auch hier die Polarität hinein, und so gibt es auch hierzu einen Gegenpol, wie er an der Liebe und anderen Formen der Begeisterung deutlich wird.

Schlaf und Lebensenergie

Nach Perlmutter verändert eine Woche Schlafentzug bereits die Funktion von über 700 Genen. Die Quantität des Schlafes, aber vielmehr noch seine Qualität sind jedenfalls enorm wichtig für viele Körperfunktionen und insbesondere die unseres Gehirns. Persönlich erlebe ich sehr deutlich, wie die Zeit nach Sonnenaufgang für mich – etwa beim Schreiben – die energiereichste und beste ist. Trotz Mittagsschlaf ist schon die des Nachmittags bei mir nicht mehr auf demselben Niveau, und der Abend ist für kreative Arbeit weniger geeignet. Wenn ich ein Buch an einem Stück schreiben kann, wie im Winter in Bali, wird mir überdeutlich, wie erholsam und im wahrsten Sinn des alten Wortes »erquickend« guter Schlaf ist. Der muss für mich gar nicht so lang sein, aber tief und regenerierend. Das ist besonders der Fall, wenn mich mein Tagwerk erfüllt und beglückt und meine Ernährung ideal leicht ist.

Auch schon ein guter Mittagsschlaf kann etwas von diesem Gefühl heraufbeschwören. Wer sich dagegen nach dem Mittagsschlaf matt und wie mit einem Brett vors Hirn geschlagen fühlt, sollte an Serotonin-Mangel denken und diesen zum Beispiel durch Einnahme von »Take me – Glücksnahrung«[1] und/oder regelmäßige Lichtbäder an der Sonne beheben.[2] Bedenkt man, dass 40 Prozent der älteren Erwachsenen in den Industrieländern unter chronischen Problemen wie Schlafapnoe leiden, die eine Rhythmus-Thematik abbilden, wird das Ausmaß der hier liegenden Bedrohung einerseits und der Chancen andererseits deutlich. Eine Studie der Psychiaterin Jaffe an der Universität von San Francisco an über 75-Jährigen ergab, dass deren Demenzrisiko sich bei Störungen wie Schlafapnoe glatt verdoppelte. Alle Rhythmus-Störungen von tageszeitlichen über nächtliche erhöhten diese Gefahr. Wie bedrohlich sich Rhythmus-Störungen auswirken, zeigt Jetlag, die Konsequenz von abrupten Zeitzonen-Wechseln. Ideal ist, wenn wir unser Leben am 24-Stunden-Sonnen-Rhythmus orientieren, wie es fast automatisch geschieht, wenn wir in die Natur zurückkehren, egal ob in die Berge, aufs Meer, in den Dschungel oder die Wüste.

Das schlechte Gefühl nach dem Mittagsschlaf, der regelmäßig durchgeführt immerhin das Herzinfarkt-Risiko um über 50 Prozent reduziert, ist ein Hinweis auf Serotonin-Mangel. Die einfachste pflanzlich-vollwertige Möglichkeit, diesen zu bessern, ist

1 Siehe »Take me – Glücksnahrung« (www.heilkundeinstitut.at)
2 Siehe dazu Ruediger Dahlke »Vom Mittagsschlaf zum Powernapping«, Nymphenburger

die morgendlich nüchterne Einnahme von »Take me – Glücksnahrung« – jedenfalls für 75 Prozent der Menschen.

Meditation – Lebensenergie fürs Hirn

Ideal fürs Gehirn sind immer auch regelmäßige Meditationen – was ebenfalls wissenschaftlich abgesichert ist – und geistige Herausforderungen. *Use it or loose it* gilt auch fürs Gehirn. Gebildete Menschen bekommen deutlich seltener Alzheimer, und das Demenzrisiko ist geringer bei denjenigen, die schon in ihrer ersten Lebenshälfte sprachlich gewandt waren. Ein aktives lebendiges Leben voller Herausforderungen und Aufgaben erhöht zielsicher die Neuroplastizität des Gehirns und hält es damit auch fit und leistungsfähig.

Persönliche Erfahrungen mit Lebensenergie

Werde ich gefragt, wie ich so viel schaffen könne, all die Bücher und Ausbildungen, Filme und Vorträge, muss ich mich jeweils zurückhalten, um den Spieß nicht umzudrehen. Das Wunder ist doch eher, wie so viele so wenig leisten, dass das Natürliche schon auffällig wird und als besonders gilt. Lieber sage ich dann, ich habe Freude am Denken, Schreiben und Reden, was einfach stimmt. Es hat sicher damit zu tun, dass ich mit dem Spaß an dem, was ich mache, meine Lebenskraft mobilisiere und in Fluss halte. Eigentlich bin ich von meiner astrologischen Anlage als Löwe nämlich eher faul, aber das glaubt mir kaum noch jemand. Viel leisten kann ich nur, wenn es mir gelingt, mich für etwas zu begeistern, dann fließt die Lebensenergie, und vieles gelingt. Wenn ich merke, dass ich nicht mehr im Fluss bin, muss ich die

Reißleine ziehen, sonst versiegt der Fluss in mir. Das kann ich immerhin deutlich spüren.

Das war auch so in den frühen Klinik-Erfahrungen. Ganz deutlich konnte ich da spüren, wie ich in der Atmosphäre von Hektik, künstlichem Druck und Papierkrieg weder andere heilen noch selbst heil bleiben konnte. Meine Lebenslust und -energie drohten zu versiegen, bis ich ausstieg und mich absetzte. Auf Weltreise und der Suche nach anderen Medizin- und Lebensmodellen meldeten sich meine Lebensgeister sofort zurück. Also auch ein von seiner Anlage eher fauler Mensch kann viel leisten, sobald er sich begeistert, egal ob es sich um Buchmanuskripte, Vortragsthemen, Ausbildungen oder was auch immer handelt. Geht es andererseits darum, Formulare auszufüllen und all das, was unter Papierkrieg läuft, erlahmen meine Energien geradezu dramatisch. Heute habe ich all das delegiert und genieße es sehr, den Rücken frei zu haben für die Dinge, die mir wichtig und lieb sind.

Ein für mich entscheidender spiritueller Lehrer gab mir vor langer Zeit, noch ganz am Anfang meiner medizinischen Laufbahn, folgenden Hinweis mit:

» Wo die (Lebens-)Freude nicht ist, kann dein Weg nicht sein. «

Wenn ich über die letzten Jahrzehnte zurückblicke, hatte er nicht nur recht, sondern mir wurde immer klarer, was er mit Lebensfreude meinte. Der Lebensfluss spiegelt, solange er fließt und uns voranbringt, diese Freude wider, ja strahlt sie aus. Und wenn wir in dieser Freude leben, strahlen wir von innen heraus wohl auch jenes Licht aus, das Fritz Albert Popp als Bioluminiszenz messen konnte. Dann fühlen wir uns lebendig und gleichsam lebensfroh. Andere erleben das als Charisma. Das ist der Zustand, der keiner ist, weil es eben eher ein Fließen ist, ein Gleiten und Schweben, das (einen) trägt und irgendwie (be)schützt. Es ist die Situation, von der wir sagen, »ich bin im Fluss«, »habe einen guten Lauf«, in der so vieles so gut gelingt. Ich würde mich nicht wundern, wenn Charisma einfach die poetische Beschreibung von Popps Biolumineszenz ist. Wenn wir uns gut fühlen und im Fluss sind, strahlen wir das eben auch aus. Besonders wohl durch unsere Augen, aber wahrscheinlich durch jede Pore unserer Haut. »Wer gut drauf ist«, könnte sich fragen, worauf sich das bezieht? Wo ist er gut drauf? Und die Antwort kann nur sein: Er ist auf einem hohen Energieniveau und auf seinem (Lebens-)Weg.

Wichtig für mich ist noch die Erkenntnis, dass die Lebensenergie eben nicht beschränkt ist, wie die TCM annimmt, sondern eher unendlich, wenn es gelingt, sich an den (großen) Strom anzuschließen. Jeder kann sich ihm öffnen – und zwar nicht nur nach oben zum Himmel, wie es unserer westlich patriarchalen Kultur immer noch näherliegt, sondern auch nach unten hin zu Mutter Erde. Mit dem Segen des Himmels und der Erdung aus der weiblichen Urkraft lebt es sich einfach viel besser, weil energetischer und dabei noch stabiler. Schon zu unserer Ernährung müssen sich Himmel und Erde und alle vier Elemente zusammentun. Und natürlich brauchen wir körperliche, seelische und geistige Nahrung.

Meine Erfahrung zeigt, dass zum Beispiel Seg(n)en Lebensenergie lenken und fokussieren kann. Ein Priester oder Brahmane lenkt dabei die himmlische Energie nach unten auf einen Menschen oder eine ganze Gemeinde. Katholiken segnen Wasser, und so wird daraus jenes ganz andere besondere Weihwasser. Es geschieht im Ritual der Ostermesse in dieser besonderen Nacht, beziehungsweise ganz früh am Morgen, genauer in aller *Herrgottsfrühe,* wenn das Licht in der Zeit des Frühlingsäquinoktiums seinen endgültigen Siegeszug antritt. Wieder ist Licht im Spiel. Dass dieses Wasser besondere Qualität hat, steht für mich außer Zweifel.

Der Zugang zur Lebenskraft über das Bewusstsein ist ein eigenes großes Kapitel, dem wir heute noch viel zu wenig Aufmerksamkeit schenken. Der Glaube kann tatsächlich Berge versetzen, wie die moderne Placebo-Forschung immer deutlicher macht. Und wenn wir unser Essen und Trinken segnen, verbessern wir jedenfalls seine Qualität. Auch wenn wir das noch nicht messen können, schmecken lässt es sich bereits.

Ausblick

Vor Jahren habe ich einmal geschrieben: Ordnung ist das halbe Leben, Liebe die andere Hälfte, ohne damals zu ahnen, wie nah das der Zusammenfassung der Ernährungslehre kommt. Wenn Ordnung und Information, die weit über die Chemie bis in die Ebene der Lichtinformation reicht, und auf der anderen Seite Liebe, die wir auch als Resonanz, Kohärenz usw. deuten können, zusammenschwingen, wenn wir in Liebe mit uns selbst sind und alles in unserem Organismus in der angestammten Ordnung geborgen schwingt, strahlen wir das auch aus, was andere anmacht und animiert, mit uns mitzuschwingen. In einem solchermaßen schwingenden Resonanzfeld fühlen sich alle wohl – wie wir es auch von Mitgliedern von Chören, Sportteams und Vereinen hören.

Teil II

Die Lebensenergie nicht behindern

Polarität und Ernährungslehre

So wie wir die Aufnahme von Lebensenergie fördern können, gibt es auch die Möglichkeit, sie wenigstens nicht zu behindern. Das Essen von Tierprotein ist solch eine Behinderung, die im Sinne von »Peace Food« leicht und geschmackvoll zu vermeiden ist. Auch bei Weizen gibt es ähnliche Hinweise. Nachdem Campbell, Esselstyn und McDougall viele Argumente und Studien auf ihrer Seite haben, ergab sich für mich der logische Schluss zu »Peace Food«, wo ich persönlich von Anfang an merkte, dass es mir noch mehr brachte, wenn ich den Getreideanteil dabei niedrig hielt. Auch Perlmutter und Davis, die fast das Gegenteil empfehlen – kohlenhydratarme, fettreiche, dafür aber glutenfreie Kost –, können auf Behandlungserfolge und vor allem Studien verweisen. So zeigt eine jüngere Forschungsarbeit der renommierten Mayo-Klinik bei Menschen, die sich eher fettreich und kohlenhydratarm ernährten, ein 65 Prozent geringeres Demenz-Risiko.

Es ist das Vorrecht großer Entdecker und Forscher, sich auf ihr Thema zu spezialisieren, aber es ist auch die Pflicht von uns Anwendern, ihre Erkenntnisse an unseren Ergebnissen beziehungsweise den Fortschritten unserer Patienten zu messen. Ganz offensichtlich haben Campbell und Esselstyn extrem Wichtiges gefunden, aber Perlmutter und Davis wohl auch. Die Letzteren übersehen und ignorieren die Ergebnisse Ersterer, und obwohl beide die Nachteile von Tierprotein und besonders Milch(produkten) wie die Übersäuerung und die Verzuckerung des Stoffwechsels (Glykierung) erkennen, empfehlen sie sie zum Schluss sogar, wohl aus Angst, sonst zu viel ausschließen zu müssen, und vor allem wohl im Hinblick auf ihren Schwerpunkt Gluten.

Aber auch Campbells und Esselstyns Empfehlungen müssten vielleicht noch weiter gehen. Wenn Letzterer auch noch den Verzicht auf alle Öle empfiehlt wegen deren schädigender Wirkung auf das Endothel, die zarte Innenschicht der Gefäße, hat er entschieden seine Herz-Kreislauf-Patienten im Auge, aber nicht die Gehirn-Gesundheit. Campbell geht in seiner China Study gar nicht auf das im Hinblick auf Getreide zweigeteilte China ein, wo der Norden Weizen isst und der Süden Reis. Tatsächlich konnte schon belegt werden, dass sich die genetisch ähnlichen Bevölkerungshälften psychisch deutlich voneinander unterscheiden. So zeigte sich, wie die »Reis-Chinesen« im Süden zu mehr Loyalitätsempfindungen neigten als die aus Weizenanbaugebieten. Auch lagen die Scheidungsraten in den Weizenprovinzen um 50 Prozent höher als in Reisprovinzen. Es sieht also so aus, als mache Hochleistungs-Weizen zwar wirtschaftlich effizienter, aber dafür weniger freundschaftlich aufeinander bezogen. Hier könnten aber noch ganz andere Probleme verborgen liegen. Neuere Studien bezüglich Weizen lassen das jedenfalls vermuten.

Ernährungsgeschichte(n)

Wer die Entwicklung in der Ernährungslehre verfolgt, staunt über das ständige Auf und Ab. Es ist sehr lange her, da transportierten Mammutjäger nur das Wertvollste ihrer Beute, das Fett, in ihre Höhlen. Mageres Muskelfleisch (Protein) ließen sie liegen, es lohnte den beschwerlichen Transport nicht, wie sie aus Erfahrung wussten. Ohne zu ahnen, dass Fett fast den doppelten Brennwert wie Protein hat, zogen sie die richtigen Schlüsse.

Es ist noch nicht so lange her, da galt »Kerker bei Wasser und Brot« noch als schlimmste Strafe: eine Ernährung ohne das Wertvollste, nämlich Fett. Über die längste Zeit unserer Evolution stand dieser Nährstoff ganz oben in der Wertschätzung. In dieser Zeit entwickelte sich unser Organismus auf seine heutige Stufe. Heute ist Fett in der Wertschätzung ganz heruntergekommen. Wir sind so fett geworden, dass Low-Fat-Produkte die Märkte überschwemmen, wobei die Mehrheit trotzdem immer dicker wird. War Low-Fat schon ein Denkfehler und brachte nichts als Nachteile, so führte es auch noch fast automatisch zu High-Carb, einem weiteren Fehler, besonders, wenn es sich dabei um raffinierte Kohlenhydrate handelte. Irrtümer machen natürlich weder gesünder noch fitter oder auch nur schlanker.

Low-Carb war und ist ein Flop, und die daraus folgende Protein- und Fettmast – am bekanntesten in Form der Atkins-Diät, der ökonomisch erfolgreichsten Diät-Bewegung aller Zeiten – war gesundheitlich eine Katastrophe. Der Kardiologe Robert Atkins (1930–2003) landete damit aber schon deswegen solch einen Erfolg, weil sein Rat für die Amerikaner bedeutete, einfach so falsch wie bisher weiterzuessen. Er brachte damit sich selbst und ungezählte Anhänger früh- und vorzeitig und sehr elend um Gesundheit und Lebenszeit. Selbst starb er – seiner eigene Kur treu – erheblich verfettet und verkalkt mit Bluthochdruck Anfang seiner 70er-Jahre.

Kehren wir zu den Grundlagen zurück: Protein ist unstrittig der Struktur-Baustoff: Davon brauchen Kinder im Wachstum einiges, Erwachsene aber wenig. Fett ist Baustoff für Gehirn und Nerven und zugleich auch Brennstoff, dessen Bedarf vom Bewegungsumfang abhängt. Kohlenhydrate sind nur Brennstoffe, also vollständig bedarfsabhängig. Je weniger wir körperlich leisten, desto weniger brauchen wir davon. Auch das Gehirn verbraucht Glukose, aber doch in einem sehr überschaubaren Rahmen.

Der Frankfurter Prof. Lothar Wendt prägte schon vor Jahrzehnten den Begriff der »Eiweißspeicherkrankheiten«, der zu Unrecht zu wenig Beachtung fand. Viele nehmen inzwischen viel zu viel und dann noch gefährliches Tierprotein zu sich. Dass die meisten heute, gemessen an ihrer Lebensweise, aber auch zu viel Fett essen, wie Esselstyn richtig bemerkt – aber auch zu viel Kohlenhydrate wie Perlmutter und Davis betonen –, liegt nahe. Wer von allem zu viel verbraucht, der ist auch rasch *verbraucht* und fertig, nicht nur mit den Nerven (möglicherweise wegen des Eiweißes Gluten), sondern auch mit den Gefäßen (sicher wegen Tierprotein und Öl). Und da der Mensch mit Herz und Hirn lebt, ist hier statt der Besetzung von Gegenpolen eine Synthese naheliegend.

Ein besonderes Problem ist bei alldem, dass wir so lange konsequent fehlinformiert wurden. Vollkornprodukte sind eben nicht per se gesund. Seit wir den glykämischen Index (GI) kennen, also erst seit den Achtziger-Jahren des letzten Jahrhunderts, wissen wir, dass der von (Vollkorn-)Weizen 72 beträgt gegenüber dem von Haushaltszucker mit 59. Das kann nun keinesfalls den Zucker rehabilitieren, sondern unseren Blick für die Gefahr selbst im Vollkornweizen öffnen. Beide, Zucker und Weizen, sind ungesund und von den Speiseplänen zu streichen.

Allerdings ist Brot und damit Weizen tief in unserer Kultur verankert, wie es die Zeile »Gib uns unser täglich Brot heute« aus dem Vaterunser deutlich macht. Dabei ist Brot längst nicht mehr, was es einmal war: Aus dem ursprünglichen Wildgras hat der Mensch mehr als 25 000 Weizenarten entwickelt. Ca. 8600 vor Christus begann die Kultur von Einkorn, dem Urweizen. Von

Hand gemahlen wurde er als Brei verzehrt. Dieses Korn war es, das unsere Vorfahren wahrscheinlich sesshaft machte. Im Laufe der letzten 10 000 Jahre wurde aus Einkorn und Emmer der sogenannte Brotweizen (*Triticum aestivum*). Schon zu Beginn wurde das zähe, mit 14 Chromosomen auskommende kältestabile Einkorn mit Wildgräsern in Emmer gekreuzt, der bereits 28 Chromosomen und beider Erbgut enthielt. Emmer ist das Getreide, von dem Jesus spricht. Die Sumerer haben um 3000 vor Christus beschrieben, wie sie Brot und Kuchen aus Emmer machten. Auch die alten Ägypter setzten auf Emmer und entdeckten die Hefegärung.

Bereits in vorbiblischer Zeit geschah aber auch eine weitere Vermischung, und der erste Weichweizen entstand, der dann schon 42 Chromosomen hatte und das Erbgut dreier Gräser enthielt. Dieser Weichweizen ließ sich besser backen und verdrängte so Einkorn und Emmer und blieb lange Zeit stabil. Der heutige Weizen ist tausende Gene vom Einkorn entfernt und oft nur noch mit Spezialdüngern überlebensfähig. Möglicherweise sind alle unsere heutigen Gluten-Probleme dieser (Fehl-) Entwicklung geschuldet.

Dr. Norman Borlog (1914–2009) ist der Erfinder des modernen kurzhalmigen, unvergleichlich ertragreichen Hartweizens, wofür er 1970 den Friedensnobelpreis erhielt. Tatsächlich konnte sein Hochleistungsweizen etwa in China den Ertrag in nur vierzig Jahren verachtfachen und so viel Hunger stillen. Diese überaus erfolgreiche Züchtung und inzwischen in 99 Prozent der Welt-Weizen-Ernte anzutreffende Sorte wurde allerdings nie an Mensch und Tier getestet, sondern einfach überall eingeführt. Der neue robuste Weizen ließ das zu, denn er gedeiht fast überall von den Tiefländern Palästinas bis zu den Hochtälern des Hima-

DIE REZEPTE – pflanzlich-vollwertig, milch(produkte)frei und glutenfrei

Die Rezepte auf den folgenden Seiten zeigen, wie nicht Verzicht, sondern eine ganz neue Kreativität aus weniger mehr machen kann und sich himmlische Gaumenfreuden ergeben, die weder den Körper noch unseren Geist beschädigen, sondern im Gegenteil befreien, fördern und zur Entwicklung anregen.
Wir dürfen es uns noch besser schmecken lassen und das Leben so genussvoller und erfüllter machen mit den leicht zubereitbaren köstlichen Rezepten. Sie stammen von der italienischen Peace-Food-Köchin der ersten Stunde, der Ärztin und Homöopathin Dr. Cristina Capelli, die den Schritt von »Peace Food« zum Weglassen des Glutens sofort mit vollzog und in bezaubernde Rezepte umsetzte. Auf den nächsten Seiten wird sie zeigen, wie schmackhaft und gut gesünderes und damit besseres Essen sein kann. Entscheidend ist natürlich, ständig gut und gern auch supergut zu essen, und das ist – nach dem Stand der Wissenschaft – pflanzlich-vollwertig, frisch und ausgewogen, mit ausreichend Eiweiß, wenig glutenfreien Kohlenhydraten (nur wer körperlich sehr gefordert ist, braucht mehr Brennstoff) und genug Fett. Weniger ist für die meisten mehr.

Sellerie-Blumenkohl-Rohkost

Für 4 Portionen

5 getrocknete Tomaten
2 Selleriestangen mit Grün
300 g Blumenkohlröschen
200 g Kürbis (Hokkaido, geschält und entkernt)
3 Pecannüsse
10 schwarze oder grüne Oliven ohne Kerne
Saft von 1 Bio-Zitrone
1 TL getr. Oregano
2 TL Olivenöl
Salz und Pfeffer

1 Die getrockneten Tomaten 10 Minuten in kaltem Wasser einweichen und auf einem Sieb abgießen.

2 Selleriestangen waschen, mit dem Sparschäler schälen und mit dem Grün klein schneiden. Blumenkohlröschen waschen und in sehr feine Scheiben schneiden, Kürbisscheibe ebenfalls fein in Streifen (Juliennes) schneiden.

3 Nüsse, Oliven, Tomaten, Oregano, Zitronensaft und Olivenöl in einem hohen Gefäß mit dem Stabmixer pürieren. Nach Belieben etwas Wasser oder Öl zugeben. Mit etwas Salz und Pfeffer würzen und über der Gemüserohkost verteilen.

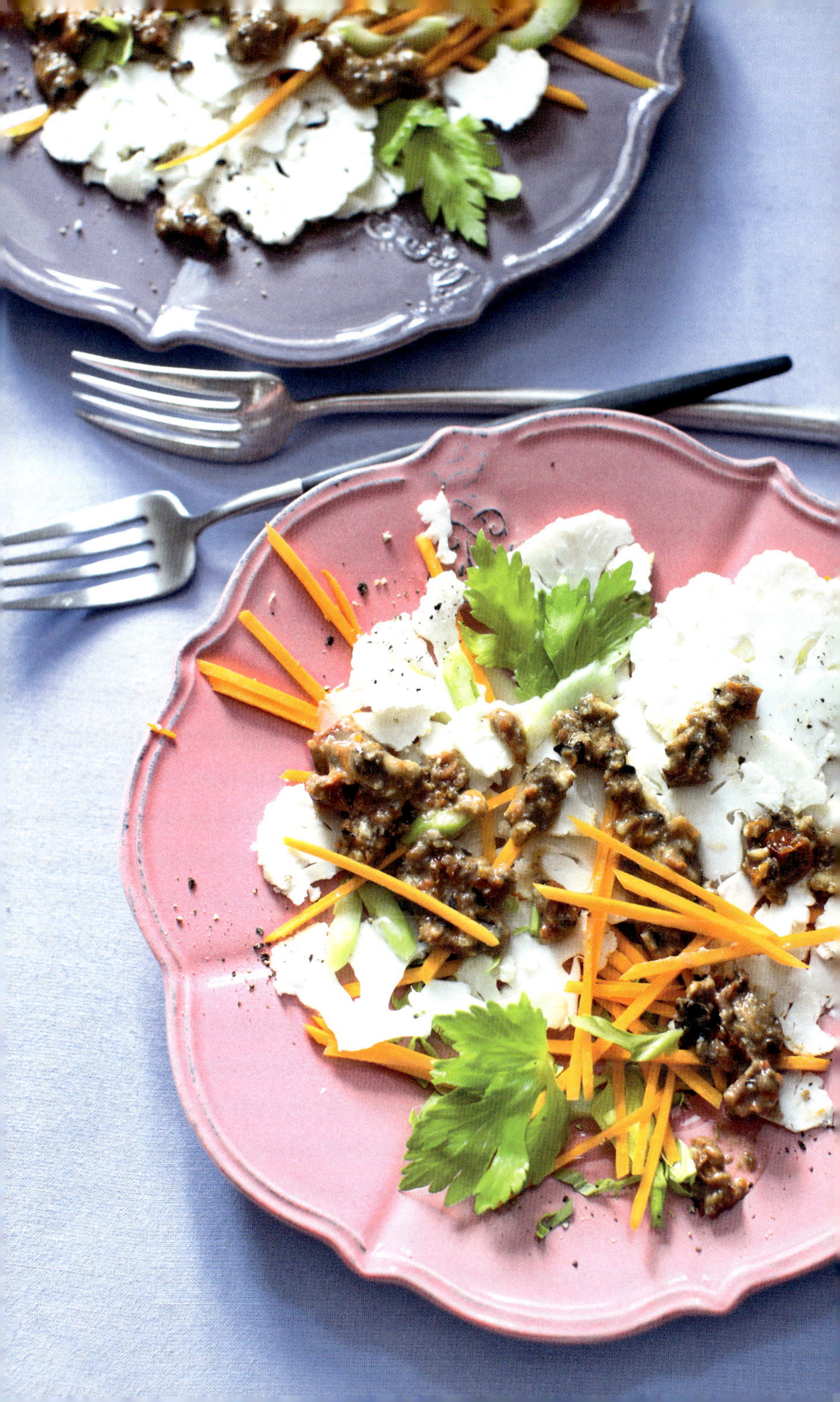

Quinoa in Guacamole mit rosa Pfeffer

Für 4 Portionen

300 g Quinoa
600 ml Gemüsebrühe
Salz
1 Avocado
1 Bio-Orange
10 gesalzene Kapern
Saft und Abrieb von 1 Bio-Zitrone
3 EL Olivenöl
1 TL getr. Oregano
rosa Pfeffer aus der Mühle

1 Die Quinoa auf einem Sieb gut abspülen. In eine Pfanne geben, Brühe angießen, etwas salzen und aufkochen. Zugedeckt dünsten, bis die Flüssigkeit komplett aufgenommen ist und die Körner doppelt so groß und durchsichtig geworden sind. In eine große Auflaufform gießen und ca. 10 Minuten ruhen lassen.

2 Die Avocado halbieren, entkernen, schälen und das Fruchtfleisch würfeln. Die Orange heiß abwaschen, schälen und mit einem scharfen Messer die Fruchtfilets herausschneiden. Die Kapern ca. 10 Minuten in etwas Wasser einweichen, gut ausdrücken und klein scheiden.

3 Avocado, Orange und Kapern und die abgekühlte Quinoa mischen und mit etwas Zitronensaft, Olivenöl und Oregano würzen. Mit rosa Pfeffer und Zitronenabrieb abschmecken.

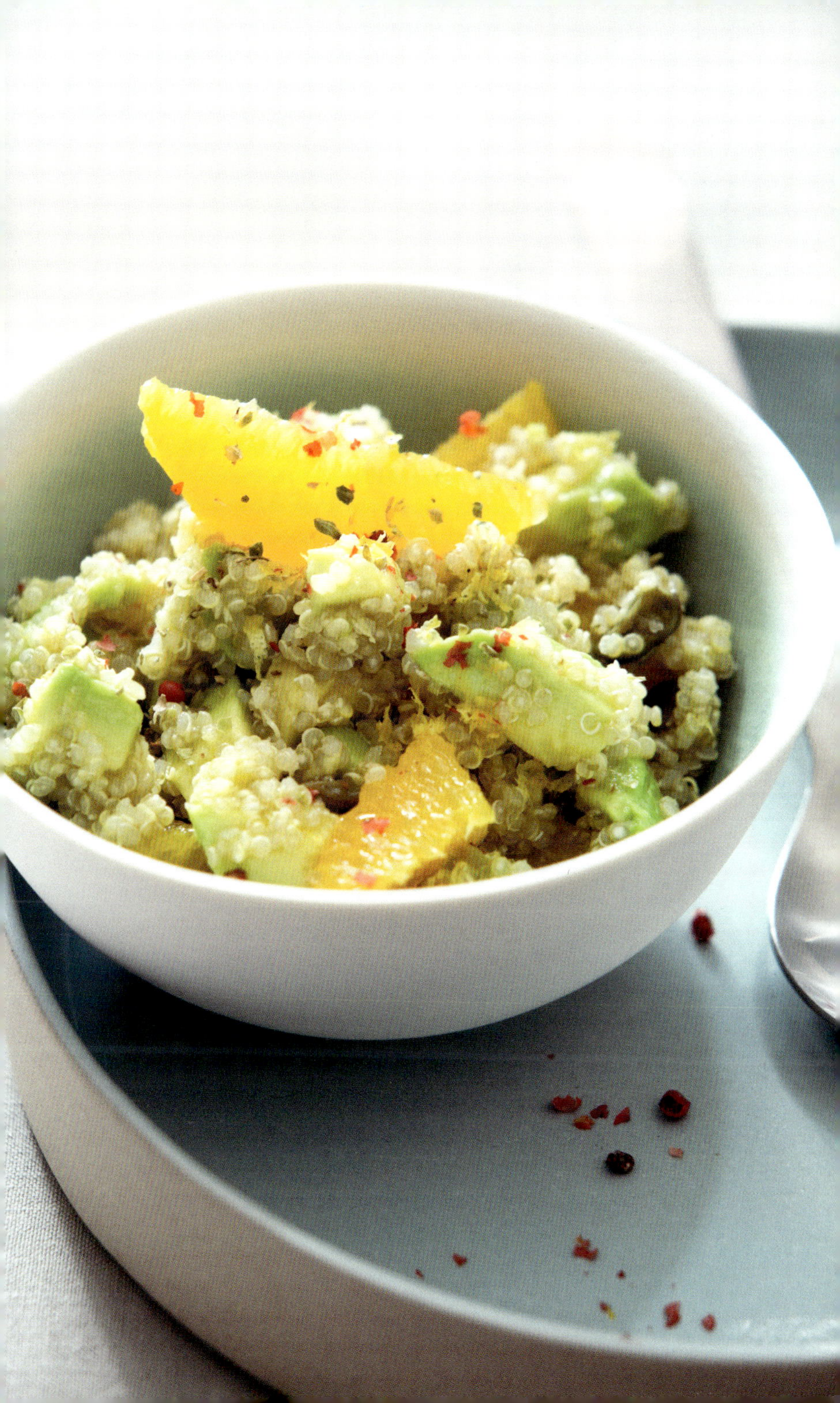

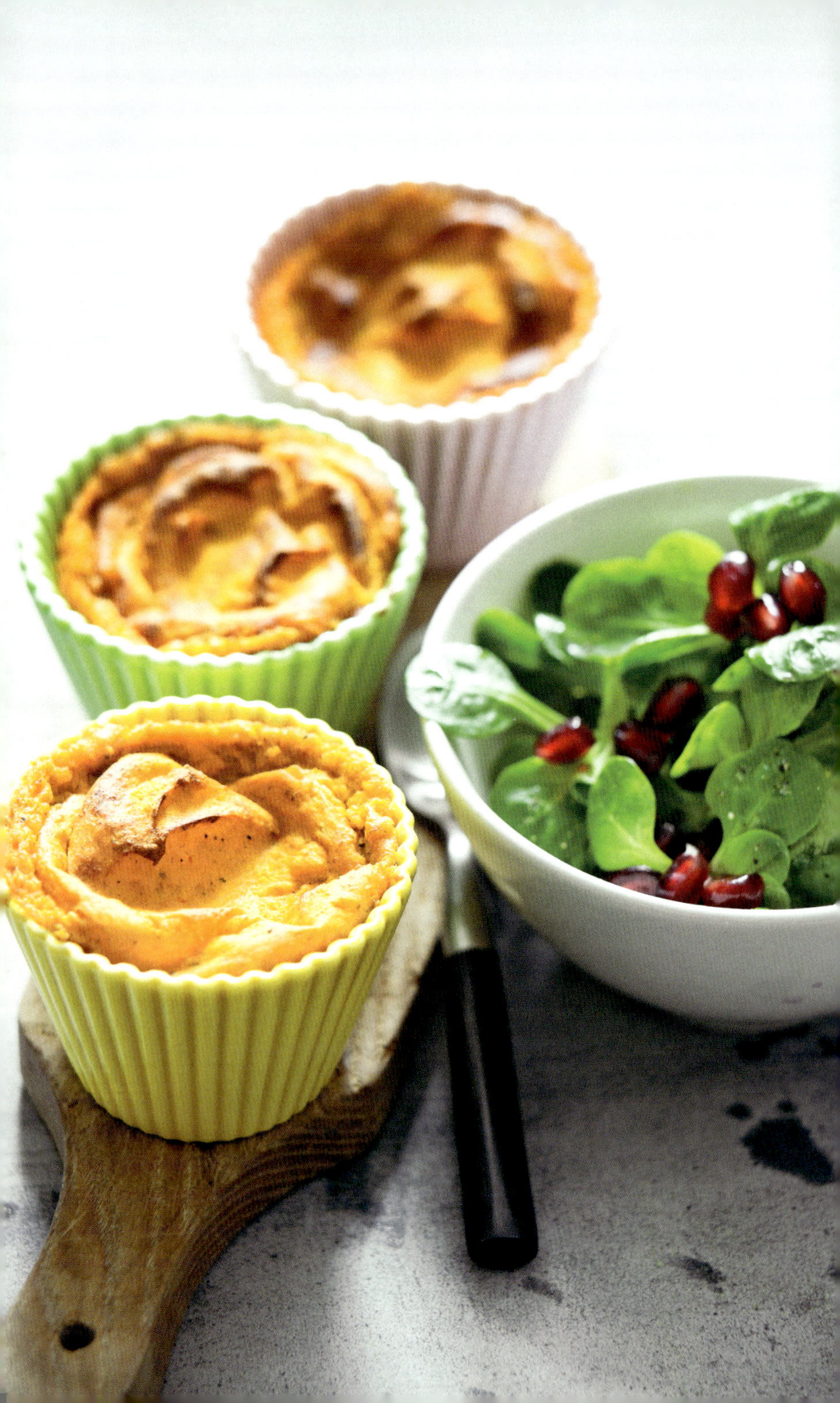

Kürbisflan mit Feldsalat und Granatapfel

Für 4 Portionen

800 g Kürbis (geschält und entkernt)
3 EL Olivenöl (extra vergine)
3 frische Salbeiblätter
Salz und Pfeffer
300 g Tofu
Muskatnuss
ca. 2 Handvoll Feldsalat für die Garnitur

Für das Dressing:
Kerne von 1 Granatapfel
4 EL Olivenöl (extra vergine)

1 Den Kürbis in Würfel schneiden. 3 EL Olivenöl in einer Pfanne erhitzen und die Kürbiswürfel darin goldgelb anrösten. Salbei, Salz und Pfeffer dazugeben und alles ca. 15 Minuten zugedeckt köcheln lassen. Inzwischen den Tofu würfeln, untermischen und weitere 10 Minuten garen.

2 Mit einem Stabmixer cremig mixen und mit etwas Muskatnuss würzen. Den Ofen auf 180 °C vorheizen. 4 kleine Auflaufformen mit Öl einpinseln und der Kürbiscreme füllen. 30 Minuten im Ofen backen.

3 Inzwischen den Feldsalat waschen, verlesen und trocken schleudern. Für das Dressing in einer kleinen Schüssel 4 EL Olivenöl, die Granatapfelkerne und etwas Pfeffer verrühren.

4 Die Törtchen aus dem Ofen nehmen und mit dem Salat anrichten. Das Dressing über den Feldsalat träufeln.

Sellerie-Kürbis-Salat mit Basilikumcreme

Für 4 Portionen

150 g Sellerieknolle
150 g Kürbis (z. B. Hokkaido)
1 Apfel (z. B. Granny Smith)
Saft von 1 Bio-Zitrone
20 frische Basilikumblätter
50 g Tofu
Salz
10 gesalzene Kapern
2 EL Olivenöl

1 Den Sellerie schälen, in feine Scheiben und längs in Streifen schneiden. Auch den Kürbis in feine Streifen schneiden. Den Apfel waschen, vierteln, in dicke Spalten schneiden, das Kerngehäuse entfernen und mit Zitronensaft beträufeln. Basilikum abspülen und trocken tupfen.

2 Den Tofu in einen Topf mit 500 ml kochendem Salzwasser geben, 5 Minuten garen, herausnehmen und abkühlen lassen. In ein hohes Gefäß geben, Basilikum, Kapern, 1 EL Öl und etwas Wasser hinzufügen. Mit dem Stabmixer cremig pürieren.

3 Äpfel auf einem Teller anrichten, dann Sellerie- und Kürbisstreifen, und mit der Creme und etwas Öl beträufeln.

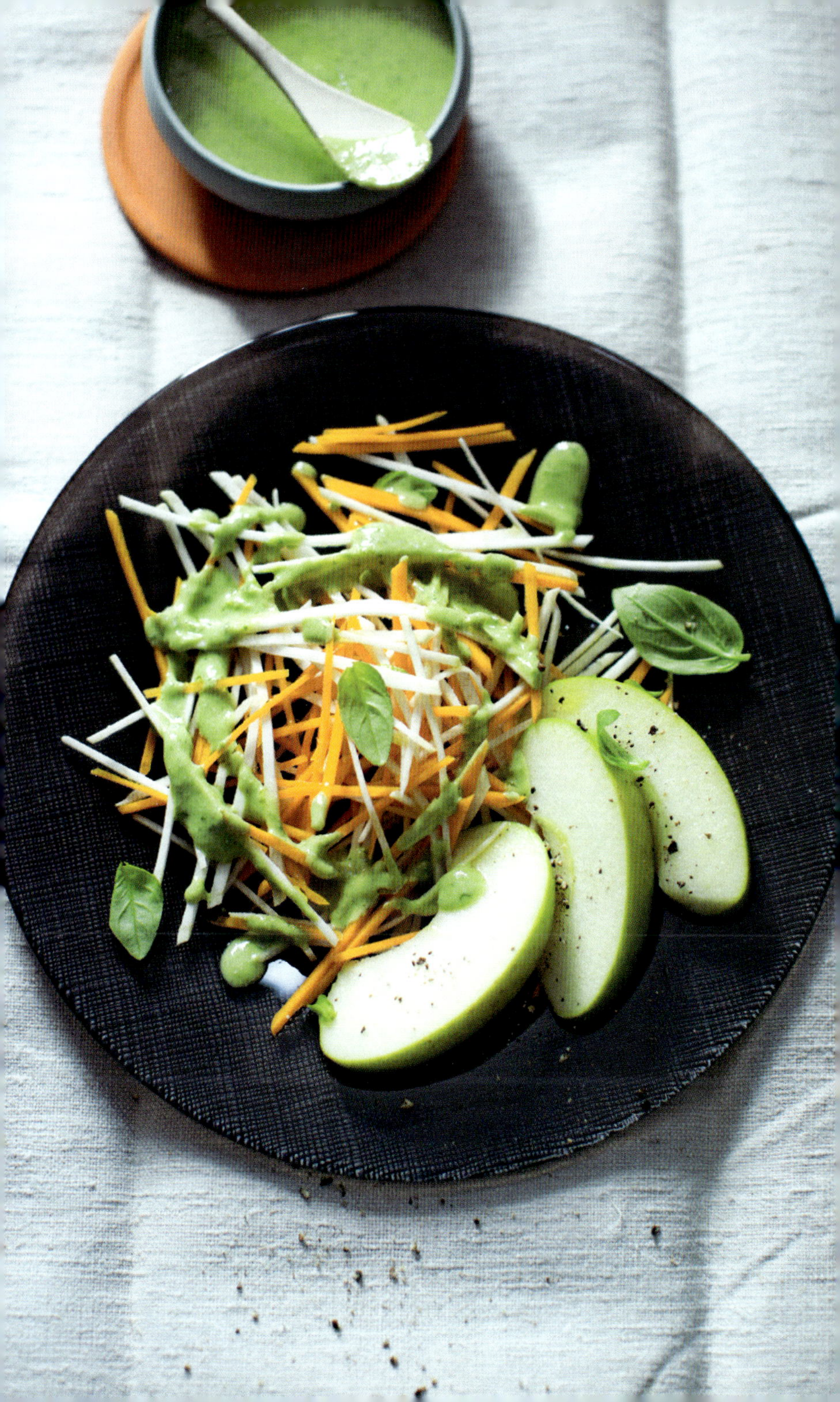

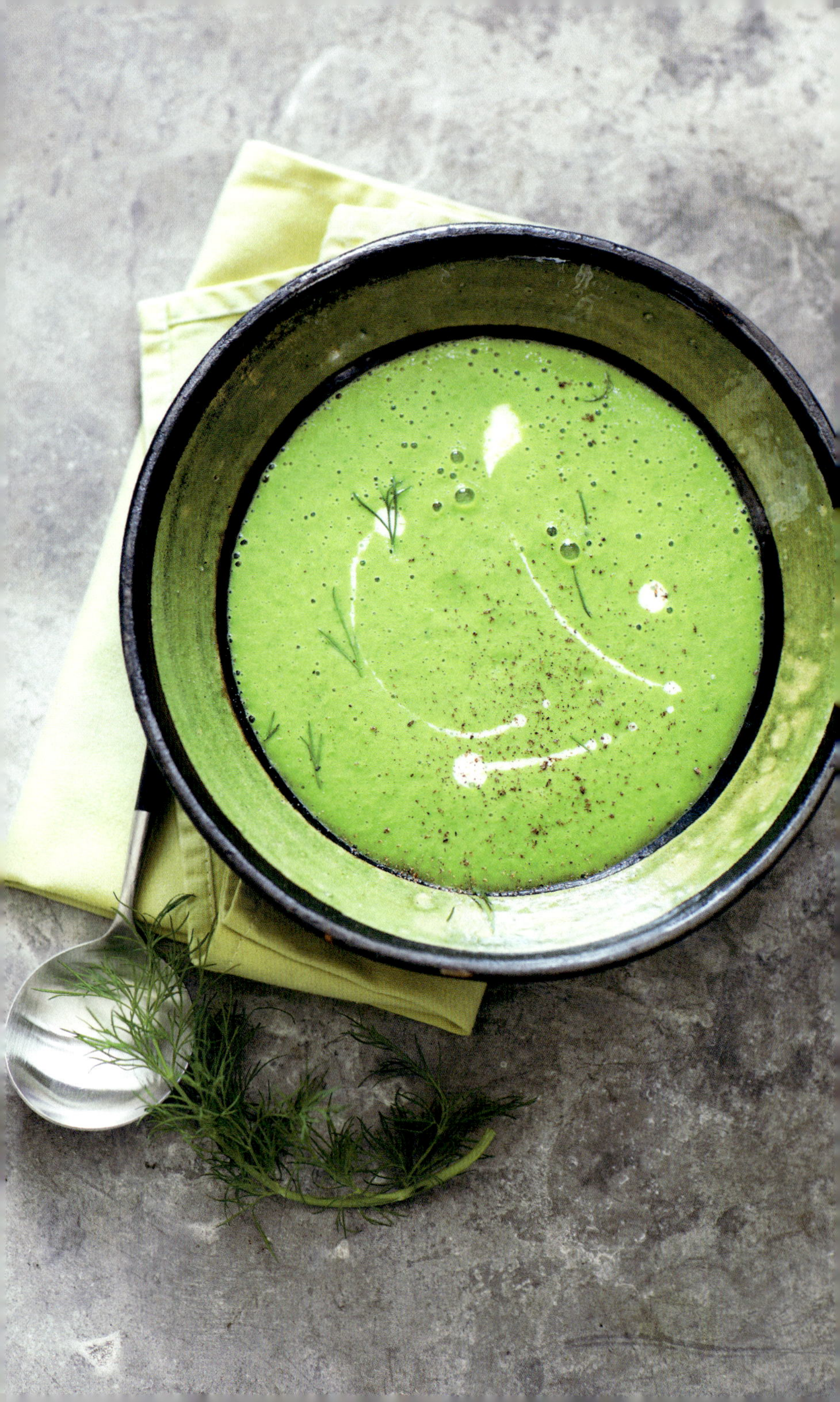

Erbsencremesuppe mit Dill

Für 4 Portionen

2 Schalotten
2 ½ EL Olivenöl (extra vergine)
Salz und Pfeffer
1 große Kartoffel
1 Kopfsalat
300 g frische Erbsen
300 ml Gemüsebrühe
½ TL Dill
200 ml vegane Mandelsahne
Muskatnuss

1 Kartoffel in einem Topf mit Wasser bedecken und darin 10 Min. kochen.

2 Schalotten abziehen und in feine Scheiben schneiden. In einem Topf 2 EL Olivenöl, etwas Salz und 3 TL Wasser erhitzen und die Schalotten darin andünsten.

3 Kartoffel schälen und klein würfeln. Den Kopfsalat putzen, waschen, trocken schleudern und klein zupfen. Erbsen, Kartoffelwürfel und Salat zu den Schalotten geben. Gemüsebrühe angießen und alles mit Dill, Salz und Pfeffer würzen. Abgedeckt bei kleiner Hitze 5–8 Minuten garen.

4 Vom Herd ziehen und mit einem Stabmixer pürieren.

5 Die vegane Mandelsahne unterrühren und mit Pfeffer, geriebener Muskatnuss und etwas Öl abschmecken sowie etwas frischem Dill garnieren.

Linsensüppchen mit Pilzen und Reiscreme

Für 4 bis 6 Portionen

Für die Suppe:
5–6 Shiitake-Pilze (getrocknet)
1 Zwiebel
2 Selleriestangen
3 mittelgroße Karotten
250 g getrocknete Linsen (Castelluccio oder Château)
200 g Spinat
3 EL Olivenöl (extra vergine)
1200 ml Gemüsebrühe
gemischte Kräuter (Lorbeer, Salbei, Rosmarin, Thymian)
3 cm frischer Ingwer
Salz und Pfeffer

Für die Reiscreme:
500 ml Reismilch
50 g Reismehl
3 EL Olivenöl (extra vergine)
geriebene Muskatnuss
Salz

1 Die Pilze in etwas lauwarmem Wasser einweichen, nach 10 Minuten herausnehmen. Die Stiele entfernen und die Pilze würfeln. Zwiebel abziehen und klein würfeln. Sellerie und Karotten waschen, putzen und auch klein würfeln.

2 In einem Topf 3 EL Olivenöl, Salz und 100 ml Wasser erhitzen und Zwiebel-, Sellerie- und Karottenwürfel darin in ca. 15 Minuten dünsten. Dabei bei Bedarf immer wieder ein wenig Wasser beifügen.

3 Inzwischen die gewaschenen Kräuter in einen Teebeutel einlegen und zubinden. Linsen auf einem Sieb kalt abspülen. Spinat waschen, verlesen und schneiden. Die Linsen zu dem gedünsteten Gemüse geben, Spinat und Pilze zufügen. Die warme Brühe zugießen, alles etwas salzen und das Kräutersäckchen einlegen. Die Suppe abgedeckt ca. 1 Stunde bei schwacher Hitze köcheln lassen.

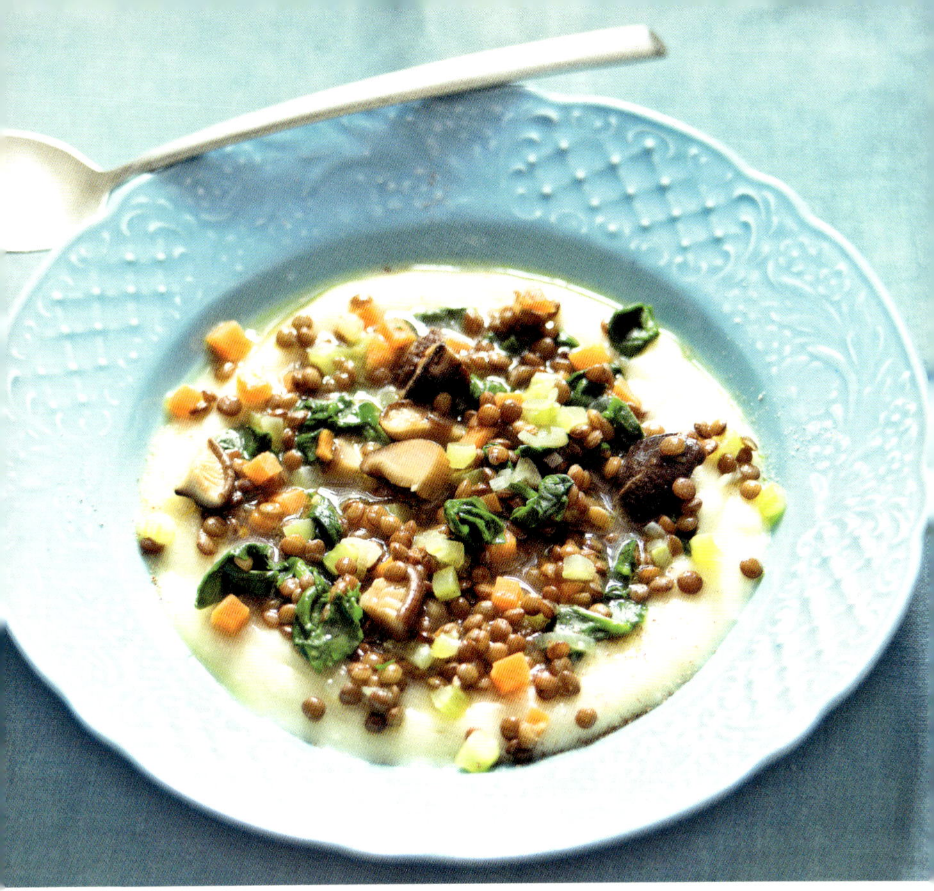

4 Inzwischen Ingwer schälen und fein reiben. Nach Ende der Garzeit das Kräutersäckchen entfernen, nach Geschmack Ingwer unterrühren und die Suppe beiseitestellen.

5 Für die Reiscreme das Reismehl in eine Pfanne geben und Reismilch und Öl unterrühren. Langsam erwärmen und dabei mit einem Schneebesen cremig aufschlagen. Aufkochen und dabei unter Rühren fester werden lassen. Mit Salz und etwas Muskat würzen. Zum Servieren etwas Reiscreme in einen Suppenteller geben und die Mitte mit etwas Suppe füllen. Rundherum mit Öl und frisch gemahlenem Pfeffer garnieren.

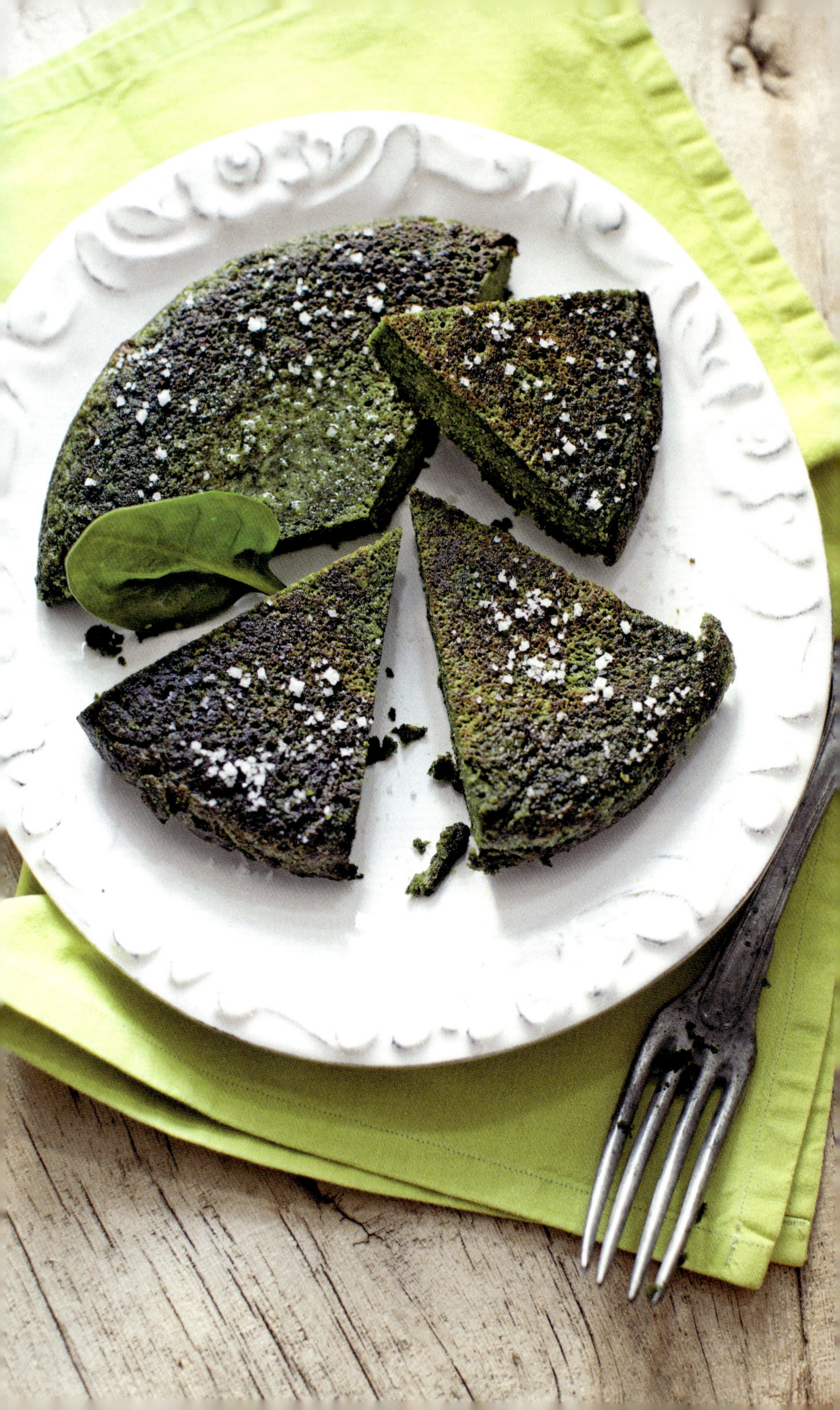

Spinat-Farifrittata

Für 4 Personen

150 g Kichererbsenmehl
500 g Blattspinat
2 Knoblauchzehen
ca. 5 EL Olivenöl
Salz und Pfeffer

1 In einer Schüssel das Kichererbsenmehl mit 250 ml kaltem Wasser verrühren. Olivenöl und Salz untermischen und das Ganze 30 Minuten kalt stellen.

2 Den Spinat waschen, verlesen und in einem Topf mit reichlich Salzwasser 5–10 Minuten köcheln lassen. Auf einem Sieb abtropfen, abkühlen lassen und klein schneiden.

3 Den Knoblauch abziehen und fein hacken. In einer Pfanne in 2 EL Olivenöl andünsten. Den Spinat ausdrücken, unterrühren und bei kleiner Hitze 5 Minuten dünsten. In ein hohes Gefäß füllen und mit dem Stabmixer pürieren.

4 Die Kichererbsenmasse aus dem Kühlschrank holen und mit dem Kochlöffel ca. 3 Minuten gut durchrühren. Mit dem Spinat mischen und Salz sowie Pfeffer würzen.

5 5 TL Olivenöl in einer beschichteten Pfanne erhitzen und die Masse darin gleichmäßig verteilen. Abgedeckt ca. 5 Minuten backen, bis sich eine goldene Kruste bildet. Wenden und auch auf der anderen Seite goldbraun backen.

Beluga-Linsen-Creme mit Polenta

Für 4 Portionen

Für die Linsencreme:
1 Schalotte
2 EL Olivenöl
1 Karotte
1 Stangensellerie
200 g schwarze Beluga-Linsen
600 ml Gemüsebrühe
Salz und Pfeffer
1 TL Currypulver

Für die Polenta:
4 Scheiben fertige Polenta (nach Packungsanleitung zubereitet)
2 EL Hefeflocken
1 TL Lorbeerblattpulver
10 fein geriebene geschälte Mandeln
1 EL zerstoßene Sesamsamen
Salz und Pfeffer
4 EL Olivenöl

1 Für die Linsencreme die Schalotte abziehen, in dünne Ringe schneiden. Je 2 EL Olivenöl und Wasser sowie etwas Salz in einer Pfanne erhitzen und die Schalotten darin andünsten.

2 Karotte und Stangensellerie waschen und putzen, die Karotte schälen und beides auf der Vierkantreibe raspeln. Unter die Schalotten rühren und die Linsen einstreuen. Gemüsebrühe zugießen und alles bei mittlerer Hitze und unter Rühren ca. 30 Minuten breiig kochen. Mit Salz, Pfeffer und Curry würzen.

3 Für die Polenta-Panade in einer Schüssel Hefeflocken, Lorbeerblattpulver, Mandeln, Sesam, Salz und Pfeffer mischen.

4 Das Öl in einer tiefen Pfanne erhitzen. Die Polentascheiben in der Panade wenden und im heißen Öl knusprig braten. Mit der Linsencreme servieren.

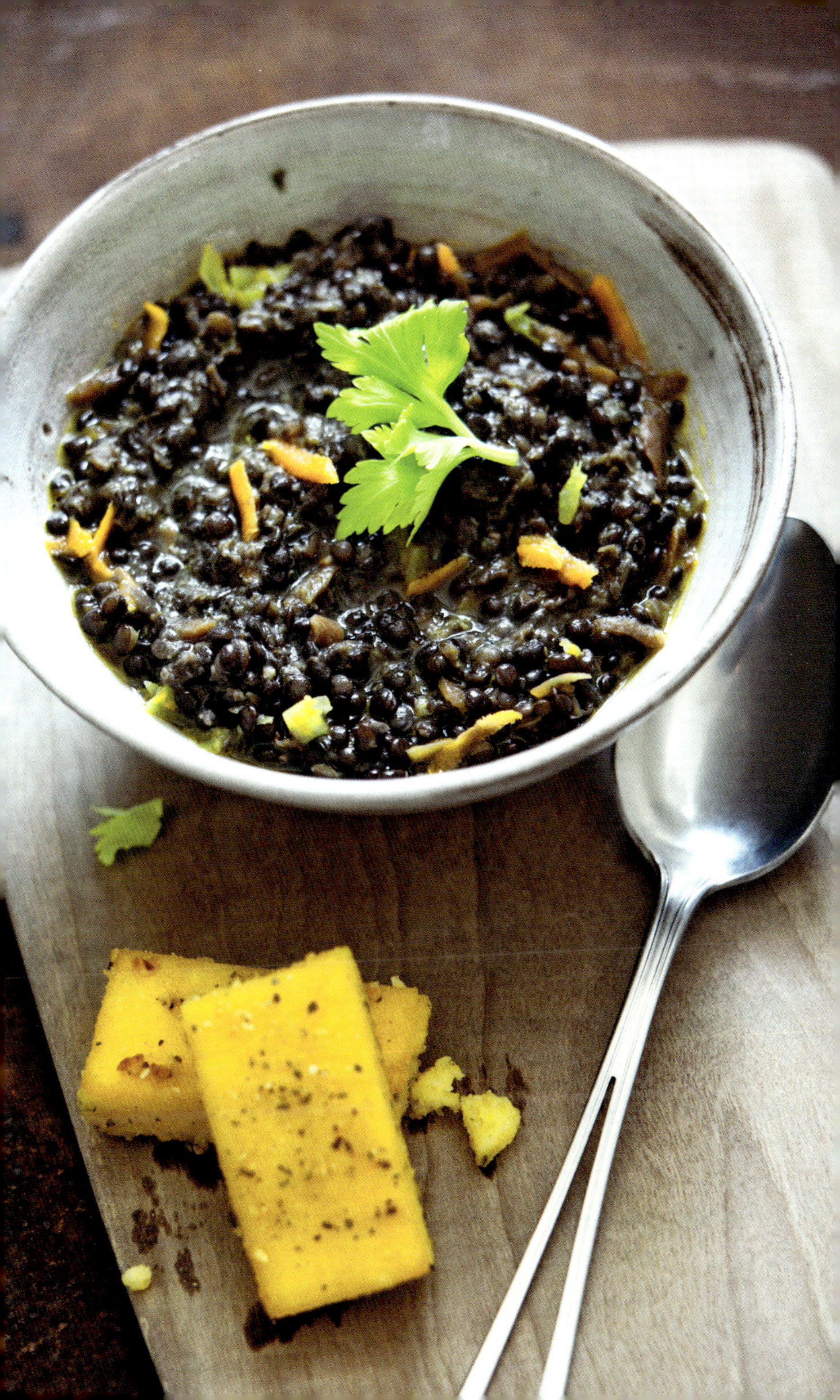

Brokkoli-Quiche mit Blumenkohlcreme

Für 4 Portionen

Für die Füllung:
300 g Blumenkohl
Salz und Pfeffer
2 EL Olivenöl
30 ml Reismilch
geriebene Muskatnuss
300 g Brokkoli
1 Knoblauchzehe
1 EL frischer oder getr. Thymian

Für den Teig:
100 g ungesalzene Pistazien
130 g Buchweizenmehl
170 g Vollkornreismehl
110 ml Olivenöl
Salz und Pfeffer

1 Für die Blumenkohlcreme den Blumenkohl waschen, putzen und klein schneiden. In einen Topf geben, mit Salzwasser bedecken und bei mittlerer Hitze in ca. 15 Minuten weich dünsten. Auf einem Sieb abgießen und etwas von dem Wasser beiseitestellen. In einem hohen Gefäß mit einem Stabmixer pürieren, dabei 2 EL Olivenöl und die Reismilch daruntermischen. Mit Salz, Pfeffer und reichlich geriebener Muskatnuss würzen. Anschließend beiseitestellen.

2 Die Pistazien mit dem Pürierstab fein mixen und in einer Schüssel mit dem Buchweizen- und dem Reismehl mischen. Etwas salzen, 80 ml Wasser und das Öl darunterheben. Zu einem glatten Teig kneten und 30 Minuten ruhen lassen.

3 Den Knoblauch abziehen und fein würfeln. Brokkoli waschen und putzen. Die Röschen vierteln, Stängel schälen und fein würfeln. 2 EL Olivenöl in einer Pfanne erhitzen und den Knoblauch darin andünsten, dann den Brokkoli zugeben. Etwas Blumenkohlwasser angießen und alles salzen und pfeffern.

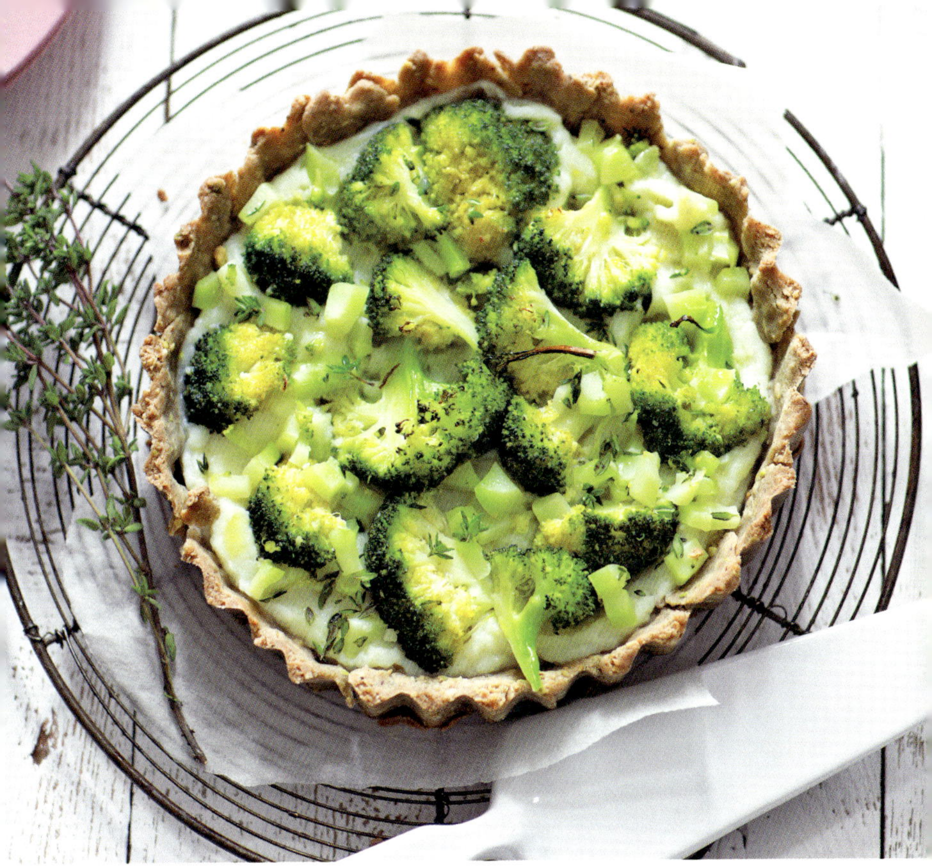

Mit Thymian bestreuen und alles zugedeckt bei mittlerer Hitze 8–10 Minuten köcheln. Weitere 5 Minuten ohne Deckel garen.

4 Den Ofen auf 180 °C (Ober- und Unterhitze) vorheizen. Eine Quicheform oder runde Pfanne mit Backpapier auslegen, den Teig darin gleichmäßig verteilen und an den Seitenrändern hochziehen. Den Boden mit der Gabel mehrmals einstechen und die Form für 10 Minuten in den Ofen geben. Herausziehen, vorsichtig aus der Form lösen und die Blumenkohlcreme einfüllen. Das Brokkoligemüse darübergeben. Bei 180 °C ca. 20 Minuten im Ofen fertig backen. Vor dem Servieren auskühlen lassen.

Couscous-Bratlinge aus Olivenreis

Für 4 Portionen

250 g Mais-Couscous (oder Reis, Buchweizen)
500 ml heiße Gemüsebrühe
Salz und Pfeffer
10 g Meersalat-Flocken (aus der Bretagne)
60 g schwarze Oliven ohne Stein
1 Knoblauchzehe
ca. 400 ml Olivenöl
1 TL getr. Oregano
50 g Maismehl

1 2 EL Öl in einem flachen Topf erhitzen und das Couscous unter Rühren kurz darin anrösten. Die Gemüsebrühe salzen und über das Couscous gießen. Abgedeckt 10 Minuten quellen lassen.

2 Den Knoblauch abziehen und klein würfeln. Oliven ebenfalls klein schneiden. 3 EL Olivenöl in einem zweiten Topf erhitzen und den Knoblauch darin anrösten. Meersalat, Oliven und Oregano hinzufügen. Alles gut mit dem Couscous mischen und mit einer Gabel auflockern. 3 EL Olivenöl unterrühren und mit Salz und Pfeffer würzen.

3 Mit feuchten Händen kleine Bällchen formen. Etwas Maismehl in einen tiefen Teller streuen und die Bällchen darin wälzen. Olivenöl etwa bis zur Hälfte des Randes hoch in eine Pfanne gießen, erhitzen und die Kugeln darin bei mittlerer Hitze frittieren. Kurz auf Küchenpapier entfetten und heiß servieren.

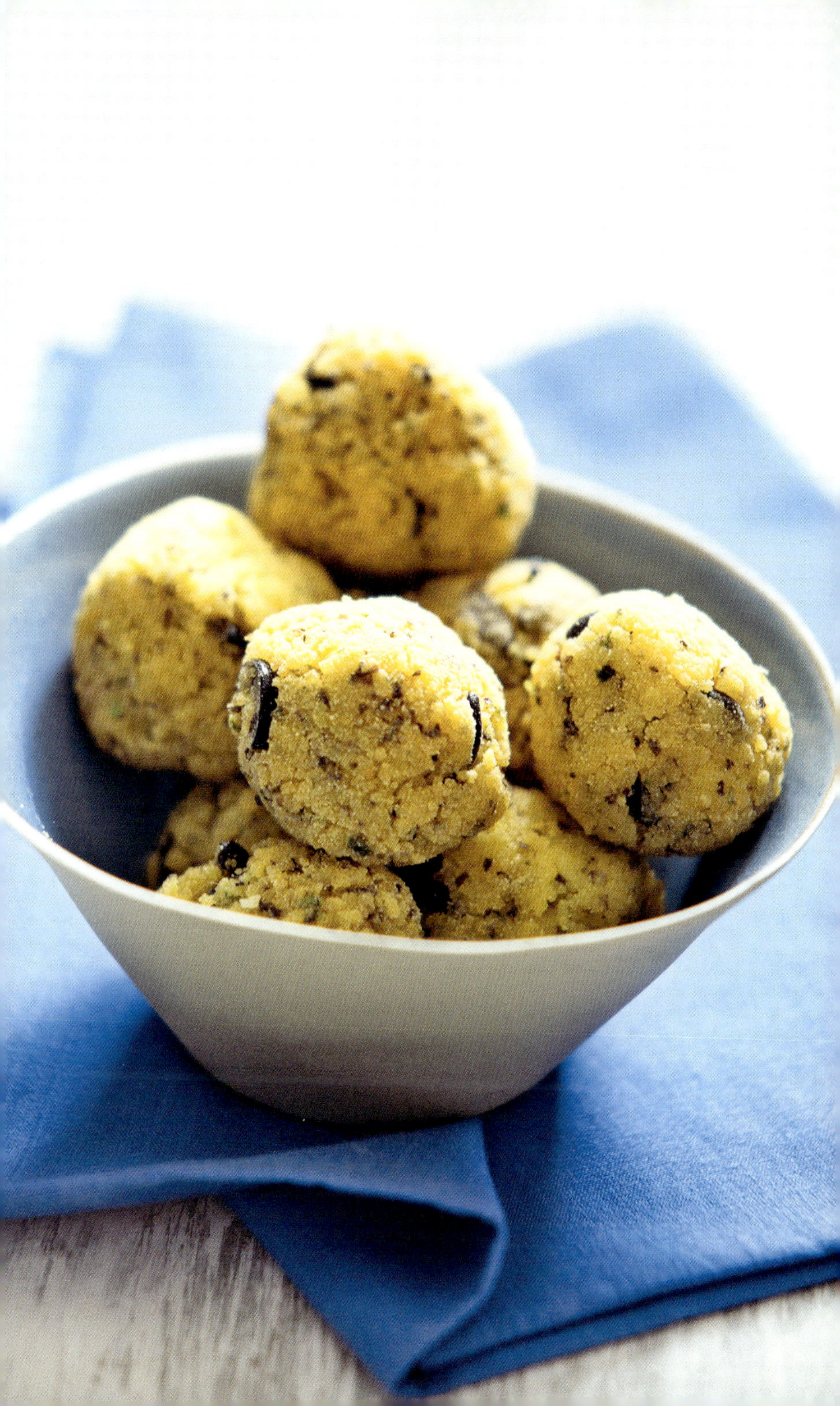

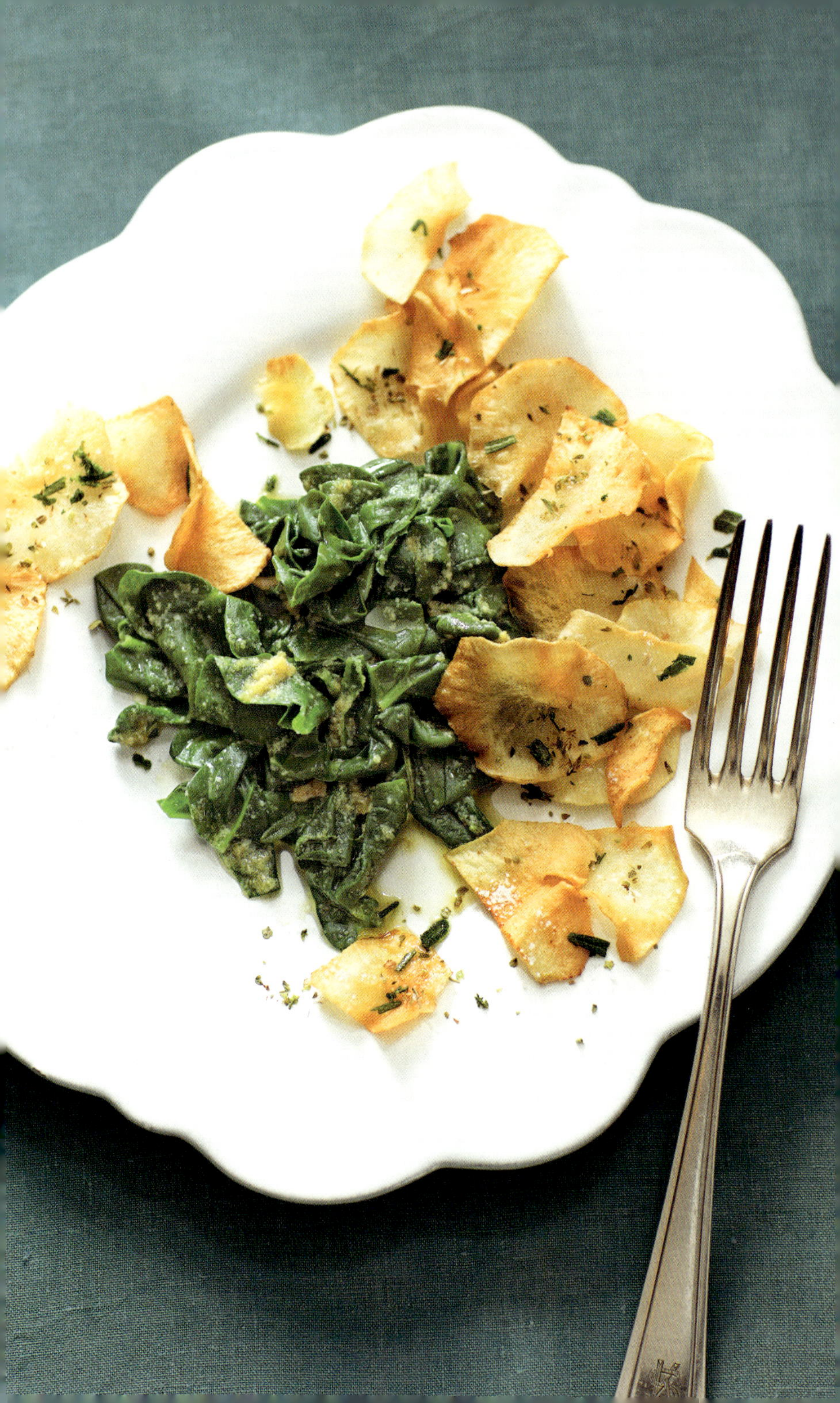

Topinambur-Chips in Blattspinat und Leinsamenöl

Für 4 Portionen

6 Knollen Topinambur
Salz und Pfeffer
1 TL gemischte getr. Kräuter (Oregano, Thymian, Majoran)
6 EL Olivenöl
250 g frischen Blattspinat
3 TL Leinöl (kaltgepresst)
3 EL Hefeflocken

1 Topinambur waschen, mit dem Sparschäler schälen und in dünne Scheiben schneiden. Das Öl in einer Pfanne erhitzen und die Chips darin bei mittlerer Hitze rösten. Kurz vor dem Servieren mit Salz, Pfeffer und den Kräutern würzen.

2 Den Spinat waschen, verlesen und in einem Topf mit 500 ml Salzwasser 5 Minuten kochen. Auf ein Sieb geben und abtropfen. In einer kleinen Schüssel das Leinöl und die Hefeflocken mischen und unter den Spinat heben. Bei Bedarf noch etwas Öl zugeben. Mit den Topinambur-Chips servieren.

Hirsegratin mit Karotten und Hanfsamen

Für 4 Portionen

250 g Hirse
500 ml Gemüsebrühe
Meersalz und Pfeffer
2 große Stangen Lauch
6 EL Olivenöl
2 Zwiebeln
4 mittelgroße Karotten
1 Handvoll Hanfsamen (ungeschält)

1 Die Hirse auf einem Sieb mit lauwarmem Wasser mehrmals abspülen. In einen Topf geben, mit Gemüsebrühe übergießen und Meersalz bestreuen. Bei mittlerer Hitze in ca. 20 Minuten garen.

2 Den Lauch putzen und waschen. Längs halbieren und dann bis zum grünen Teil würfeln. 2 EL Öl und 6 EL Wasser in einem Topf erhitzen und den Lauch darin mit etwas Salz ca. 15 Minuten köcheln lassen.

3 Zwiebeln abziehen und klein würfeln. In einem zweiten Topf 2 EL Öl und 6 EL Wasser erhitzen und die Zwiebeln darin dünsten. Die Karotten waschen, putzen und schälen und in Würfel schneiden. Zu den Zwiebeln geben und ca. 5 Minuten bei mittlerer Hitze garen. Die gekochte Hirse mit einer Gabel auflockern und untermischen. Den Lauch dazugeben und mit etwas Olivenöl, Salz und Pfeffer würzen.

4 Den Ofen auf 200 °C vorheizen. Ein Backblech mit Backpaier belegen und die Masse ca. 1 cm hoch darauf verteilen. Mit den Hanfsamen bestreuen und 15 Min. unter dem Grill backen.

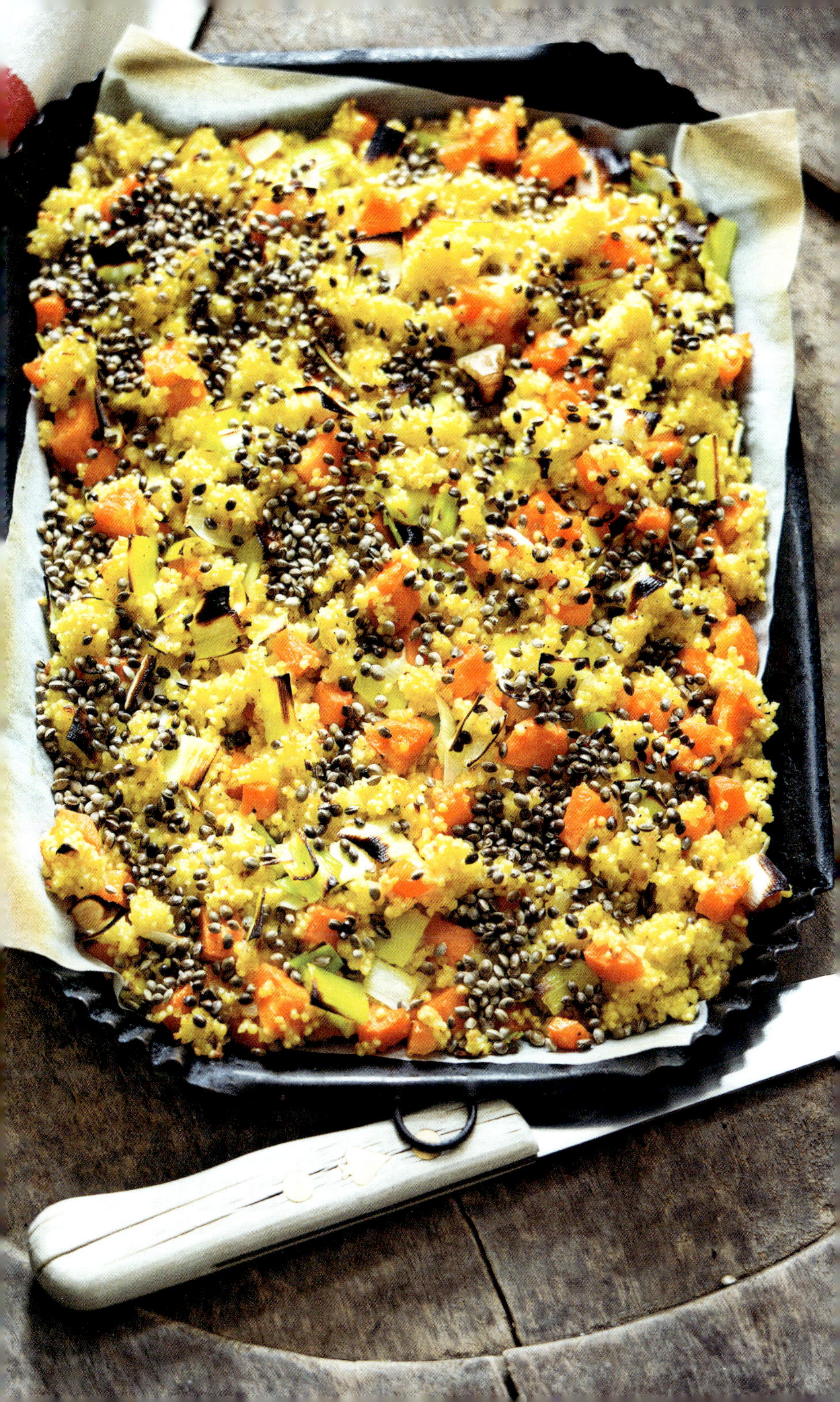

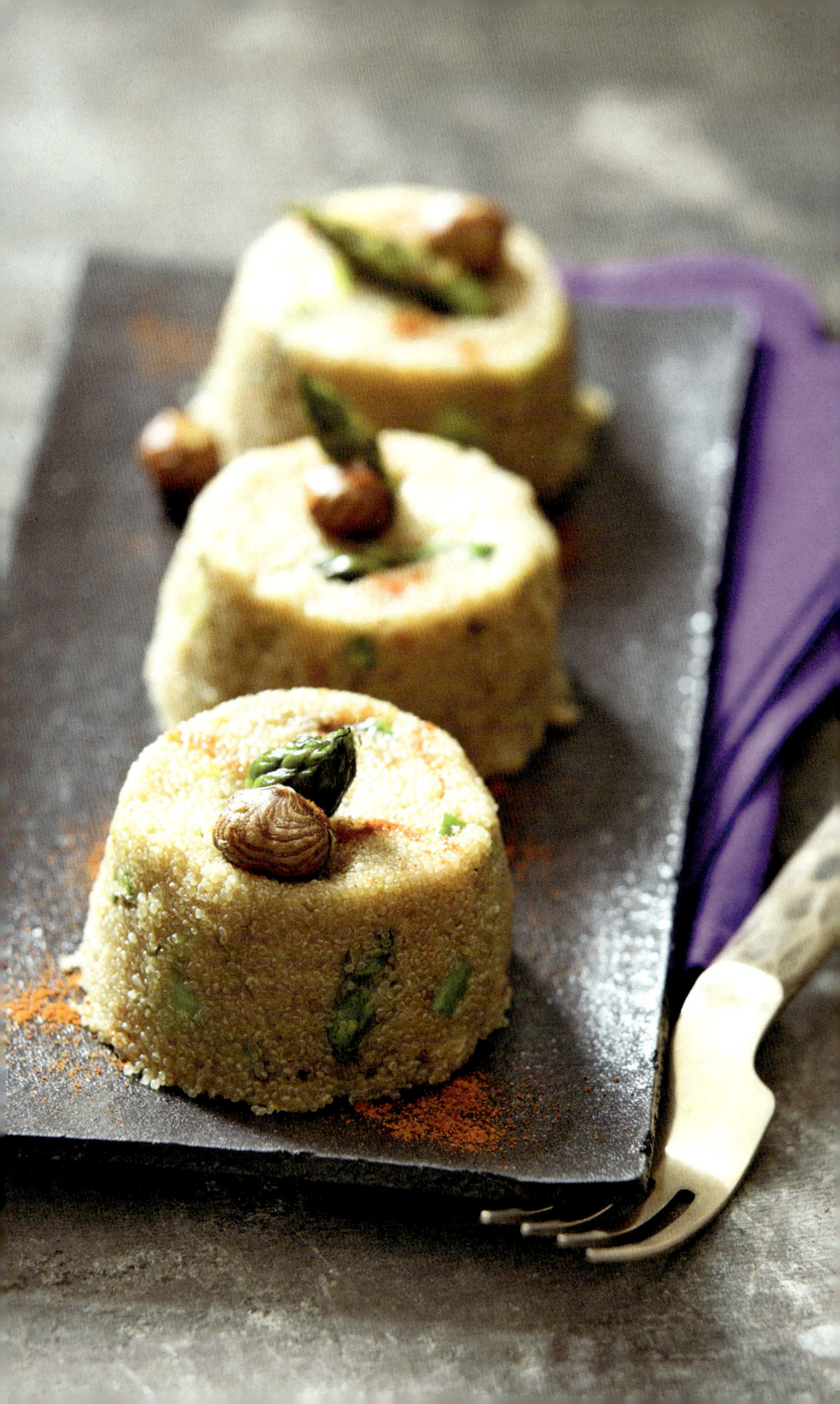

Mini-Amaranth-Auflauf mit Spargel und Paprika

Für 4 Portionen

250 g Amaranth
600 ml Gemüsebrühe
Salz und Pfeffer
250 g grüner Spargel
1 Knoblauchzehe
5 Nüsse (z. B. Mandeln oder Haselnüsse)
4 EL Olivenöl
½ TL getr. Majoran
½ TL süßes Paprikapulver

1 Den Amaranth auf einem Sieb mit lauwarmem Wasser abspülen. In einen Topf geben, mit Gemüsebrühe übergießen, 1 Prise Salz würzen und 15 Minuten bei mittlerer Hitze garen. Vom Herd ziehen und 10 Minuten quellen lassen.

2 Den Spargel waschen, die Spitzen abschneiden, die Stängel schälen und in Würfel schneiden. Den Knoblauch abziehen und fein würfeln.

3 Öl in einer Pfanne erhitzen und Knoblauch und Nüsse darin goldgelb anrösten. Spargel dazugeben und mit Majoran, Salz, Pfeffer und Paprika würzen. Abgedeckt ca. 5–8 Minuten garen. Amaranthmasse untermischen und die Flüssigkeit einkochen.

4 Kleine Auflaufformen mit Olivenöl einpinseln und die Masse hineingeben. Kurz ruhen lassen und danach zum Servieren auf Teller stürzen.

Vollkornreis mit Schwarzkohl-Pesto

Für 4 Portionen

200 g Vollkornreis
400 g Schwarzkohl
250 ml Reismilch
40 g Pecannüsse
30 Mandeln (ungeschält)
5 EL Olivenöl
Salz und Pfeffer

1 Den Reis auf einem Sieb lauwarm abspülen, in einen Topf geben und in ca. 500 ml Salzwasser nach Packungsanleitung garen. Auf einem Sieb abgießen und beiseitestellen.

2 Vom Kohl den Strunk herausschneiden und die Blätter abziehen. Die dicken Blattadern entfernen. Waschen, klein schneiden und in einen Topf mit kochendem Salzwasser geben. Ca. 5 Minuten sprudelnd kochen, mit einem Schaumlöffel auf Küchenpapier legen und trocknen lassen.

3 Für das Pesto die Nüsse fein reiben. Einen beschichteten Topf erhitzen und die Nüsse darin unter Rühren erwärmen, bis sie duften. Die getrockneten Kohlblätter und das Olivenöl mit dem Pürierstab untermixen, bis die Masse cremig ist. Salzen und pfeffern.

4 Eine beschichtete Pfanne erhitzen und den Reis darin unter Rühren erwärmen. Das Pesto und die Reismilch untermischen und leicht mit einem Schneebesen durchrühren. Nach Belieben mit gerösteten Mandelsplittern dekorieren und servieren.

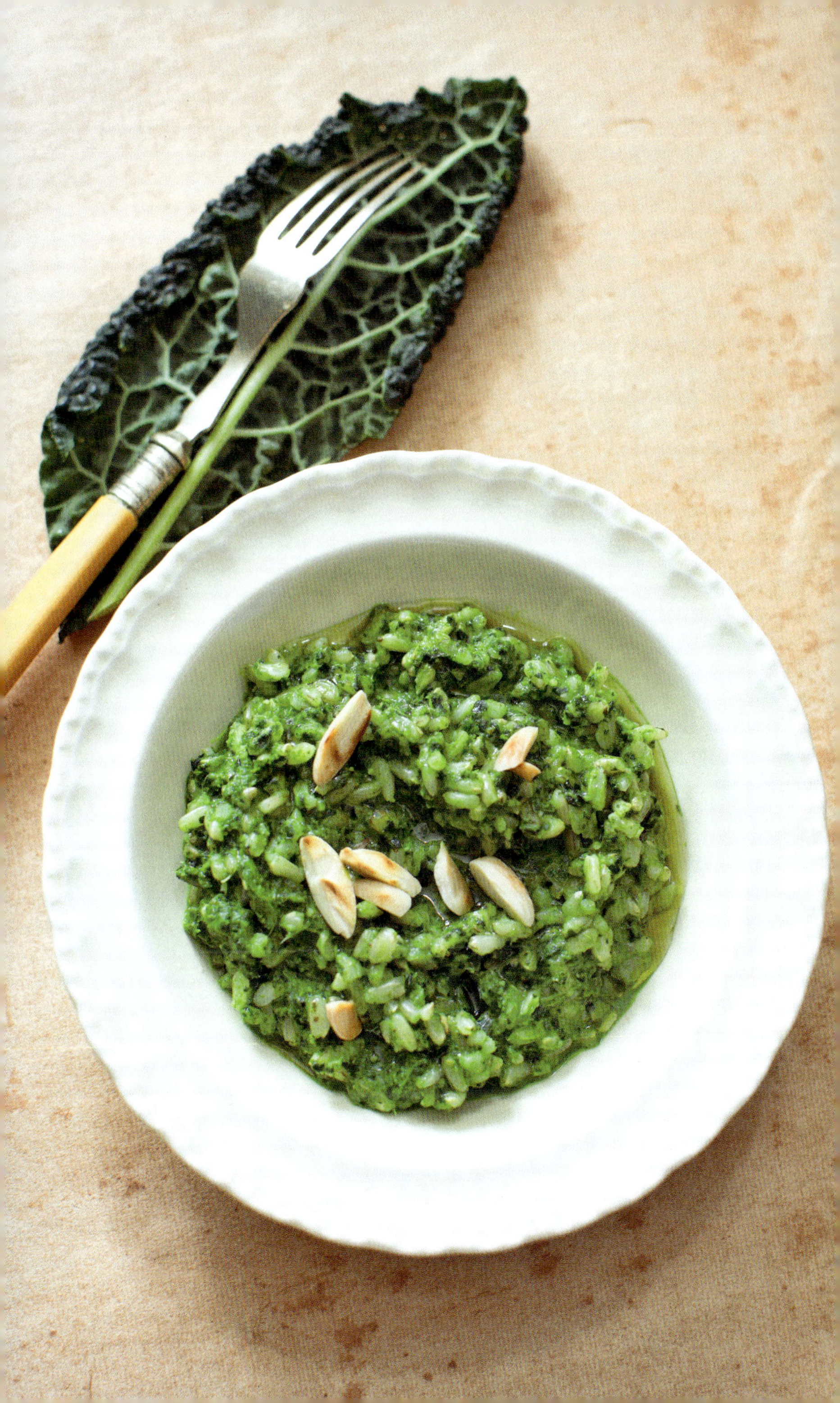

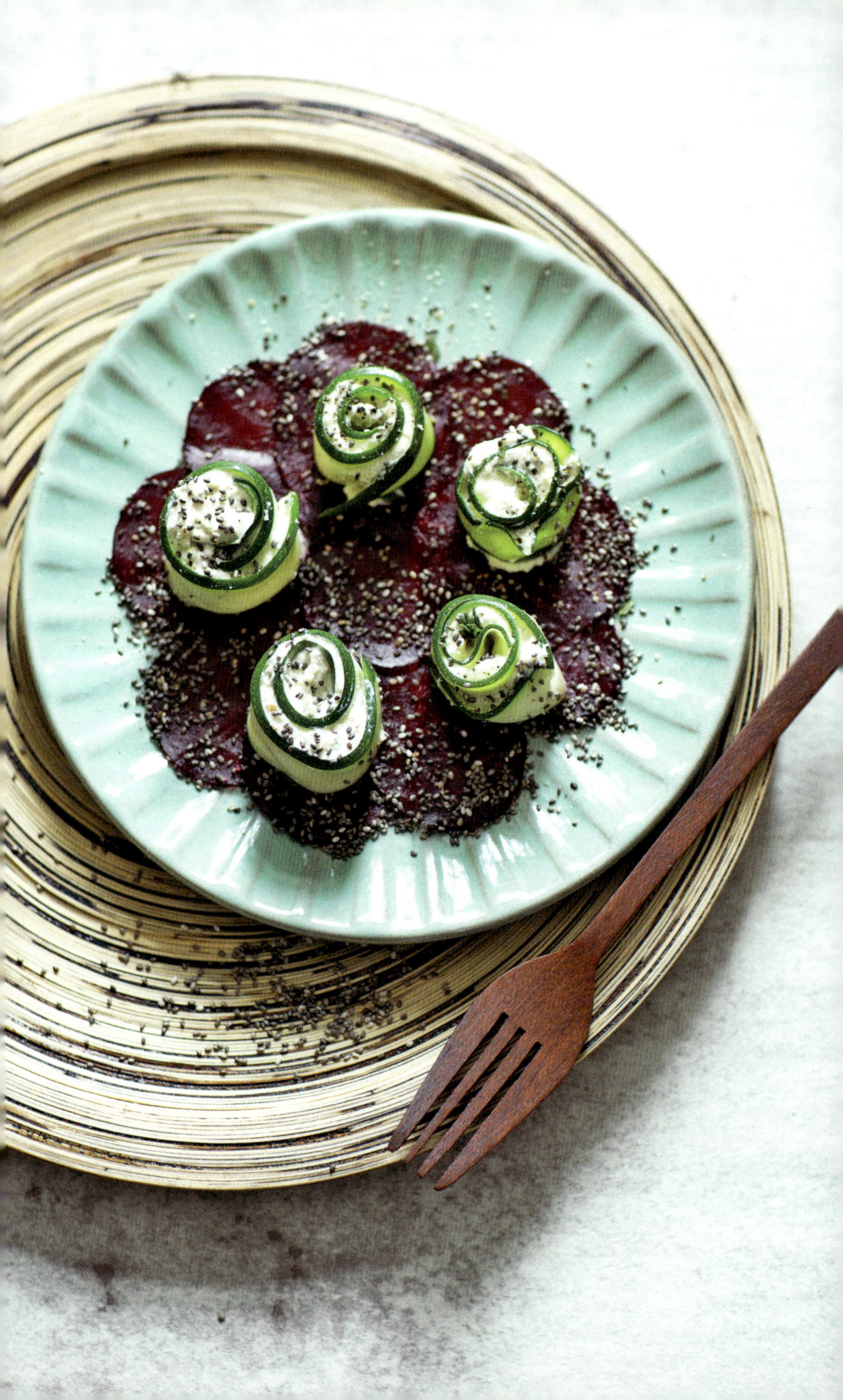

Zucchinirosen mit Roter Bete und Tofucreme

Für 4 Portionen

4 mittelgroße Zucchini
50 g geröstete Pinienkerne
1 Handvoll Macadamianüsse
1 Rote Bete (vorgegart)
300 g Natur-Tofu
2 Zweige Thymian
3 EL Olivenöl
Salz und Pfeffer
1 EL Chia-Samen

1 Die Zucchini waschen und längs in Streifen schneiden. Eine beschichtete Pfanne erhitzen und die Zucchini darin kurz schwenken. Beiseitestellen und abkühlen lassen.

2 Für die Tofucreme eine beschichtete Pfanne erhitzen und die Pinienkerne darin kurz anrösten. Pinienkerne und Macadamianüsse fein reiben und vermischen. Den Tofu 5 Minuten in heißes Wasser tauchen, abseihen und in ein hohes Gefäß geben. Mit dem Stabmixer cremig rühren. Die geriebenen Nüsse unterheben und mit abgezupften Thymianblättchen, Olivenöl, Salz und Pfeffer würzen.

3 Die Rote Bete in Scheiben schneiden. Auf einem flachen Teller die Zucchinistreifen auflegen, die Creme darauf streichen und die Streifen in Form kleiner Rosen einrollen. Zum Servieren die Rote-Bete-Scheiben auf Tellern anrichten, mit etwas Olivenöl beträufeln, die Zucchiniröschen dazulegen und rundum mit Pfeffer und Chia-Samen garnieren.

Tapioka-Pudding mit Himbeersauce

Für 4 Portionen

Für den Pudding:
130 g feine Tapiokaperlen (Asia-Laden)
Salz
200 ml Reismilch
150 g Reismalz
1 Vanilleschote

Für die Sauce:
200 g Himbeeren
50 g Reismalz
einige Minzeblätter zum Garnieren

1 Die Tapiokaperlen in 300 ml Wasser einweichen und 1 Stunde quellen lassen. Auf einem Sieb abseihen und abspülen.

2 Für die Sauce 50 g Reismalz mit den Himbeeren in einen Topf geben und 5 Minuten bei mittlerer Hitze und unter Rühren kochen.

3 Für den Pudding in einem Topf 500 ml Salzwasser zum Kochen bringen und das Tapioka einrühren. Reismilch und Reismalz untermischen. Die Vanilleschote längs halbieren, mit dem Messerrücken das Mark herauskratzen und unterrühren. Bei kleiner Hitze und unter Rühren ca. 20 Minuten köcheln lassen, bis es stockt.

4 Kleine Pudding- oder Auflaufformen kalt ausspülen, mit dem Pudding füllen und kalt stellen. Auf Dessertteller stürzen und mit lauwarmer Himbeersauce und Minzeblättern servieren.

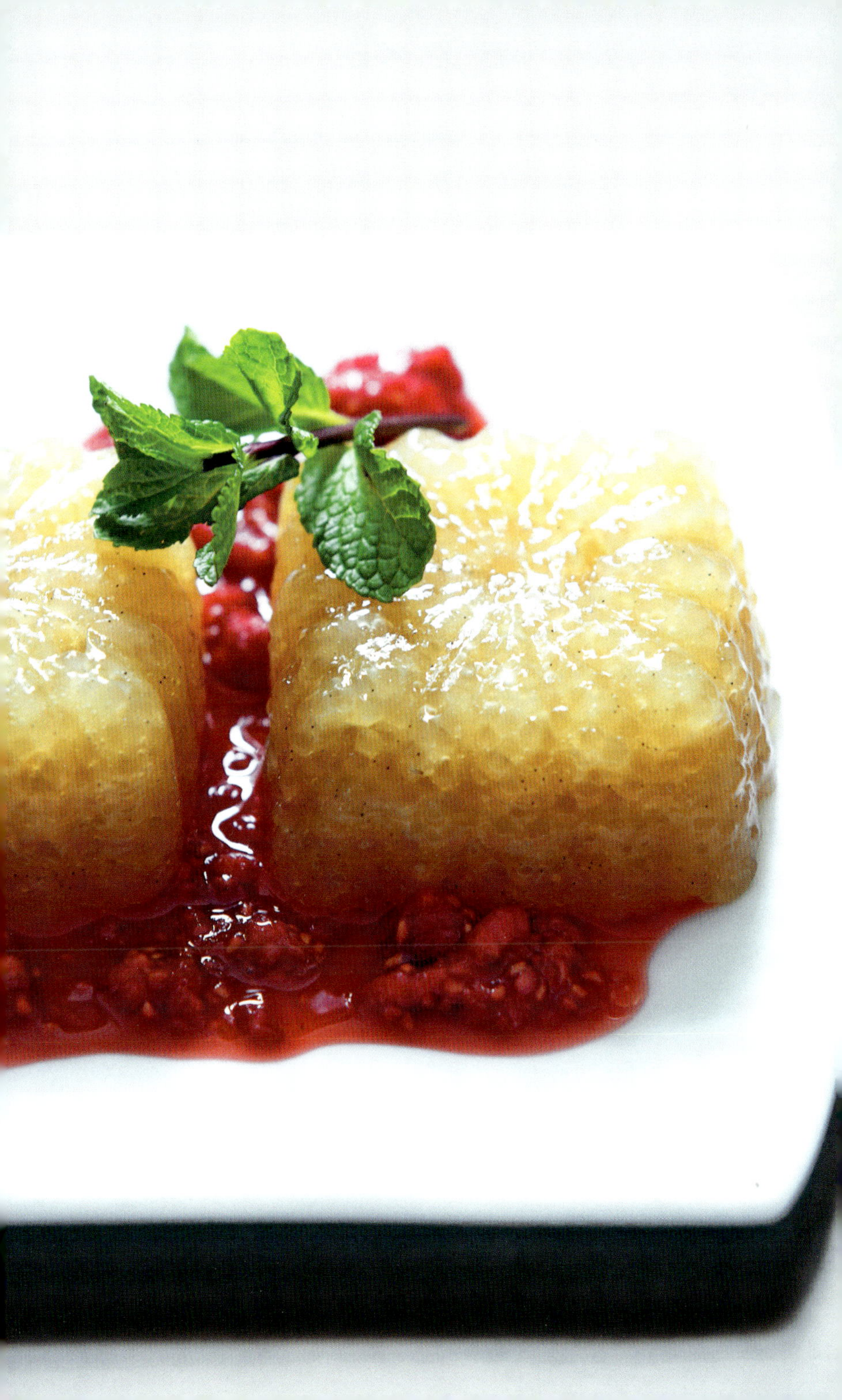

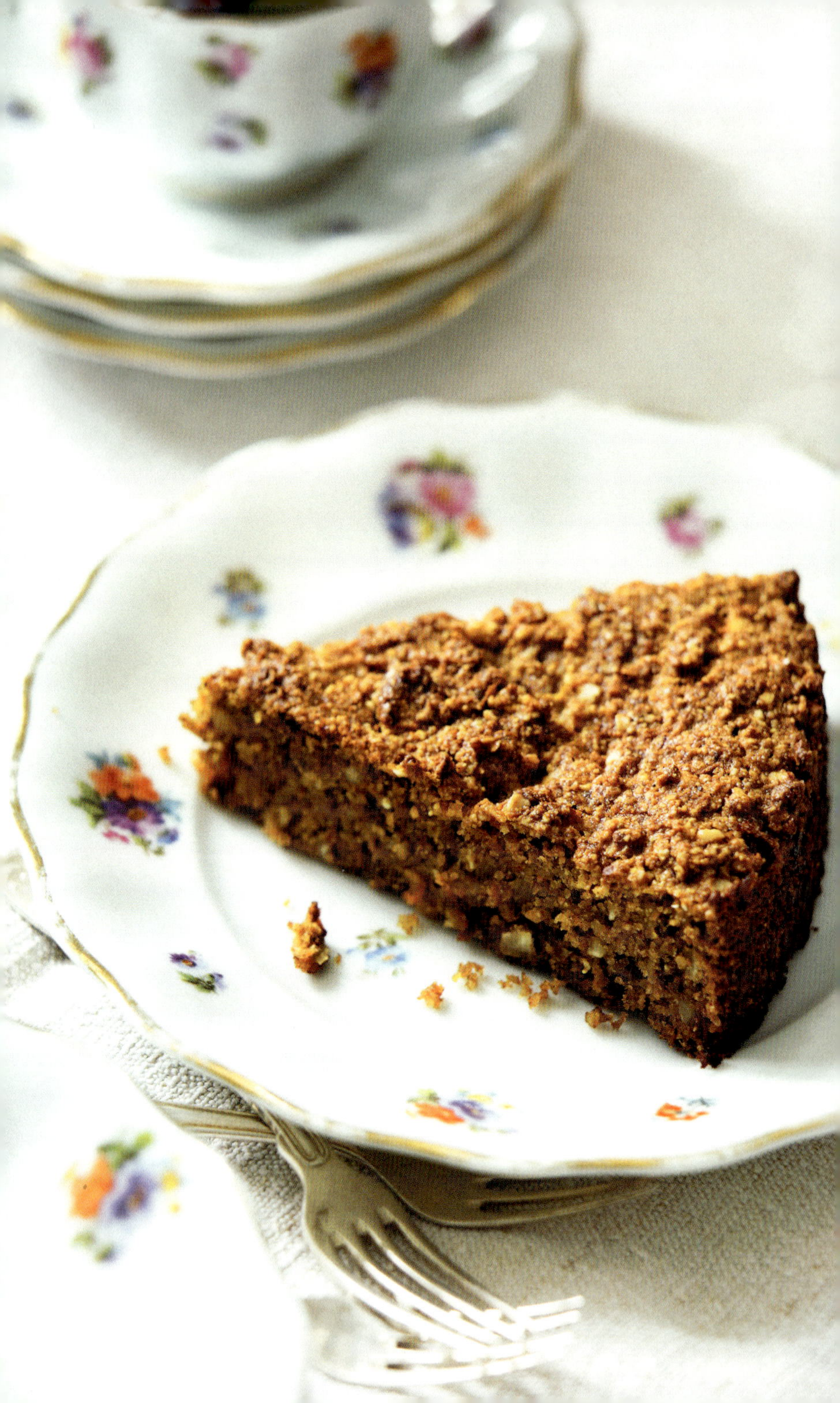

Karotten-Mandel-Torte

Für 8 Stück

200 g Karotten
100 g Apfel
Saft und Abrieb von 1 Bio-Zitrone
100 g ganze Mandeln
100 g geröstete Haselnüsse
180 g Quinoamehl
1 TL Zimt
5 EL Olivenöl
Salz
200 g Reismalz
1 Pck. Backpulver (glutenfrei)

1 Karotten und Apfel waschen, putzen und schälen. Apfel vom Kerngehäuse befreien. Beides auf der Vierkantreibe fein raspeln und mit Zitronensaft beträufeln.

2 Den Ofen auf 200 °C (Ober- und Unterhitze) vorheizen. Mandeln und Haselnüsse hacken, in eine Schüssel geben und mit Quinoamehl, etwas Zitronenabrieb, Zimt, Olivenöl, Salz, Reismalz und zuletzt mit dem Backpulver zu einem weichen Teig verrühren. Karotten- und Apfelraspel darunterheben.

3 Eine Springform mit Backpapier auslegen und den Teig einfüllen. Im Ofen (mittlere Schiene) 30 Minuten backen.

Gewürz-Schokoladenroulade

Für 8 Stück

200 g Bitterschokolade
40 g Reismilch
40 g kaltgepresstes Maisöl
40 g Reiswaffeln
50 g gehackte Haselnüsse
3 EL Reismalz
1 TL Kurkuma
1 TL Rohrzucker
½ TL Ingwer
Salz
1 Döschen Safranpulver
50 g Kokosflocken

1 Bitterschokolade über dem heißen Wasserbad auflösen und mit Reismilch und Maisöl verrühren.

2 Die Reiswaffeln zerbröseln, mit Nüssen, Reismalz, Kurkuma, Rohrzucker, Ingwer, Safran und etwas Salz vermischen und gut unter die Schokoladenmischung rühren

3 Den Teig zylinderförmig auf feines Backpapier legen und eine Rolle formen, dann einen zweiten Bogen Backpapier mit Kokosflocken bestreuen, die noch feuchte Rolle daraufgeben und fest einrollen. An den Enden zubinden, für 3–4 Stunden kalt stellen und das Papier wieder entfernen. Die Roulade in Scheiben schneiden.

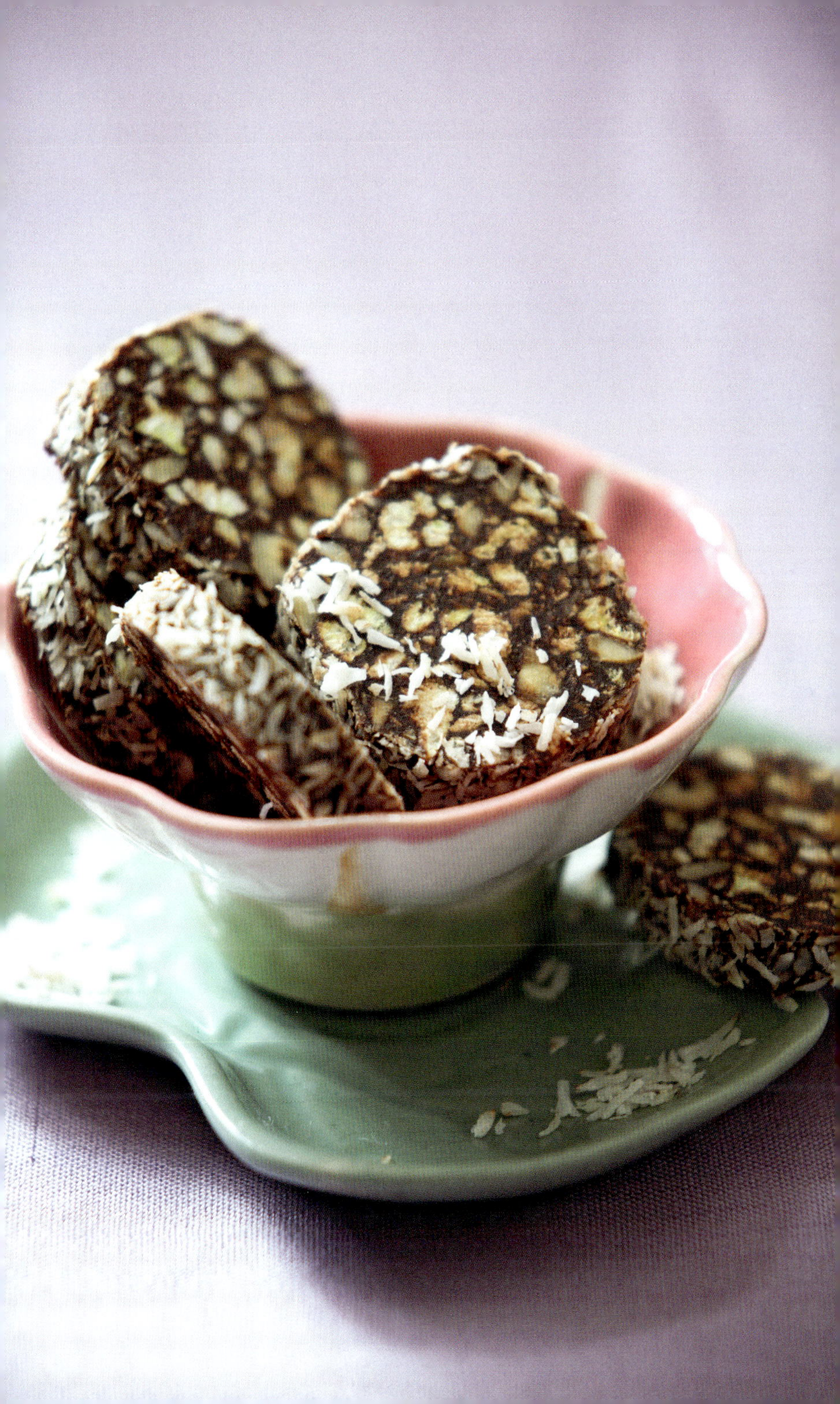

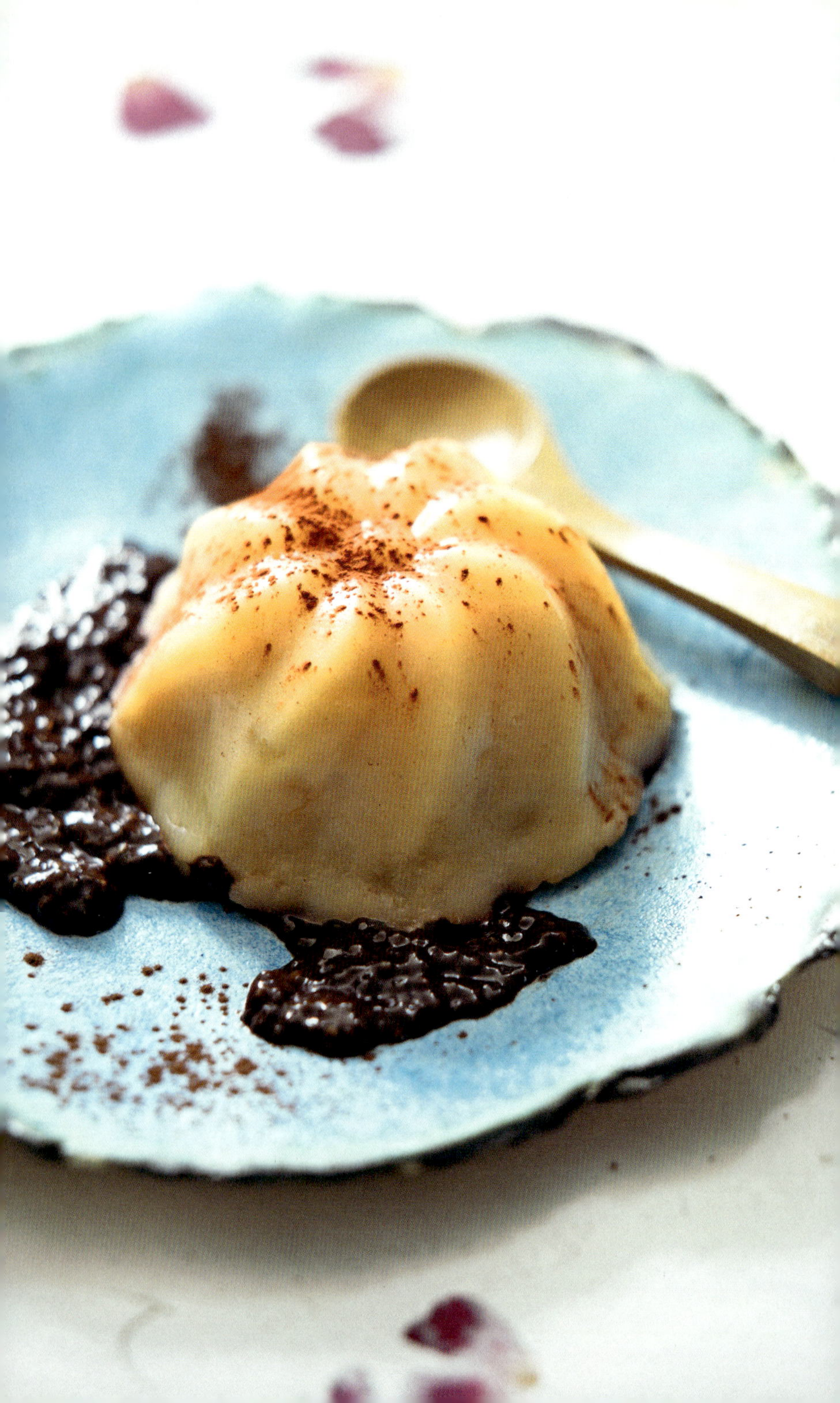

Birnen-Schokoladen-Pudding mit Chia-Samen

Für 4 Portionen

Für die Schokoladencreme:
50 g Chia-Samen
20 g dunkler Kakao (ungesüßt)
2 EL Ahornsirup
200 ml Reismilch

Für die Birnencreme:
200 ml Reismilch
2 Birnen
1 TL Agar-Agar
60 g Reismalz
30 g Vollkorn-Reismehl

1 Für die Schokoladencreme in einer Schüssel Chia-Samen, Kakao, Ahornsirup und Reismilch vermischen und mit dem Schneebesen glatt rühren. 10 Minuten quellen lassen und kalt stellen.

2 Für die Birnencreme in einem Topf die Reismilch erwärmen. Die Birnen schälen, Kerngehäuse entfernen und das Fruchtfleisch klein würfeln. Agar-Agar unter Rühren in der Reismilch auflösen. Die Birnen unterheben, Reismehl und Reismalz unterrühren. Die Masse unter Rühren bei kleiner Hitze cremig köcheln.

3 Kleine Auflauf- oder Sturzformen kalt ausspülen, bis zur Hälfte mit der Birnencreme füllen, abkühlen lassen und kurz kalt stellen. Auf Dessertteller stürzen, mit Schokoladencreme übergießen und servieren.

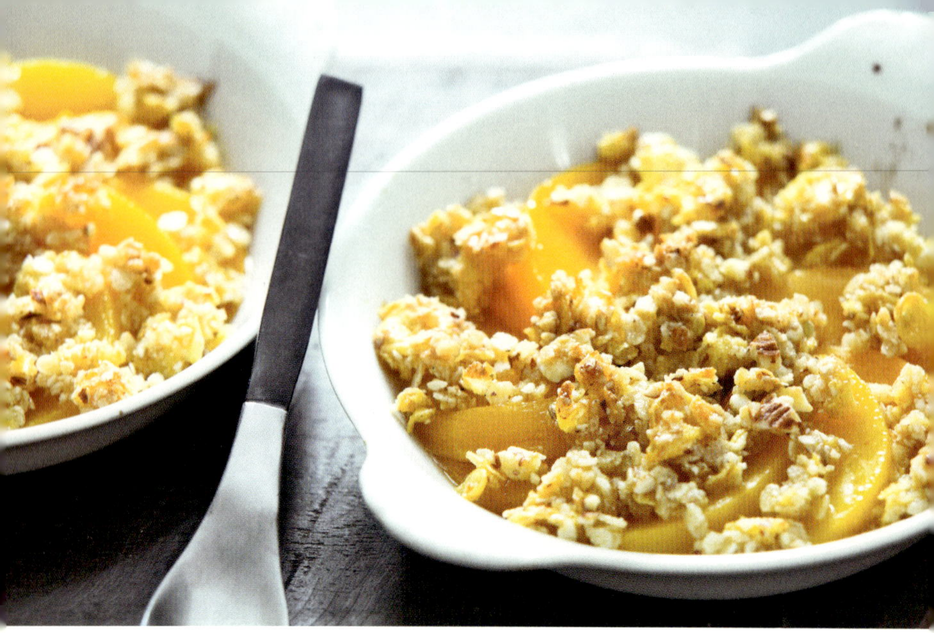

Pfirsich-Crumble

Für 4 Portionen

3 Pfirsiche
3 EL ungezuckerte Cornflakes
2 EL Reisflocken
1 EL grob gemahlene Mandeln
1 EL Olivenöl
2 EL Reismalz
Saft von ½ Bio-Zitrone

1 Pfirsiche mit kochendem Wasser überbrühen und mit einem scharfen Messer die Haut abziehen. Halbieren, die Kerne entfernen und das Fruchtfleisch vierteln und in feine Scheiben schneiden. Eine ofenfeste Pfanne mit den Obstscheiben belegen und diese mit Zitronensaft beträufeln.

2 Den Ofen auf 180 °C (Ober- und Unterhitze) vorheizen. Die Cornflakes zerbröseln und in eine Schüssel geben. Reisflocken, Mandeln, Olivenöl und Reismalz untermischen. Die Masse über den Pfirsichen verteilen und im Ofen ca. 20 Minuten knusprig backen.

laya, von Norwegen bis Argentinien. Weizen ist überall. Selbst die Hostie in der katholischen Kirche ist aus Weizen, aber auch in Kosmetika, Lippenstift, Zahnpasta und auf Trockenfrüchten findet er sich nicht selten. Die Anbaufläche auf der Welt nimmt inzwischen den doppelten Raum von Westeuropa ein. Insofern haben wir auch die Probleme mit Weizen fast überall. Lediglich klassische Reisländer blieben bisher verschont, wobei auch sie inzwischen durch Amerikanisierung und entsprechende Konzerne in Plastik verpackte Weizenprodukte kaufen.

Die Proteinanalyse von modernem Weizen ergab eine 95-prozentige Übereinstimmung mit den Ursprungsgenen. Bedenkt man aber, dass sich Mensch und Schimpanse nur in zwei Prozent ihrer Gene unterscheiden, ist das sehr viel, und besonders die Gluten-Gene haben sich dramatisch verändert. Symbolisch typisch ist auch, dass die Hybridisierung für die Weizenpflanzen selbst tödlich ist, denn sie können nur noch mit menschlicher Hilfe überleben. Die Abhängigkeit von Mensch und Weizen ist beiderseits und groß. Der Weizen ist ein Kind des Menschen, und dieser wird nun allmählich sein Sklave.

William Davis berichtet von einem Selbstversuch, bei dem er mit »altem« Einkornbrot seinen Blutzucker von 84 mg/dl auf 110 mg/dl steigerte, mit modernem biologischem Vollkornweizen aber auf 167 mg/dl. Von Letzterem wurde ihm außerdem übel, und seine Hirnleistung nahm dramatisch ab. Ähnliches habe ich persönlich erlebt, als ich unwissentlich Weizenvollkorn erwischte und mich vergleichsweise miserabel fühlte.

Der rasche Anstieg des glykämischen Index (GI) liegt an den komplexen Kohlenhydraten des Weizens vom Typ Amylopektin A, die rasch verdaulich sind. Schwerer verwertbar ist das Amylopektin B, wie es sich in Kartoffeln und Bananen findet, und am schwersten die C-Variante, die in Hülsenfrüchten vorliegt. So erklärt sich, warum Weizen den Blutzucker rascher hochtreibt als Kartoffeln und viel schneller als Hülsenfrüchte wie Linsen und Bohnen. Und je höher der Blutzucker durch Essen steigt, desto mehr erhöht sich auch Insulin, und desto mehr Fett wird in der Folge eingelagert; desto rascher kommt es zur Insulinresistenz, zu metabolischem Syndrom und zu Diabetes II.

Tatsächlich gäbe es ohne Weizen fast keinen Diabetes. Einiges weist darauf hin, dass mit Einführung der Getreide in der Jungsteinzeit erstmals Diabetes auftrat wie auch vermehrte Infektionen und Osteoporose. Diabetes war immer eine Luxus-Krankheit.

In den letzten dreißig Jahren hat sich die Zahl der Diabetiker weltweit mehr als verdoppelt, allein in Deutschland sind es schon über sieben Millionen. Jeder weiß, dass Diabetes von Kohlenhydraten kommt, und Weizen ist deren verbreitetstes. Sie einfach weiter zu essen und dann den Blutzucker zu therapieren ist bestenfalls absurd. Kinder mit Zöliakie erkranken 10-mal häufiger an Diabetes I. Kinder mit Typ-I-Diabetes haben mehr als 10-mal so häufig Antikörper gegen Weizen im Blut und praktisch immer gegen das Milchprotein Kasein. Kindern weder Milch(produkte) noch Weizen zuzuführen müsste sie folglich sehr sicher vor Diabetes I bewahren. Worauf warten wir also?

Darüber hinaus gibt es eine Fülle von Krankheitsbildern, hinter denen sich Glutenunverträglichkeit verbergen kann: Sodbrennen, Refluxösophagitis oder Reizdarm (den fünf bis 20 Prozent der Bevölkerung haben sollen, dazu gehören Magenkrämpfe, Durchfall, Verstopfung).

Weizenverzicht macht schlank

Weizen regt den Appetit an durch seine morphinähnlichen Wirkungen und das Auf und Ab des Insulins, weshalb Verzicht das Gewicht senkt. Er enthält nur zwischen zehn und 15 Prozent Protein, aber 80 Prozent davon sind Gluten. Weizenverzicht führt bei 30 Prozent der Menschen, eben den Süchtigen, zu Entzugserscheinungen, da seine Verdauung morphinähnliche Stoffe (Polypeptide) freisetzt. *Naloxon* wirkt hier als Gegenmittel wie bei Opiaten.

Typisch, dass die Pharmaindustrie plant, hieraus einen Appetitzügler zu entwickeln. Damit wir weiter Weizen konsumieren können, wird ein Anti-Opiat gegeben. Das mag zeigen, wie absurd unsere Einstellung inzwischen ist. Anstatt die Symptome an der Wurzel zu bekämpfen, werden die Folgen mittels Pharmaka bearbeitet. Nebenbei ergibt sich hier ein Beispiel für das Spiel der Polarität: Eine extrem drogenfeindliche Gesellschaft wie unsere isst dauernd opiat-ähnliche Drogen in Gestalt von Weizen.

Weizen verschlechtert die Situation unseres Gehirns von der Konzentration bis zur Funktion und ist damit ein großes Hindernis für das geordnete Fließen der Lebensenergie. Daraus ergeben sich eine Fülle von Symptomen bis hin zur Schizophrenie.[3]

3 Selbst bei der Schizophrenie zeichnen sich über Gluten-Verzicht erstmals Lichtblicke ab, die inzwischen sogar durch wissenschaftliche Studien belegbar sind: *Acta Psychiatra Scandinavica,* 2006: Recherchen belegen die drastische Reduzierung, wenn auch keine vollständige Remission von schizophrenen Symptomen nach Initiation eines Glutenentzugs. Diese Ergebnisse wurden in einer Vielzahl von Studien anerkannt. *Biological Psychiatry,* 1984: Unter über 65 000 untersuchten oder genau beobachteten Erwachsenen in den fern gelegenen Regionen von Papua-Neuguinea (PNG, 1950–1967), Malaita, Salomon-Inseln (1980-1981) und Yap, Mikronesien (1947–1948), die sich nicht

Den frühesten Zusammenhang hier beobachtete der US-Psychiater F. Curtis Dohan (1907–1991), dem auffiel, dass während der Brotknappheit im 2. Weltkrieg die Schizophrenie deutlich zurückging, danach aber mit der Weizenverfügbarkeit wieder zunahm. Ähnlich beobachtete er, wie sie bei Urvölkern in Neuguinea erst mit Einführung westlicher Ernährung auftrat. Als daraufhin in einem Militärkrankenhaus schizophrenen Patienten für vier Wochen alle Weizenprodukte gestrichen wurden, gingen deren Symptome deutlich zurück. Tatsächlich ließen sich typische Symptome wie Halluzinationen und Realitätsverlust so an- und abschalten. Englische Forscher der Universität Sheffield bestätigten diese Ergebnisse.

Auch ADHS-Kinder profitieren vom Weglassen des Weizens. In all diesen Fällen löst der Weizen das Krankheitsgeschehen nicht aus, sein Weglassen bessert es aber. Ähnliche Effekte wie bei der Schizophrenie lassen sich für Autismus finden. Lässt man bei autistischen Kindern Gluten und Kasein, also Milch(protein), weg, bessern sich die Symptome. Allein das ist schon eine immense Chance, wenn wir bedenken, wie viele Krankheitsbilder wir durch Tierproteinverzicht abschalten oder mindestens vermindern kön-

---

von Getreide ernähren, fanden sich nur zwei chronische Fälle von Schizophrenie. Forscher verzeichneten nach teilweiser Westernisierung und dem erhöhten Konsum von Weizen, Gerstenbier und Reis einen deutlichen Anstieg an Vorfällen auf europäischem Niveau. *Science,* 1976: Der therapeutische Prozess von Schizophrenen, deren Ernährung kein Getreide und keine Milch beinhaltete, wurde durch die Einführung von glutenhaltigen Lebensmitteln unterbrochen. Nach dem Entfernen von glutenhaltiger Kost aus dem Ernährungsplan konnte der Heilungsprozess fortgesetzt werden. *Schizophrenia Bulletin,* 2011: Menschen mit Schizophrenie haben in Bezug auf Zöliakie und Glutensensitivität höhere Antikörpertiter als erwartet (siebenfach erhöhte Prävalenz). *Schizophrenia Research,* 2010: Individuen mit Schizophrenie haben eine neuartige Immunantwort auf Gliadin, die sich von der Reaktion von Personen mit Zöliakie unterscheidet.

nen. Und jetzt lassen sich durch Weizenverzicht so viele weitere auf so einfache Weise in den Griff bekommen. Es müsste eine begeisterte Aufbruchstimmung durch eine *Medi*zin gehen, die diesen Namen verdient und den Anspruch hat, Menschen in ihre Mitte zu bringen und zu heilen. Leider ist das Gegenteil der Fall.

Die Geschichte aber geht weiter, denn inzwischen ist die moderne Genetik fortgeschritten. Statt wie bisher Pflanzen zu kreuzen, lassen sich heute Gene selektiv entfernen und einsetzen. So werden Pflanzen gezielt für bestimmte Düngemittel und Pestizide verändert. Die Agro-Industrie vom Schlage Monsanto kann sich so nicht nur den Saatgut-, sondern auch den Dünge- und Pflanzenschutzmittelmarkt sichern. Es gibt den begründeten Verdacht, dass es möglicherweise gar nicht nur das Gluten ist, das die Probleme schafft, sondern ein Einbau ins Erbgut mit dem Spitznamen ATI, der für viele der schrecklichen Konsequenzen sorgt, die Weizenkonsum mit sich bringt.

Allerdings wehrt sich die Natur gegen solche Vergewaltigungen: Versuchstiere, denen Glyphosat-tolerantes Soja verfüttert wurde – also solches, das das Unkrautvernichtungsmittel Roundup überlebt –, zeigten Veränderungen von der Leber bis zum Darm, vom Pankreas bis zu den Hoden. Moderner Hybrid-Weizen ist auf solche möglichen Veränderungen bei Menschen nie untersucht worden. Vieles spricht dafür, dass er zum Verzehr nicht mehr geeignet ist. Für meinen Organismus ist er es jedenfalls nicht, und auch bei vielen Patienten hat sein Weglassen bereits bemerkenswert geholfen. Weizen ist laut William Davis die Hauptursache der modernen amerikanischen Fettsucht-Orgie.

Und auch beim Weizen ergibt sich ein Teufelskreis ähnlich wie beim Tierprotein, wo wir mit Milliarden von Nutztieren Milliarden von Wildtieren den Lebensraum nehmen, Erstere aber so schlecht behandeln, dass wir an ihrem Fleisch elend erkranken. Deshalb foltern wir Millionen von Versuchstieren auf unbeschreiblichste Art zu Tode, um Medikamente zu finden, die wir gar nicht bräuchten, wenn wir keine Tierprodukte essen würden.

Für den Weizen sieht der Kreis folgendermaßen aus: Um den Hunger auf der Welt zu bekämpfen, wurde der ertragreiche Zwergweizen gezüchtet und in Massen auf den Weltmarkt gebracht. Gesundheitsapostel und Regierungen schworen die Menschen auf gesundes (Weizen-)Vollkorn ein, was die Lebensmittelindustrie willig umsetzte und den Weizen überall durchsetzte. Das wiederum brachte die aufgezählten Symptome hervor, was wiederum die Pharmaindustrie förderte bis hin zur Entwicklung des sich anbahnenden Appetit-Züglers.

Die reibungslose Zusammenarbeit zwischen Lebensmittel-, Pharmaindustrie und Regierungen führte zum weltweiten Siegeszug des Weizens. Für die Verbraucher heißt das nun, nach den angeblich so gesunden Milchprodukten auch noch das heiliggesprochene Vollkorn aufzugeben? Und Weizen in dieser Vollkorn-Form gilt als völlig unverdächtig.

Das mag nun einigen zu weit gehen, und natürlich ist die Weite des Komplotts auch vielen nicht vorstellbar. Insofern ist der Siegeszug der zwei wahrscheinlich gefährlichsten Schadstoffe wirklich erfolgreich. Und so gibt es viele Versuche, sich die alten Gewohnheiten zu retten. Natürlich ist es gesünder, Vollkornweizenbrot als Weizenweißbrot zu essen, aber weniger Schädliches wird dadurch noch nicht gesund. Auch ein bisschen Milch mag noch nicht so schlimm sein. Es gibt natürlich auch beim Knollenblätterpilz eine Dosis, von der man nicht gleich stirbt. Ich würde ihn trotzdem ganz weglassen.

»Das Mantra ›Viel Protein, weniger Fett und mehr (Weizen-)Vollkorn‹ ist gefährlich, auch wenn wir uns so daran gewöhnt haben.«

Und die Ernährungsgeschichte zieht weitere Kreise

Genetisch entsprechen wir immer noch fast genau jenen Wesen, die als Sammler und Jäger vor Jahrtausenden die Erde bevölkerten. Die Erfindung der Landwirtschaft ist im Lichte der Evolution relativ neu und maximal 12 000, wahrscheinlich nur 10 000 Jahre alt. In dieser Zeit hat sich genetisch wenig geändert, was schon daran deutlich wird, dass sich nur die Hälfte der Menschen an Milch(produkte) angepasst hat und das Enzym Laktase zu ihrer Verdauung entwickelte.

Möglicherweise haben wir uns auch an Getreide noch gar nicht wirklich adaptiert. Tatsächlich macht uns allen das darin vorkommende (Miss-)Verhältnis von Omega-3- zu -6-Fettsäuren zu schaffen, wie Wissenschaftler nun erkennen. Wir sind Kinder unserer Geschichte und nur als solche zu verstehen. So wie wir das im individuellen Fall längst in der Psychotherapie machen, dürfen wir das ruhig auch mit der Entwicklungsgeschichte unserer Spezies tun. Psychotherapeutisch verstehen wir die heutigen Probleme eines Menschen selbstverständlich aus denen seiner Vergangenheit.

Menschen haben sich immer von Glukose aus der Photosynthese der Pflanzen ernährt. Aber diese war schwer zu erlangen und knapp. Folglich lernten wir sie zu speichern, etwa im Glykogen von Leber und Muskeln, und auch mit ihr hauszuhalten. Und wir entwickelten sogar Methoden, Glukose aus Fett und Eiweiß herzustellen, die sogenannte Glukoneogenese – ein allerdings aufwendiges Unterfangen für (Hunger-)Notfälle. Um Glukose in die Zellen der Muskeln und Leber, wo sie verbrannt werden kann, oder in Fettzellen einzuspeisen, braucht es Insulin. Dieser Mechanismus ist in Zeiten mit knappem Glukose-Vorkommen entstanden und dafür auch sehr passend. Die Insulinresistenz ist also eine sinnvolle Notfallmaßnahme gegen die moderne Zucker-Überschwemmung, eine aus Evolutionszeiten unbekannte Situation.

In heutigen Zeiten kommt dadurch ein Teufelskreis in Gang. Das Blut bleibt auf der Zuckerflut sitzen, muss sie aber loswerden. Offensichtlich versucht es das durch geradezu verzweifeltes Anhängen der Glukosemoleküle an andere, die sich nicht wehren können. So kommt es zur Glykierung von Proteinen und Fetten, einem Problem, welches zu Flurschäden an Gefäßen und Nerven führt. Außerdem führen die Blutzuckerspitzen zu Gefäßproblemen mit verheerenden Folgen.

Ein auf Dauer erhöhter Zuckerspiegel setzt eine Entzündungskaskade in Gang und verursacht weit verbreitete Schäden an Gefäßen und Nerven, wobei das Gehirn doppelt in Gefahr gerät. Immer mehr Zeichen deuten darauf hin, dass die Insulinresistenz auch die Bildung jener für Alzheimer so typischen Plaques im Gehirn auslöst. Der steigende und dauerhaft zu hohe Blutzucker führt aber vor allem zur Glykierung und Verklumpung von Eiweißen, Fetten und Zuckern, die (Nerven-)Zellen und -Gewebe steif und unflexibel werden lässt. Der Neurologe Perlmutter geht davon aus, dass durch diese Verbindung neue gefährliche Moleküle entstehen mit scheußlicher Wirkung fürs Gehirn. Gluten verstärkt seiner Meinung nach diesen Prozess noch sehr. Und obwohl sie unserem Gehirn so schaden, werden wir immer süchtiger auf rasch abbaubare Kohlenhydrate wie in Weizen. Das aber ist typisch für Suchtmittel, die immer mehr

Verlangen auslösen, obwohl sie den Orten ihrer Wirkungsauslösung so schaden. Auch Alkohol verlangt nach mehr, obwohl er Leber und Hirn bekanntermaßen nachhaltig schädigt.

Bezüglich entzündlicher Prozesse als Basis vieler degenerativer Krankheitsbilder besteht inzwischen weitgehende Übereinstimmung. Perlmutter führt neben Typ-II-Diabetes auch grauen Star, Arteriosklerose, Demenz und Lungenemphysem an. Die Glykierungsprodukte, in ihrer fortgeschrittenen Form auch AGEs (advanced glycation end products) genannt, seien aber auch für die vorzeitige Hautalterung, Nierenschäden und Gedächtnisabbau verantwortlich, da sie – im Übermaß – die Bildung von zellschädigenden freien Radikalen fördern. Also gilt es, diese Verzuckerung zu vermeiden und für weniger oxidativen Zellstress und mehr zellschützende Antioxidantien zu sorgen, was uns wieder zu pflanzlich-vollwertiger Kost, basischem Wasser und einem meditativen bewussten Leben zurückbringt. Leider übersehen die Fettbefürworter und Gluten-Kritiker wie Davis und Perlmutter gerade diesen entscheidenden Faktor, wenn sie zu Tierprotein-Nahrung raten.

Glücksnahrung

Die Erhöhung des Blutzuckers hat aber noch mehr Konsequenzen wie etwa die Erhöhung der Spiegel der Neurotransmitter, was bei Serotonin und Dopamin, den Wohlfühl- und Belohnungshormonen, durchaus angenehm ist und den Suchtfaktor verstärken dürfte. (Nor-) Epinephrin und GABA steigen ebenfalls, werden dabei aber auf Dauer auch verbraucht. Tatsächlich scheinen immer mehr Zeitgenossen über den Tag gerechnet zu wenig von diesen Hormonen zu haben. Dieser Tendenz beugen wir mit der Gabe von L-Tryptophan, der Vorstufe von Serotonin, mittels »Take me – Glücksnahrung« und dem Mangel an den Vorstufen der anderen Neurotransmitter mit

»Take me – plus«[4] vor. Drei Viertel aller Menschen profitieren sehr von »Take me – Glücksnahrung«. Möglicherweise sind es dieselben drei Viertel, die auf Serotonin-Wiederaufnahme-Hemmer ansprechen, was die Schulmedizin mit Rezeptorenproblemen beim letzten Viertel erklärt. Nach meiner Erfahrung kann Nichtansprechen auch auf eine Dysbiose, eine grundsätzliche Verdauungsstörung im Bereich der Darmbakterien, hinweisen.

Medizinische Gründe gegen Weizen

Dafür, dass Weizen nicht nur die »Weizenwampe« fördert, sondern auch richtig fett macht, sprechen viele Argumente. Manche Zöliakie-Kinder nehmen nach der Umstellung auf glutenfreie Kost zu, aber generell setzen sie deutlich weniger Fett an. Glutenfreie Kost senkt – laut Studie – den Kalorienverbrauch um über 400 Kcal pro Tag.

Gliadin, ein Protein aus dem Weizengluten, macht die Darmschleimhaut durchlässig und führt so zum sich immer bedrohlicher entwickelnden Leaky-Gut-Syndrom, dem durchlässigen oder löcherigen Darm, der im dringenden Verdacht steht, Allergien und Autoimmunkrankheiten zu fördern.

In der Jungsteinzeit begann mit dem Konsum von Getreide und Tierprotein die Übersäuerung, die unseren Knochen so zusetzt, weil der von der Säureflut überforderte Organismus lieber seine Knochen opfert, als den Blut-pH-Wert entgleisen zu lassen. Moderne Ernährung mit einer Flut von Tierprotein und Weizen erzeugt chronische Übersäuerung und ein Heer von säuerlichen Menschen. Heute haben 97 Prozent aller Frauen mit

4 Bezugsquelle im Anhang

80 Jahren Osteoporose. Das Geschäft mit mehrheitlich unwirksamen Osteoporose-Medikamenten hat allein in den USA längst die 10-Milliarden-Dollargrenze überschritten.

Unsere Gelenke könnten durchaus ein langes Leben halten, wenn wir uns nicht fehlernähren würden. Das zu sagen ist schon fast ein Sakrileg, denn Deutschland ist mit 400 000 künstlichen Hüften pro Jahr zusammen mit der Schweiz absoluter Endoprothesen-Weltmeister. Die USA haben bei mehr als dreimal so viel Menschen und einer noch schlechteren Ernährungssituation nicht mal doppelt so viele, nämlich unter 800 000.

Auch das vorzeitige Altern wird durch Weizen beziehungsweise Gluten gefördert. Am krassesten fördern die AGEs die Alterungsprozesse. Wichtig zu wissen, dass diese sich nicht nur im Stoffwechsel bilden, sondern auch zugeführt werden können – ausschließlich mittels Tierprotein. Außerdem fördern Grillen, Braten und Kochen – je länger, desto mehr – die Entwicklung von AGEs. Das Fazit ist einfach: Statt Blut und Organen sollten wir uns das Leben versüßen und verzuckern. Je höher der Blutzucker, desto höher auch der Anteil verzuckerten Hämoglobins und desto schlechter steht es um unsere Lebensenergie.

Weizen ist auch schädlich für die Haut, wie Davis anhand von eindrucksvollen Studien belegt. Ein Beispiel mag das illustrieren. In Kulturen wie Okinawa, bei den Zulus und Inuit, die gar keinen Weizen aßen, gab es auch keine Akne. Führte man ihn wie auch Milch(produkte) und Zucker ein, entwickelte sich auch hier Akne. Die Kombination von allen drei Problemstoffen ist ein geradezu sicherer Weg zu dem Hautleiden. Schwere Akne ist bei Jugendlichen, die Milch trinken – laut Davis – 20-mal häufiger. Selbst Aphten sind eine häufige Reaktion auf Gluten.

Vor allem aber ist Weizen eine Art Frontalangriff auf Nerven (MS, periphere Neuropathie) und Gehirn (degenerative neurologische Krankheitsbilder wie Parkinson und ALS). Schlecht für die Stimmung, den Schlaf und unsere Energie, fördert sein Konsum auch Kopfschmerzen und Migräne bis zu Epilepsie und Ataxie. Die Besserung von Schlafstörungen durch Weizenverzicht ist mir selbst schon aufgefallen.

Weizen kann sogar Krebs mit verursachen, denn Menschen mit nicht erkannter Zöliakie bekommen nach Davis 40-mal häufiger Krebs. Nach fünf Jahren glutenfreier Ernährung normalisiert sich dagegen ihr Krebsrisiko wieder. Da nur zehn Prozent der Zöliakie-Patienten von ihrem Krankheitsbild wissen, tickt hier eine Zeitbombe. Insofern könnte man Zöliakie und Laktose-Intoleranz auch als Chance betrachten, sich aus zwei schrecklichen Nahrungsfallen zu befreien und sich damit viel zu ersparen.

Was ist Zöliakie?

Zöliakie – Glutenunverträglichkeit – wurde erst 1953 von einem holländischen Arzt als Weizenproblem identifiziert. Sie hat sich in den letzten fünfzig Jahren parallel zum Siegeszug des Weizens vervierfacht und in den letzten zwanzig verdoppelt. Zöliakie-Patienten leiden häufig an Autoimmunkrankheiten wie Rheuma, Lupus, Colitis ulcerosa. Typisch ist eine chronische Entzündung der Dünndarmschleimhaut und Symptome wie ständige Durchfälle und Übelkeit, Gewichtsverlust und Mangel an lebenswichtigen Nährstoffen, die nicht mehr aufgenommen werden können.

Glutenverzicht kann sie alle bessern. Colitis und Morbus Crohn sind bei Zöliakie um das 86-Fache erhöht.

Leider ist Ernährung der Schulmedizin so unwichtig, dass es bei Zöliakie-Patienten durchschnittlich elf Jahre dauert, bis die richtige Diagnose gestellt wird.

Was tun? Am besten wäre glutenfrei zu essen, ohne dafür glutenfreie Lebensmittel einzukaufen, denn diese Produkte sind meist aus Reis-, Mais- und Kartoffelstärke und treiben den Insulinspiegel ähnlich oder sogar noch mehr als Weizen in die Höhe, wenn sie auch seine anderen schädlichen Wirkungen vermeiden.

Gut wäre, nichts mehr zu essen, wofür in Fernsehen und Mainstream-Medien geworben wird. Aber auch sonst gilt es wach zu sein, denn Nahrungsmittelkonzerne finanzieren Lebensmittel-Studien mit eindeutigem Ausgang, stiften Lehrstühle an Universitäten und können über ihre Werbeeinschaltungen inzwischen fast beliebig die Berichterstattung in Medien beeinflussen.

Den Selbstversuch wagen

Ideal ist ein Selbstversuch von einigen Wochen. Der durchschnittliche Mensch, der tierprotein- und glutenfrei lebt, entwickelt sich in Richtung seines individuellen Idealgewichts, ist hell im Kopf und bestens durchblutet. Laut Davis verbessert Weizenverzicht obendrein die B_{12}-, Folsäure-, Eisen-, Zink- und Magnesiumaufnahme, wahrscheinlich weil die Verdauung besser wird und deshalb eben auch die Resorption.

Weizenverzicht ist aber trotz all der Vorteile und des ersparten Elends ein schwieriger Schritt – so wie anfangs auch der auf Milch(produkte) –, weil sein Kleber fast überall drinnensteckt. Selbst wenn man die Klebeflächen von Briefumschlägen mit der Zunge befeuchtet, bekommt man ihn schon ab. So unpraktisch es ist, so gesund ist es aber auch. Wie beim Weglassen von Tierprotein ist bei Gluten ebenfalls ein klarer Schnitt leichter, weil man damit auch hier aus der Abhängigkeitsfalle leichter herausfindet und etwaige Entzugserscheinungen leichter überwindet.

Und (ver)gib uns unser täglich Brot

Nachdem ich in meinem Buch »Peace Food« die Milch(produkte) entlarvt habe, fällt es mir persönlich noch ungleich schwerer, jetzt dasselbe mit unserem täglichen Brot zu machen. Aber das ist längst nicht mehr das Brot biblischer Zeiten, das es einmal war, und daraus ergibt sich ein gravierendes Problem. Die viel tiefere Katastrophe liegt aber wohl darin, dass wir uns mit Brot und Milch zwei grundlegende Arten von Hybris herausgenommen haben, mit deren Konsequenzen wir bis heute nicht zurechtkommen.

Mit dem Verzehr und notwendigerweise der Entwendung von Milch fremder Arten und der Zucht von Getreiden haben wir uns ein gutes Stück von Mutter Natur abgewendet, uns gegen die vorgefundene Schöpfung aufgelehnt und selbstständig gemacht, indem wir versuchten, ihre Angebote für uns zu verbessern. Offenbar ist uns das nur schlecht gelungen, und wir bekommen zunehmend die Quittung dafür.

Das Fazit klingt verblüffend einfach: Ein Verzicht auf Gluten könnte bei vielen Menschen innerhalb weniger Wochen Stimmung und Energieniveau heben und dafür Blutzucker und Gewicht senken. Das aber bedeutet auch Verzicht auf Brot, wie wir es kennen. Schauen wir uns nochmals ausführlich an, wie es überhaupt so weit kam bis zu Getreide und Brot.

Getreide ist unser Grundnahrungsmittel Nummer eins, wer es kritisiert, riskiert sofort viel Gegenwind. Ein Leben ohne Brot und Kuchen ist für viele unvorstellbar, da verzichten sie noch eher auf Milch(produkte). Dabei ist Getreide ein sehr neues Nahrungsmittel. Rechnet man die ganze Entwicklungsperiode des modernen Menschen, so kommt man auf ca. 200 000 Jahre. Die allermeiste Zeit davon lebten unsere Ahnen ohne Ackerbau und Getreide. In unserer Urheimat, dem tropischen Afrika, wuchsen

Pflanzen ganzjährig in solcher Vielfalt und Menge, dass dieses Paradies sicherlich keinen mühevollen Ackerbau aufkommen ließ. Die Vorfahren im warmen Paradies voller Früchte, Nüsse, Samen und üppiger Esspflanzen waren sicher kerngesund, fit bis in die Zellkerne und natürlich Sammler. Es gab keinen Grund für Jagd, Viehzucht oder Ackerbau.

» Wir hätten heute theoretisch die Möglichkeit, dieses Paradies zurückzubekommen durch geschicktes Verhalten und entsprechende Organisation. «

Eine Ernährung wie damals wäre heute wieder denkbar, die entsprechenden Früchte, Nüsse und Samen sind immer noch oder wieder zu unserer Verfügung. Als Snack auf Reisen esse ich einen Riegel »Steinzeitnahrung«. Möglicherweise liegen hier auch Wurzeln moderner Ernährungstrends, etwa der Superfoods, die sich bei genauerem Hinsehen als (gute) alte Hüte wie Himbeeren und Tomaten herausstellen. Manchmal kommen sie aber auch aus anderen Ländern, die dem ursprünglichen Paradies botanisch näher sind. Heute haben wir eine bisher kaum vorstellbare Auswahl zur Verfügung, die wir uns im letzten Teil des Buches auch noch zu Nutze machen wollen. Dieses frühe Paradies mag auch der Grund sein, warum Menschen bis heute von solch einem Land träumen, das sie auch als Schlaraffenland beschreiben, wo ihnen die Früchte in den Mund wachsen. Die Frage ist nur, warum einige von ihnen, die Vorfahren von uns Europäern etwa, solch ein Paradies verlassen haben, um sich ungleich schwierigere Verhältnisse mit Jahreszeiten und Klimaproblemen zu suchen.

Über den Grund können wir nur spekulieren, wahrscheinlich lag es daran, dass der Mensch schon immer ein *zoon politikon*, ein politisches Tier, war und mit seinesgleichen nicht einig wurde. Erst die Einwanderung in Gebiete mit schwierigerem Klima machte wohl Jagd und Vorratshaltung sinnvoll und notwendig. Damit lud man aber zugleich das Aggressionsprinzip verstärkt ins Leben ein und inszenierte Kriege in den neu eroberten Gärten. Symbolisch interessant ist in diesem Zusammenhang, dass die Entzündungstendenzen im Organismus sofort zurückgehen, wenn wir den Fleischkonsum wieder einstellen. Entzündungsherde, aber auch -zeichen wie das sogenannte CRP, der Entzündungsmarker der Schulmedizin, gehen zurück.

Auch die Idee, jungen Tieren die Muttermilch zu stehlen und diese für sich zu verwenden, war ein bisher nicht dagewesener Aggressionsakt und ist es immer noch. Sobald wir wieder damit aufhören, gehen die Entzündungszeichen im Körper weiter zurück.

Der Sündenfall der biblischen Geschichte ist ein Akt des Aufbegehrens gegen Gott, der zum Verlust des Paradiesgartens führte. Jagd wie auch der Muttermilchraub sind ebensolche aggressiven Akte des Aufbegehrens gegen Seine Ordnung. Und letztlich ist auch die Verbesserung Seiner Schöpfung ein Aufbegehren, wie es in der Veredelung der Gräser zu Getreide zum Ausdruck kommt. In den frühesten Zeiten, wo die Urahnen noch im Umherziehen sammelten, bekamen sie sicher keine reifen Grassamen, denn diese fielen damals noch ausgereift sofort zu Boden. Dass sie heute auch reif noch in den Halmen verharren, musste ihnen erst angezüchtet werden, was wiederum eine Verbesserung Seiner Schöpfung in unserem Sinn war.

Mit der Sesshaftigkeit begann die Gräserzucht, die schließlich zu jenen über 25 000 Getreidearten führte. Ursprünglich blieb das aus gesundheitlicher Sicht harmlos. Getreide war kein Grunnahrungsmittel, es war unverfälscht von Chemie und wurde bäuerlich statt industriell verarbeitet. Das Urgetreide war reich an Mineralien, Vitaminen und bioaktiven Substanzen. Um das Meiste und Beste herauszuholen, ließen die Ahnen es im Idealfall wohl keimen, zerstampften die Keimlinge zu Brei, der sich gut mit frischen Kräutern würzen und zu Fladenbrot formen und in der Sonne trocknen ließ. Solche Fladen aus gekeimten Körnern des Urgetreides wären auch heute noch *kern*gesund. Als Essener-Brot tauchen sie auch wieder vermehrt auf.

Die modernen Getreide wurden leider nur anfangs den Bedürfnissen der Esser angepasst, bald vor allem auch denen der Bauern und später denen der Industrie. Jetzt ging es nicht mehr um Gesundheit, sondern um Geld. Und natürlich ist es da günstig, wenn das Korn ausgereift brav in der Ähre bleibt und über einen höheren Eiweißgehalt verfügt. Dieser Kleber (Gluten) lässt den Teig gut zusammenhalten und ist einfacher zu verarbeiten. *Viel hilft viel* war lange die Devise, und Eiweiß war wertvoll. Aber ähnlich wie bei der Milch dauert die Gewöhnung lange. 0,5 Prozent der Bevölkerung weltweit vertragen den Kleber gar nicht und leiden unter Zöliakie. Allerdings gibt es inzwischen auch schon Quellen, die von fünf Prozent sprechen.

Im Sinne von »Krankheit als Symbol« handelt es sich dabei um eine an sich gesunde Abwehrreaktion des Organismus, der anzeigt, dass solches Getreide für ihn unerträglich ist. Schlimmer ergeht es denjenigen, die Gluten scheinbar vertragen und doch chronische Beschwerden davon haben wie Bauchschmerzen und Blähungen, Reizdarmsymptome und Durchfall und Verstopfung im Wechsel, aber auch Hämorrhoiden und chronische Darmentzündungen wie Colitis ulcerosa und Morbus Crohn.

Modernes Getreide als Mischung aus Gluten und Stärke ergibt eine für den Organismus schwer verdauliche Mogelpackung in

Gestalt einer klebrigen Masse, die, gar nicht ganz verdaubar, Schlacken und Säuren produziert. Die Symptome der Übersäuerung sind vielfältig und erhöhen das entzündliche Potential aller Schleimhäute bis hin zu den Atemwegen mit häufigen Erkältungen, aber auch entzündliche Erkrankungen des Bewegungsapparates wie Gicht und Rheuma können daraus folgen.

Und wie immer gibt es auch einen Gegenpol. Getreide sind eine hervorragende, weil gut lagerfähige und schnell sättigende Nahrung für Notzeiten. Solange wir aber genug frische Gemüse, Salate, Früchte und Nüsse haben, sind sie überflüssig.

Praxis-Test

Wenn Sie auch nur den Verdacht auf eine Unverträglichkeit bei sich haben, machen Sie einfach einmal zwei Wochen Gluten-Pause, und wenn Sie sich wundervoll fühlen – wie ich es erlebt habe –, können Sie sich neu entscheiden. Nach meinen Erfahrungen wird es vielen deutlich besser gehen, weil sie erleben, wie Kopfschmerzen zurückgehen, Hämorrhoiden verschwinden und sich rheumatische Beschwerden bessern. Wer es dann nicht glaubt, braucht nur wieder zur Kleberpolitik zurückkehren und wird sein altes Leben(sgefühl) einschließlich der Symptome zurückbekommen. Manchmal wird es sich tatsächlich anfühlen wie die Lebensmittel-Vergiftung, die es in der Tat ist.

Trotzdem: Gluten wegzulassen ist schon insofern schwierig, als es inzwischen fast überall untergemischt wird, aber es ist auch psychisch anstrengend, da es – wie beschrieben – Sucht erzeugt. Es zerfällt im Magen in Polypeptide, die durch die Blut-Hirn-Schranke ins Gehirn gelangen, wo sie als sogenannte Exorphine die Morphinrezeptoren an den Nervenzellen besetzen und Hochgefühle auslösen.

Ist Weizen wirklich der Haupt- und Alleinschuldige?

Die erreichten Verbesserungen von Symptomen und der ganzen Lebenssituation durch Weglassen von Weizen und anderen glutenhaltigen Getreiden wie Gerste, Roggen und leider auch Dinkel können durchaus auch andere Gründe haben, wozu sich die Hinweise in letzter Zeit häufen. Forscher fanden nicht wenige Patienten mit Zöliakiesymptomen wie Reizdarm bei ansonsten makellosem Darm. Der deutsche Prof. Wolfgang Holtmeier vom Krankenhaus Porz am Rhein äußerte früh den Verdacht, dass es eine Glutenunverträglichkeit gäbe, die gar nichts mit Gluten zu tun habe und jedenfalls keine Schleimhautschäden mache. Ebenfalls ein Deutscher, Prof. Detlef Schuppan von der Universität Mainz, fand schließlich heraus, dass diese Probleme von einem Protein ausgingen, das die Abwehrkräfte des Weizens erhöht. Es handelt sich dabei um den Insekten-Abwehrstoff Amylase-Trypsin-Inhibitor ATI. In die modernen Getreide-Hochleistungssorten eingezüchtet, um sie resistenter gegen Schädlinge zu machen, hält Schuppan diese Stoffe für die wahren Übeltäter. Das würde auch gut erklären, warum viele Menschen zwar modernen Weizen nicht vertragen, aber mit alten Sorten wie Einkorn, Emmer oder Kamut gut zurechtkommen. Schuppan sagt: »Es ist durchaus möglich, dass wir doch zu den alten Sorten zurückkommen, die geringere Erträge haben, dafür aber einen höheren Nährwert und weniger von den Substanzen wie den ATIs.« Prof. Stephan Bischoff kommt in der Deutschen Medizinischen Wochenschrift zu dem Schluss, dass mehrere Mechanismen möglich sind, die zu den Getreideintoleranzen führen.

Solange wir moderne Hochleistungs-Getreide nicht am gesundheitlichen, sondern ausschließlich am ökonomischen

Nutzen messen, bleibt Betroffenen nichts anderes übrig, als auf Weizen und moderne hochgezüchtete Getreide zu verzichten, um ihre Symptome loszuwerden. Wer will, kann dann Versuche mit älteren Sorten wie Einkorn, Emmer, Kamut und Dinkel machen.

Weitere Kohlenhydrate

Werfen wir einen Blick auf weitere Mitglieder der Zuckerfamilie: Von den Kohlenhydraten ist Fruktose der süßeste Zucker, und wir lieben ihn wie die Früchte, in denen er vorkommt. Zum Glück hat er den niedrigsten glykämischen Index. Er erhöht also den Blutzuckerspiegel am wenigsten, unvergleichlich weniger als etwa Glukose. Das liegt daran, dass Fruktose erst in der Leber umgebaut werden muss und so gar nicht direkt im Blut wirken kann wie Glukose aus Haushaltszucker oder das US-Spezial-Gift Maissirup. Allerdings gilt diese Unbedenklichkeitserklärung nur für die Fruktose aus Früchten. Die in der Nahrungsindustrie in unverantwortlichen Mengen eingesetzte Fruktose kann sehr wohl dick machen und den Stoffwechsel belasten. In der Normalkost ist heute der Fruchtzuckeranteil aus Früchten gegenüber dem zugesetzten praktisch zu vernachlässigen, und das bringt Fruktose mit Recht ins Gerede, aber keineswegs vollwertige sonnengereifte Früchte.

Die Kohlenhydrate aus Gemüse und am deutlichsten die aus grünem Blattgemüse sind in ihrer Wirkung auf den Blutzuckerspiegel völlig zu vernachlässigen, weil sie, in Faserstoffe verpackt, lange brauchen, bis sie überhaupt frei werden und ins Blut übergehen.

Raffinierte Kohlenhydrate dagegen, wie auch große Mengen glutenhaltiger Getreide und diese sogar in vollwertiger Form, können zum Problem für den Stoffwechsel werden. An erster Stelle sind hier natürlich Weißmehlprodukte und (auch flüssiger) Haushaltszucker zu nennen, dann erst folgen mit Abstand stärkehaltige, aber glutenfreie Stärkequellen wie Kartoffeln, Reis und Mais, bei denen die Menge entscheidend und ebenfalls eine gewisse Mäßigung, wenn auch kein Verzicht angesagt ist.

Ohne unsere kohlenhydratreiche raffinierte Kost wären Übergewicht und Diabetes II, die beiden laut WHO gefährlichsten Volksseuchen unserer Zukunft, seltene Krankheitsbilder, genau wie Bronchialkrebs ohne Tabakrauch und Dickdarmkrebs ohne Fleischnahrung und Verstopfung. Wir haben es also selbst in der Hand beziehungsweise im Bewusstsein. Die beiden gefährlichsten Krebstodesursachen, Bronchial- und Dickdarmkrebs, und die modernen Hauptgeißeln der Menschheit, Übergewicht und Diabetes II, liegen völlig in unserer Hand über die Ernährung.

Gesunde Zucker

Grundsätzlich gilt, dass wir im Rahmen von Pflanzlich-Vollwertig versuchen sollten, unsere Geschmacksknospen so an einen gesunden süßen Geschmack zu gewöhnen, indem wir auf mäßig süßes Obst setzen. Trotzdem muss man nicht auf Gesüßtes verzichten. Sogenannte Ersatzzucker stammen aus Naturstoffen, sie werden insulinunabhängig verwertet und schonen damit die Bauchspeicheldrüse und den Stoffwechsel vor den verheerenden Folgen des Zuckerkonsums. Zudem wirken sie teilweise sogar antioxidativ. Sie heißen Erythritol (Erytrit), Xylitol (aus Birkenzucker) und Stevia und sind in Apotheken, Reformhäusern und über das Internet erhältlich (z.B. www.naturella.at).

Verständliche Stolpersteine

Das Gute an Stolpersteinen ist, dass andere sie schon vor uns ausprobiert haben und wir von ihnen lernen können. So wie es danebenging, beim Übergang zum Vegetarismus voll auf Milch(produkte) auszuweichen, war es absurd, später Fett zu diskriminieren und dafür Kohlenhydrate in den Himmel zu heben. Tatsächlich hat die Nahrungsindustrie mit den gehärteten Fetten fatale Giftprodukte geschaffen. Aber die Fülle raffinierter Kohlenhydrate war kein bisschen gesünder, sondern legte die Basis für Insulinresistenz, Typ-II-Diabetes und Übergewicht und einen ganzen Rattenschwanz von Erkrankungen bis zum Elend, das moderne Gehirne erleiden.

Tatsächlich werden Masttiere mit Körnerfutter (Kohlenhydraten) gemästet und nicht mit Fett. Kaum etwas in unserem Organismus besteht aus Kohlenhydraten, aber alle wichtigen Grenzflächen und Muskeln aus Eiweiß und das Gehirn zu über 70 Prozent aus Fett. Folglich liegt es nahe, gutes Eiweiß und Fett als Baustoff zu sich zu nehmen und wenig vollwertige Kohlenhydrate als Brennstoff oder auch entsprechend gutes Fett. Eigentlich reichen so einfache Überlegungen. Warum soll etwas schlecht sein, wenn wir daraus bestehen? Wenn in jeder Sekunde 10 Millionen Zellen sterben und ersetzt werden müssen, sollten wir für gute Baustoffe sorgen.

Mein eigener Körper kann mir hier wieder weiterhelfen. Seit ich pflanzlich-vollwertig lebe und mich bevorzugt von frischen und soweit möglich rohen Produkten ernähre, geht es mir ungleich besser. Also brauche ich das nicht in Frage zu stellen. Offenbar bekomme ich dabei gutes Eiweiß und gute Fette für den Erhalt meiner Körperstruktur und ordentlichen Brennstoff für den Betrieb. Frühere Versuche mit Ausrutschern in Richtung raffinierte Kohlenhydrate haben sich sofort gerächt, wie noch krasser mit Milch(produkten). Verschlechterungen kommen für mich nicht in Frage. Aber für weitere Verbesserungen bin ich immer gern zu haben.

Seit zehn Jahren überwintere ich auf Bali und fühle mich dort noch wohler und leistungsfähiger, was ich am geringeren Schlafbedürfnis bei besserer Ausgeschlafenheit und höherer Wachheit merke. Das schob ich immer auf viel mehr Ruhe, einen harmonischen, sehr geregelten Tagesablauf und ausschließlich Tätigkeiten, die ich besonders liebe, vom Meditieren und Lesen, Schreiben und Lieben bis zu Filmeschauen und Schwimmen und natürlich meine sonnengereiften Lieblingsfrüchte als Ernährung.

Dass ich dort ganz selbstverständlich ohne Brot und andere glutenhaltige Lebensmittel lebe, weil sie auf Bali gar keine Rolle spielen, dafür aber gern Kokosnüsse und ihr gutes Öl nehme, wurde mir erst durch die glutenkritischen und fettfreundlichen Schriften der Kollegen Perlmutter und Davis so richtig bewusst und letztlich klar.

Natürlich habe auch ich in meiner Beratungspraxis zusätzlich zu den ungesättigten auch gesättigte Fette wie Kokosfett empfohlen und Transfette (industriell gehärtete Fette) verurteilt. Ich habe im Winter in Asien immer viel Kokosöl genossen, und mir und den Menschen dort geht es damit sehr gut. Currygerichte schmecken mit Kokosmilch, die aus mittelkettigen gesättigten Fettsäuren besteht, viel besser. Dass ihr Fett bei uns in Ungnade gefallen ist, ignorierte ich über Jahre mit gutem Gefühl (siehe auch Kasten auf Seite 218). Es schmeckte mir immer, und so nahm ich es gern und überzeugte Thom Bezenek, den Spezialisten für solche Dinge, ein erstklassiges, erlesenes Kokosöl in sein Angebot zu nehmen.

Diesem ersten Verdacht pro Kokosfett und contra Gluten ging ich nach, und siehe da, es kann mir auch in Europa noch besser gehen, was ich an klarerem Denken und besserem Körpergefühl merke. Mein Organismus braucht kein Gluten. Ihm und mir geht es viel besser ohne.

Es scheint beinahe so, als würden Propheten entsprechender Ernährungswege immer nur die Studien zur Kenntnis nehmen, die in ihre Kerbe schlagen. Was für ein Segen, wenn bei genauerer Betrachtung ihre gegensätzlichen Positionen gar nicht so konträr sind, wie sie auf den ersten Blick erscheinen, sondern gut verein- und sogar verbindbar. Wenn Perlmutter von Kohlenhydraten spricht, meint er häufig die gefährlichen raffinierten, die auch Esselstyn ablehnt. Wenn der von gefährlichen Fetten redet, meint er gern die schlechten (Trans-)Fette, die auch Perlmutter ablehnt, und seine Verzichtanweisung bezüglich aller Öle bezieht sich auf Gefäßpatienten.

Tatsächlich lassen sich sowohl Tierproteine als auch Gluten meiden, und die Vorteile dieser Verbindung lassen sich wiederum mit Studien belegen.

Die Fett-Falle

Fett aus der Schmuddelecke zurückzuholen ist überfällig, schon Ende der 80er-Jahre habe ich versucht, Cholesterin zu rehabilitieren als notwendigen, ja wertvollen Stoff, denn immerhin bestehen praktisch alle Geschlechtshormone daraus wie auch alle Gallensäuren, ohne die es keine Fettverdauung gäbe und folglich auch kein Gehirn und keine Myelinscheiden, die unsere Nerven einkleiden. Und es ist ein entscheidend wichtiger Verbandsstoff des Organismus. Wenn viel von ihm im Blut kreist, ist das offenbar notwendig und folglich kein gutes Zeichen. So wurde Cholesterin gleichsam zum Marker für Herz-Kreislauf-Gefährdung. Aber auch die Sirenen von Notarztwägen sind kein gutes Zeichen, sie deshalb zu verbieten wäre aber einfach nur dumm. Ähnlich dumm ist es, Cholesterin zu bekämpfen mit Stoffen wie Statinen. Sinnvoll wäre eine Ernährung zu wählen, die kein Cholesterin enthält, nämlich pflanzlich-vollwertige, und obendrein den Organismus nicht nötigt, große Mengen davon zu produzieren, um seine Gefäßschäden abzudichten.

Wenn unser Hirn aus über 70 Prozent Fett besteht, sollte das als Hinweis genügen, diesen Baustoff für die Ummantelung der Nerven nicht an sich zu verteufeln. Zu viel aber ist von allem schlecht, wie schon Paracelsus wusste, als er sagte, die Dosis mache das Gift.

Transfette wirken wie Gift ähnlich wie raffinierte Kohlenhydrate: Beide sind konsequent zu meiden. Aber ansonsten braucht unser Organismus natürlich(e) gute Fette als Baustoff und wenige gute Kohlenhydrate als Brennstoff. Gute Fette sind aber natürlich nicht nur hochungesättigte, sondern auch einfach ungesättigte und sogar wenige gesättigte – letztlich ist es immer eine gute Auswahl aus allen.

Zusätzlich müssen wir uns vom Mythos lösen, das Gehirn verbrenne am besten Glukose. Es kann das wohl, aber sein Superbenzin sind Fette, und wenn wir es mit Glukose über lange Zeit überlastet haben, bekommt es so genug davon, dass es sie gar nicht mehr aufnimmt. Das ist wahrscheinlich der Beginn von Alzheimer, eine Art Typ-III-Diabetes.

Spätestens dann sind Fette, wie Kokosöl, die einzigen verbleibenden Treibstoffe. Seine Verteufelung, weil es uns fett mache, ist ein Trugschluss. Das Hirn muss fett sein. Der Dichter George Bernhard Shaw (1856–1950) hat das auf den Punkt gebracht, als er sagte: »Keine Diät kann dem Körper alles Fett entziehen, denn das Gehirn besteht größtenteils aus Fett. Ohne Gehirn sieht man zwar gut aus, kann aber bestenfalls ein öffentliches Amt bekleiden.« Welch zeitlose Erkenntnis.

Tatsächlich ist das Verhältnis von Omega-3- zu Omega-6-Fettsäuren, das ursprünglich 1:1 gewesen sein soll, wichtig und heute völlig aus dem Gleichgewicht geraten. Durch die Umpolung von Blattnahrung auf Getreide lief es mit der Zeit aus dem Ruder und ist inzwischen bei 1:20 und schlimmeren Ungleichgewichten. Für Mischköstler hat das vor allem mit dem Fleischkonsum zu tun. Masttiere werden mehrheitlich schon längst nicht mehr mit Gras und Heu gefüttert, sondern mit Körner-Nahrung gemästet. In Getreiden aber überwiegen bei Weitem Omega-6-Fettsäuren.

Aber auch Rohköstler können hier stolpern, wenn sie zu viel (Getreide-)Riegel, Mandeln und Nüsse zu sich nehmen, die bis auf Walnüsse und Hanfnüsse alle zu viel Omega-6 und zu wenig Omega-3 enthalten. Aber auch bei diesen lange hochgelobten hochungesättigten Fetten ist Vorsicht geboten. Sie sind keinesfalls zum Erhitzen geeignet, da sie dadurch gefährlich werden und eine Fülle von AGEs erzeugen.

Gute Fette

Hochungesättigte Omega-3-Fettsäuren wie vor allem im Leinöl und Hanf(samen)öl, dem Spitzenreiter unter den Omega-3-Spendern, und einfach ungesättigte Fette wie in Oliven, Nüssen und Avocados können Entzündungsreaktionen verhindern. Und wir brauchen sogar gesättigte Fette, und zwar in jeder Zelle, denn Zellmembranen sind zu über 50 Prozent aus gesättigten Fetten. Auch in der

Muttermilch sind über die Hälfte der Fette gesättigt und ergeben offenbar die ideale Lebensgrundlage. Nehmen wir dagegen Muttermilch anderer Tierarten, handeln wir uns all die in »Peace Food« beschriebenen Probleme von Herzsymptomen bis Krebs und Diabetes I usw. ein. Gesättigte Tierfette brauchen wir gar nicht, wie Millionen Veganer inzwischen anschaulich und vital belegen, sie sind für uns richtiggehend gefährlich.

Das bisher vielfach verkannte und sogar verteufelte gesättigte Fett Kokosöl ist dagegen inzwischen als hilfreich fürs Immunsystem zur Identifikation von Krankheitserregern und sogar im Hinblick auf Krebszellen erkannt.

Das Gehirn beträgt zwar nur zwei Prozent unseres Körpergewichts, verbraucht aber 20 Prozent unserer Energie und enthält insgesamt ein Viertel allen Cholesterins. Insofern ist es wohl notwendig und kann vom Organismus selbst ausreichend gebildet werden.

Das Blut-Cholesterin stammt zu vier Fünfteln aus der körpereigenen Produktion von bis zu zwei Gramm pro Tag und nicht aus der Ernährung. Wenn etwa Veganer kein Cholesterin essen, wird dieses in der Leber aus Kohlenhydraten hergestellt, und wer sollte besser wissen, wie viel er aktuell davon braucht, als der Organismus selbst. Die guten gesundheitlichen Erfahrungen der Veganer sprechen dafür – ich selbst erlebe das jetzt seit gut fünf Jahren, aber viele Adventisten in Kalifornien schon seit Generationen. Mediziner wie Perlmutter ignorieren das leider und fordern, ohne es wissenschaftlich begründen zu können, Cholesterinzufuhr von außen, weil die Leber sich sonst angeblich bei der Eigenproduktion so plagen müsse. Seit wann aber ist es schlecht, wenn sich der Organismus anstrengen muss, das nützt ihm auch sonst auf allen Ebenen. Da gilt: »Use it or loose it – benutze es oder verliere es.«

Dabei erhöht eine cholesterinhaltige Diät dessen Spiegel gar nicht unbedingt mehr als eine voller inakzeptabler raffinierter Kohlenhydrate. Beide setzen ihn so unter Stress, dass der Organismus auch im zweiten Fall offenbar so viel Verbandstoff und Dichtungsmaterial für die durch Blutzuckerspitzen und oxidativen Stress entstandenen Baustellen braucht, dass er die Eigenproduktion enorm ankurbelt.

Eine fast fettfreie Ernährung andererseits, wie sie einigen vorschwebt, die nur die Herz-Kreislauf-Problematik im Auge haben, wird offenbar Gehirn und Nerven auf Dauer nicht gerecht. Wir müssen unser Gehirn erhalten und es nicht behindern und sollten deshalb gute Fette zu uns nehmen. Aber keinesfalls Cholesterin, was sowieso nur über Tierprotein ginge und uns offensichtlich in dieser Form schadet.

Dem Körper allerdings chemisch zu nehmen, was er dringend braucht, wie es bei der Cholesterinsenkung geschieht, ist ein Attentat auf die Gesundheit. Nicht zufällig sind *Clofibrat* und *Lipobay*, zwei ehemalige Stars unter den Fett-Senkern, längst wegen zu vieler Todesfälle verboten. Die Tage der Statine dürften mit fortschreitender Forschung ebenfalls gezählt sein. Für Mitdenkende und -fühlende sind sie natürlich schon immer tabu wie auch der Rest der Cholesterin-Senker. Lange ist bekannt, dass Statin-Einnahme Gedächtnisprobleme mit sich bringt (siehe das Buch: »Lipitor – Gedächtnisräuber« von Duane Graveline). Die FDA, die amerikanische Gesundheitsbehörde, hat bereits 2012 gewarnt, dass Statine kognitive Probleme wie Verwirrtheit und Gedächtnislücken nach sich zögen. In Verbindung mit fettarmer Ernährung könnten sie also durchaus Alzheimer bewirken oder fördern. Außerdem stehen sie laut einigen Studien im Verdacht, bestimmte Krebsarten zu begünstigen und die Sterblichkeit nicht zu senken, sondern sie laut einer neuen israelischen Studie sogar zu erhöhen.

Außerdem ist bei Frauen, die Statine einnehmen, das Diabetes-Risiko um über 70 Prozent erhöht, wie eine Studie an über 160 000 Teilnehmerinnen nach der Menopause ergab. Typ-II-Diabetes aber korreliert wiederum stark mit Alzheimer, dem großen Vergessen.

Braucht es eigentlich noch mehr? Tatsächlich bei großen Pharmakonzernen schon, denn auch bis *Clofibrat* und *Lipobay* vom Markt genommen wurden, mussten erst Hunderte *dran glauben*. Das Problem ist, wie viele Menschen immer noch der Pharmaindustrie und ihrer Werbung und den in ihren Diensten arbeitenden Schulmedizinern und Journalisten glauben. Wer heutzutage noch glaubt, der Pharmaindustrie ginge es primär um Gesundheit statt um Geld, darf sich als gefährlich naiv betrachten. Ihr geht es, wie übrigens auch jeder anderen Industrie bei uns, primär um Geld. Und das ist nicht mal ein Vorwurf, es ist völlig normal in unserem Wirtschaftssystem und kann gar nicht anders sein.

Fett für die grauen Zellen

2012 ergab eine Studie der Mayo-Klinik, dass Menschen mit einer an gesunden Fetten reichen Ernährung 42 Prozent seltener an Gedächtnisproblemen litten. Holländische Forscher fanden bei der Obduktion im Gehirnwasser von Alzheimerpatienten deutlich weniger Fett(säuren) und Cholesterin. Menschen, die regelmäßig gutes Öl in Gestalt von Oliven-, Lein- und Walnussöl zu sich nahmen, zeigten ein um 60 Prozent geringeres Demenzrisiko. Studienteilnehmer, die stattdessen vermehrt auf Omega-6-reiche Öle wie Sonnenblumen-, Soja- und Maisöl setzten ohne Omega-3-Ausgleich, bekamen dagegen doppelt so häufig Demenz. Fett ist also längst nicht gleich Fett. Gutes kalt gepresstes Öl ist bis heute erste Wahl. Bei Speiseölen zeigten Biophotonen-Untersuchungen von Popp, wie die raffinierten deutlich weniger Leuchtkraft ausstrahlten als unraffinierte Öle.

Hochleistungs-Cholesterin

Allein die Aufgaben des Cholesterins für das Gehirn sind enorm und in ihrer Wichtigkeit sofort durchschaubar, bildet es doch wesentlich die Membranen, die die Zellen umgeben, wie auch die Nervenzellen des Gehirns. Es macht sie wasserdicht, hält sie zugleich durchlässig und geschmeidig und ist der Garant für ihre Kommunikation. Außerdem bestehen die Myelinscheiden der Nerven, die die rasche Weiterleitung der Nervenimpulse sicherstellen und bei multipler Sklerose (MS) so dramatisch fehlen, aus Cholesterin. Neue Synapsen, die Grenzübergänge zwischen den Nervenzellen, können nur wachsen, wenn Cholesterin vorhanden ist. Neue Zellverknüpfungen sind aber der körperliche Ausdruck zunehmender Intelligenz, Koordinationsfähigkeit und Flexibilität.

Und die besonders gute Nachricht ist, sie können das ganze Leben über entstehen und nicht nur bis zur Adoleszenz, wie man früher dachte. Denn im Gehirn gibt es neuronale Stammzellen, die sich jederzeit zu Neuronen ausdifferenzieren können. Mittels eines aktiven flexiblen Lebens, das uns herausfordert und ständig neue Lernerfahrungen beschert, betreiben wir zugleich eine immerwährende Stammzelltherapie auf Gehirnebene. Damit haben wir auf dieser Ebene eine Freiheit des Ausdrucks, die die Gehirnforscher Neuroplastizität nennen und die alldem entspricht, was spirituelle Traditionen schon immer annehmen: Wir können unser Universum selbst bestimmen und neu (er)schaffen und werden damit zum Schöpfer unseres Lebens.

Das Gen, das die Prozesse der sogenannten Neurogenese beeinflusst, lässt sich durch Kalorienreduktion, wie beim Fasten, durch körperliche Aktivität – am besten im Ausdauerbereich – und durch Superfoods wie Kurkuma und natürliche Omega-3-Fettsäuren aktivieren. Zugleich ist so ein ausdrucksstarkes Leben auch noch ein sicherer Weg zum Glück, wie Csiksentmihalyi aus seiner Flow-Forschung ableitet.

Cholesterin chemisch zu senken wird so auch zur Attacke auf die eigene Intelligenz, beziehungsweise eine Behinderung von deren Weiterentwicklung. Obendrein wirkt Cholesterin selbst stark antioxidativ und ist Vorstufe für Vitamin D, ein ebenfalls starkes Antioxidans, und schützt so doppelt vor freien Radikalen. Bei Patienten mit Gehirn-Erkrankungen wie Alzheimer, MS und Parkinson finden wir niedrige Vitamin-D-Spiegel, was zeigt, wie dringend diese Cholesterin und eine Kost mit gutem Fett brauchen. Bei diesen neurodegenerativen Erkrankungen Cholesterin aus reiner Wertekosmetik zu senken ist demnach ein Attentat auf die Gesundheit.

Dass auch Gallensäuren, die die Fettverdauung im Darm sicherstellen, aus Cholesterin bestehen, zeigt, an wie zentraler Stelle dieser wertvolle Stoff in unserem Metabolismus steht. Einige Studien belegen, dass Depressionen deutlich häufiger bei Menschen mit niedrigen Cholesterinspiegeln auftreten. Auch die Selbstmordrate ist bei ihnen deutlich höher.

Zusätzlich steht Cholesterin aber auch im Mittelpunkt unseres Sexuallebens, denn alle wesentlichen Sexualhormone bestehen daraus. Wir wissen heute, dass Sexualität und Erotik im Kopf und damit im Gehirn beginnen. Ein gestresster, unausgeschlafener depressiver Mensch hat in der Regel keinerlei sexuelle Ambitionen. Aber noch viel entscheidender für den Mangel an Lust ist ein niedriger Cholesterinspiegel und daraus folgend ein erniedrigter Testosteronspiegel bei Männern wie Frauen.

Cholesterinsenken bedeutet demnach auch der eigenen Sexualität das Wasser abgraben, allerdings haben die Pharmakonzerne für die erektile Dysfunktion natürlich auch wieder zauberhafte Medikamente entwickelt, längst nicht mehr nur *Viagra*. So rollt der Rubel, und Gesundheit und Lebenslust gehen dabei den Bach hinunter.

Vitamine wie vor allem D, aber auch A, E und K sind fettlöslich und können ohne ausreichend Fett nicht vom Organismus verwertet werden. Vitamin K wird eine Schutzfunktion bezüglich Gehirn-, aber auch Makula-Degeneration nachgesagt. Vitamin-D-Mangel wird als immer wichtigerer Faktor bei Degenerations- und Autoimmunkrankheiten auch des Gehirns angesehen, nicht nur bezüglich Alzheimer, sondern auch für Parkinson, Depressionen und sogar Schizophrenie.

Niederländische Wissenschaftler konnten belegen, dass Menschen mit höherem Cholesterinspiegel ein deutlich geringeres Parkinson-Risiko aufwiesen und Studienteilnehmer mit den geringsten LDL-Werten (dem angeblich schlechten Cholesterin), das 3,5-fache Risiko aufwiesen.

Alles spricht also dafür, dass unser Gehirn gutes Fett und eigenes Cholesterin braucht, um gut zu funktionieren.

Wichtig wäre daher, weder das Gesamt-Cholesterin noch das LDL zu senken, sondern die Wahrscheinlichkeit von dessen Oxidation. Denn nur im oxidierten Zustand wird es wirklich gefährlich für die Gefäße und bringt obendrein dem Gehirn als Transportmittel nichts mehr. Entscheidend ist also wiederum, den Blutzucker niedrig zu halten, denn sonst kommt es zur Verzuckerung des LDL, wodurch die Radikalenbildung drastisch erhöht wird. Hilfreich ist aber überhaupt, die übermäßige Bildung freier Radikaler zu vermeiden und stattdessen für genügend Antioxidantien zu sorgen, wie es pflanzlich-vollwertige Kost mit weitem Abstand am besten vermag. Bei all ihrem unbestrittenen Verdienst um die Aufklärung der Gluten-Problematik scheint dieser Zusammenhang leider sowohl Perlmutter als auch Davis entgangen zu sein, sonst könnten sie nicht Tierprotein empfehlen.

Die Rehabilitierung von Fett ist aber ein großes Verdienst ihrer Arbeiten. Perlmutter zitiert diesbezüglich George Mann, der an der berühmten Framingham-Herz-Studie mitwirkte: »Die Hypothese, dass ein hoher Fett- und Cholesterinspiegel Herzerkrankungen bewirkt, wurde schon mehrfach widerlegt. (...) Die Öffentlichkeit wird mit einer der größten Fehlinformationen des Jahrhunderts getäuscht.« Mann vermutet als Gründe Profitdenken und Vorurteile auf Seiten der Wissenschaftler, Lebensmittelindustrie und Regierungseinrichtungen.

Verschiedene repräsentative Studien legen tatsächlich nahe, dass hohe Cholesterinspiegel eher für Langlebigkeit und bessere Lebensqualität stehen. Selbst der so lange verteufelte Verzehr gesättigter Fette scheint weder das Herzinfarkt- noch das Schlaganfall-Risiko zu steigern, wie immer behauptet wurde, sondern es im Gegenteil sogar zu senken. Nur der fette Schweinebraten bleibt dagegen aus all den in »Peace Food« angeführten Gründen – auch wissenschaftlich gesehen – tabu. Allerdings war auch mein Hinweis auf den gesundheitlichen Wert niedriger Gesamt-Cholesterinwerte in »Peace Food« daneben.

Cholesterin-Entwarnung

Nun gibt es immer mehr Studien, die belegen, wie höhere Cholesterinwerte (über 200 mg/dl) das Risiko für Hirnerkrankungen senken und das Leben eher verlängern als verkürzen. Sie stehen mit besseren Gehirnleistungen im Zusammenhang als niedrige Werte (unter 200 mg/dl), wie eine aufwendige Bearbeitung der Daten aus der berühmten Framingham-Herz-Studie über 18 Jahre ergab. Insofern muss ich eben auch meine Empfehlungen aus »Peace Food« in diesem Punkt korrigieren.

Gutes und böses Fett oder fettige Polarität

Protein kann nur gering im Körper gespeichert werden, was es etwa als Brennstoff für Sportler ungeeignet macht. Diese brauchen viel Kohlenhydrate. Aber die meisten von uns sind keine Leistungssportler und auch längst keine körperlich Arbeitenden mehr und brauchen weder viel Kohlenhydrate noch viel Eiweiß und auch nicht so viel Fett. Wer den Tag auf einem Drehstuhl verbringt, (ver)braucht von all dem wenig. Zur Erhaltung seiner Körperstrukturen sind nur geringe Mengen Eiweiß und Fett notwendig.

Die beste Ernährung ist somit eine geringfügige. Wie wir beim Cholesterin gesehen haben, können wir mittels Essen leicht den Verstand verlieren.

Der einfachste Weg dorthin führt über eine fettarme Kost mit reichlich raffinierten Kohlenhydraten. Über oxidativen Stress durch Mischkost mit viel Tierprotein können wir auch noch vorhandene Durchblutungsprobleme intensivieren und die Krebsaussichten verbessern, wie auch die auf eine Fülle von chronischen Krankheitsbildern. Vereinfacht könnte das Motto lauten: Je größer der Bauch, desto kleiner das Hirn. Was wir also an Fett im Gehirn so dringend brauchen, ist als Eingeweidefett im Bauch eine schreckliche (Be-)Last(ung). Und fett werden wir nicht von gesundem Fett, sondern von krank machenden raffinierten Kohlenhydraten und gefährlichen (Tier-)Proteinen.

Solche Polaritäten schaffen wir uns häufig: Was wir so dringend in den Knochen an Kalk bräuchten, sammelt sich in den Gefäßen im Überfluss.

Zurück zur Fett-Fehl-Verteilung: Was im Kopf beziehungsweise Hirn fehlt, quält den Körper. Das Eingeweidefett hat die Wissenschaft längst als Organ entdeckt, dessen Auswirkungen weit über reine Speicherfunktionen hinausgehen. Es ist auf schreckliche Art fähig, vielfältige Entzündungsreaktionen in Gang zu setzen und mit entsprechenden Signalmolekülen die Hormonsteuerung durcheinanderzubringen. Tatsächlich erhöht das Ausmaß des Bauchfettes das Krankheits- und Sterberisiko und wird auch im Hinblick auf Autoaggressionssymptome (Autoimmunerkrankungen) und Gehirnerkrankungen und auch Krebs verdächtigt.

Die Wissenschaft macht diese Zusammenhänge auf ihre Art deutlich. Je höher der Bauchumfang (das Taille-Hüft-Verhältnis), desto kleiner ist das Erinnerungszentrum im Gehirn, der Hippocampus. Das weiß man schon seit 2005, aber es bekommt keine rechte Publicity. Ein Schmerbauch schmälert also das Gehirn. Der fürchterliche Ausdruck aus einem homöopathischen Mittelbild »dick, dumm, faul und gefräßig« verrät demnach eine eigenartige, jetzt auch noch wissenschaftlich abgesicherte Weitsicht. Eine neurowissenschaftliche Studie der US-Universitäten UCLA (University of California Los Angeles) und Pittsburgh ergab, dass das Gehirn fettleibiger Personen zwischen 70 und 80 Jahren mit einem BMI (Body-Mass-Index) über 30 (= Fettleibigkeit) durchschnittlich 16 Jahre älter aussah als das von gleichaltrigen Normalgewichtigen. Bei einem BMI zwischen 25 und 30 sahen die Gehirne immer noch acht Jahre älter aus. Fettleibige hatten acht und Übergewichtige vier Prozent weniger Gehirnmasse. Reduziert waren insbesondere die Hirnareale von Frontal- und Temporallappen, wo es um Entscheidungen und Erinnerungen geht. Im Jahr 2008 bestätigten kalifornische Wissenschaftler, dass Patienten mit höherem Körperfett ein dramatisch erhöhtes Demenzrisiko hatten. Die Gruppe mit dem höchsten Körperfettanteil hatte ein fast doppelt so hohes Demenzrisiko wie die mit dem geringsten.

Lebens-Rhythmus und Fettstoffwechsel-Steuerung

Unser Rhythmus wird vor allem von Zirbeldrüse und Hypothalamus, einer sehr ursprünglichen Hirnregion, gesteuert. Das erst relativ spät im Fettgewebe entdeckte Hormon *Leptin* spielt dabei eine entscheidende Rolle. Es hat auch starken Einfluss auf unseren Hunger, also im Hinblick auf Ernährung wie auch auf die Sexualität. Bei Gesunden schützt es vor den degenerativen Krankheitsbildern des Alters und fördert die Langlebigkeit. Obwohl so spät entdeckt, reguliert es viele andere Hormondrüsen und Botenstoffe wie etwa die Schilddrüse und ihre Stoffwechselaktivität. Es überwacht unsere Fettspeicher und entscheidet, ob wir Fett bilden und einlagern oder verbrennen, ob wir Hunger entwickeln oder Sättigungsgefühle, mehr vom regenerierenden Parasympathikus oder vom erregenden Sympathikus gesteuert werden.

Für uns Menschen des Überfluss-Zeitalters ist es so besonders wichtig, denn es fungiert auch als unsere Ess-Bremse. Bei vollem Bauch vermittelt Leptin dem Gehirn einen Essensstopp. Bleibt sein Spiegel dagegen niedrig, wollen wir ständig weiter essen. Eine Studie aus dem Jahre 2004 ergab, dass ein 20-prozentiger Abfall von Leptin Appetit und Hunger um 24 Prozent steigert und dann auch noch besonders kaloriendichte, kohlenhydratreiche Nahrung bevorzugt wird. Ein Leptinabfall kann zum Beispiel durch Schlafmangel erfolgen.

Wie Insulin gerät es umso mehr aus dem Gleichgewicht, je mehr raffinierte Kohlenhydrate dem Organismus zugemutet werden. Ähnlich wie der Organismus dann insulinresistent wird, kann das auch bezüglich Leptin geschehen. Dann reagiert er nicht mehr auf dieses wichtige Hormon, das heißt, das vom Gehirn ausgehende Sättigungsgefühl funktioniert nicht länger.

Hormoneller Gegenspieler von Leptin ist *Grehlin,* das Hunger verursacht und durch Schlafmangel nicht sinkt wie sein Gegenspieler Leptin, sondern vielmehr ansteigt. Bringen wir die Hormone von Hunger- und Sattheitsgefühlen durcheinander, bricht die Verbindung zwischen Magen und Gehirn zusammen. und die Tore zu Fettsucht und Typ-II-Diabetes öffnen sich.

Bisher kennen wir keine Medikamente oder Nahrungsergänzungen, um Leptin- und Grehlinspiegel auszutarieren, so bleibt nur kompromisslose Vermeidung raffinierter Kohlenhydrate und ein ausgewogener Lebensrhythmus mit genügend gutem Schlaf. All das wird auch durch pflanzlich-vollwertige ausgewogene Ernährung im Sinne von »Peace Food« ohne Gluten und mit genügend guten Fetten unterstützt.

Besonders wichtig ist, sich klarzumachen, dass Schlafmangel oder schlechter Schlaf, wie er häufig durch Gluten gefördert wird, hier entscheidend mitspielt. Der Schlaf ist also bei Übergewicht zu (ver)bessern, und der erste Versuch sollte natürlich nicht über Schlafmittel der Pharmaindustrie gehen. Sondern über Glutenverzicht und ausreichende Bewegung, die körperlich müde macht.

Fasten als Chance

Fasten begleitet mich persönlich schon länger, als ich Arzt bin, und hat mir und meinen Patienten viele wundervolle Erfahrungen beschert. Die Rolle, die es jetzt aber im Zusammenhang mit der neuen Ernährung bekommt, macht mich wirklich glücklich. Noch immer enthüllt es mir neue Seiten und große Vorteile. Dass die Schulmedizin es nun ebenfalls entdeckt, vergrößert meine Freude noch, kann ich es nun doch noch uneingeschränkter auch Schulmedizinern empfehlen und für ihre Patienten nahebringen.

Unser Hirn braucht Fett und kann mit wenig gutem Fett ideal arbeiten. Ich weiß das aus über 40 Jahren Fasten-Erfahrung, wo es meinem Gehirn besonders gut und nicht selten viel besser ging und immer noch geht als mit Essen. Ich nutze diesen Effekt sogar außerhalb der Fastenzeiten, indem ich vormittags meist nichts esse, damit der Stoffwechsel – nachdem die Glykogen-Reserven in der Nacht aufgebraucht wurden – vormittags weiter auf Fettverbrennung läuft. Mit der Zeit schaltet der Organismus immer rascher um, wenn er morgens und vormittags nur noch Fettsäuren aus eigener Quelle bekommt.

Bei bewusstem Fasten stellt er sich nach spätestens einem Tag ohne Nahrung um, und die Leber beginnt mit der Produktion von Ketonkörpern (fettähnliche Moleküle). Früher nahmen wir beim Fasten einen Löffel Honig pro Tag in den Tee in der Vorstellung, das Hirn zu entlasten, welches angeblich nur Glukose verbrennen konnte. So habe ich es von meinen Fastenlehrern, Buchinger und Lützner, gelernt. Aber natürlich fragte ich mich: Wenn das Hirn 20 Prozent unserer Energie verbraucht, wie sollte ihm ein Teelöffel Honig pro Tag reichen? Andererseits erlebte ich an mir selbst, wie enorm leistungsfähig es beim Fasten war. Das veranlasste mich, diesen Fastenstoffwechsel auch zu anderen Zeiten zu nutzen und erst gegen Mittag das erste Ma(h)l zu essen. So wird das sehr späte Frühstück für mich wirklich zum *break-fast,* zum Fasten-Brechen, und ich habe statt der üblicherweise kurzen Zeit am Morgen jeden Vormittag viele schöne nüchterne Stunden auf Fettstoffwechsel. Im Winter in Asien esse ich inzwischen mittags überhaupt nur reife Früchte und komme damit wundervoll bis zum Abend, wo wir sehr schön und natürlich pflanzlich-vollwertig und glutenfrei essen gehen. Alle meine Bücher habe ich entweder direkt in meinen regelmäßigen Fastenzeiten geschrieben oder doch am Vormittag von 6 bis 12 Uhr im morgendlichen Fastenstoffwechsel.

Irgendetwas konnte an der Stoffwechsel-Theorie – jedenfalls für mich – nicht stimmen. Schließlich kam die erklärende Nachricht aus der Wissenschaft, dass der Organismus mittels sogenannter Glukoneogenese sehr wohl Glukose herstellen könne. Aber das Geheimnis war damit nur scheinbar geklärt, denn es macht – aus Sicht der Evolution – keinen Sinn, dass die Körper unserer frühen Sammler-und-Jäger-Vorfahren in Notzeiten ohne ausreichend Kohlenhydrate ihre Muskeln in Brennstoff umwandeln sollten. Das konnte nur der allerletzte Ausweg vor dem endgültigen Aus sein. Das Gehirn konnte offensichtlich sogar sehr gut und in meinem Fall sogar besser mit Fett als Glukose leben, wie ich über Jahre erleben durfte.

Besonders deutlich wurde mir das mit einer außergewöhnlichen älteren Fastenkursteilnehmerin wider Willen: Eine regelmäßige, jüngere Teilnehmerin schrieb geradezu verzweifelt, ob sie ihre im Anfangsstadium an Alzheimer erkrankte Mutter mit ins Fasten-Hotel bringen könne, da sie keine angemessene Betreuung fände. Ich hatte nichts dagegen, aber im Hotel stellte sich heraus, dass dieses ganz auf Fasten eingestellt keinerlei Essens-Versorgung bot. Die Teilnehmerin fragte eher verzagt, ob es ihrer Mutter schaden könne, wenn sie mitfastete. »Im Gegenteil«, antwortete ich ihr: »Fasten wird wohl eher nützen wie bei fast allem.« Aber was dann geschah, überraschte uns alle drei. Die Symptomatik der alten Dame besserte sich von Tag zu Tag, ihre Stimmung stieg, der Humor kehrte zurück. Der Verdacht lag nahe, dass ihr der ketogene Fastenstoffwechsel sehr guttat. Leider geriet diese Erfahrung fast in Vergessenheit bei mir, weil ich kaum mit Alzheimerpatienten zu tun habe.

Als ich viele Jahre später von Mary Newports positiven Erfahrungen mit ketogener Diät mittels Kokosöl bei ihrem mit 51 Jahren an Alzheimer erkrankten Mann las, erinnerte ich mich sofort an die Erfahrung mit der fastenden Alzheimer-Mutter und meine eigene Vorliebe für Kokosöl und wusste im Moment, das war eine Lösung. Tatsächlich hat das Gehirn bei Alzheimer und wahrscheinlich jeder Form von Demenz eine Art Typ-III-Diabetes und kann einfach – wie so viele moderne Zellen im Zuckerrausch – keine Glukose mehr aufnehmen. Das heißt, es verhungert regelrecht bei kohlenhydratreicher und fettarmer Kost, der Lieblingsempfehlung moderner Ernährungsberater. Aber es kann durchaus noch Ketonkörper, von der Leber umgewandelte Fettsäuren, aufnehmen wie eben beim Fasten. Tatsächlich ist Kokosöl dafür das ideale Fett, da seine mittelkettigen Fettsäuren direkt in die Leber transportiert und dort in Ketonkörper transformiert werden. Bei ihm braucht man schon deswegen keine Angst zu haben zuzunehmen, denn es führt im Gegenteil zur vermehrten Verbrennung langkettiger Fettsäuren, nicht zur Gewichtszunahme, sondern ist wohl das einzige zum Abnehmen geeignete Fett. Das liegt an der energetisch aufwendigen Umwandlung in der Leber in Ketone.

»Der griechische Philosoph Platon sagte, er faste, damit er körperlich und geistig leistungsfähiger bleibe.«

Fasten für Ordnung und Rhythmus

Fasten kann aus dem in der Moderne angerichteten Chaos in Körper und Seele aus Wellensalaten und verfälschter Nahrung in einzigartiger Weise wieder jene Symphonie zaubern, als die wir wohl alle gedacht sind. Es dient mir und meinen Patienten seit Jahren als idealer Einstieg zu pflanzlich-vollwertiger Kost und wird jetzt natürlich auch zur optimalen Anbahnungszeit einer ketogenen Ernährung fürs Gehirn. Perlmutter empfiehlt es viermal pro Jahr als Kur für Hirn und Nerven, und auch Campbell und Esselstyn haben sich nach Eigenerfahrungen mir gegenüber positiv dazu geäußert.

Fasten ist aber auch die Chance für den Körper, wieder für Ordnung zu sorgen und in Ordnung zu kommen. In Bezug auf das Leaky-Gut-Syndrom, die zunehmende Durchlässigkeit der Darmwand aufgrund von chronischen Entzündungen und Allergien, verringert Fasten die Permeabilität der Darmschleimhaut und wirkt so dem Syndrom entgegen.

Alles, was dem Körper zu Ordnung verhilft, ist heilsam, und mir ist in meinen Arztjahren nichts untergekommen, einschließlich der Therapie mit »verbundenem Atem«, was auf körperlicher Ebene so nachhaltig für Ordnung sorgt wie Fasten. Inzwischen hat es sogar die Wissenschaft in den USA als Unterstützung zur Krebstherapie entdeckt und in Russland als hilfreich bei schweren psychiatrischen Krankheitsbilder, wie einem Arte-Film zu entnehmen ist. So legen US-amerikanische Forschungsergebnisse nahe, sogar während der Chemotherapie zu fasten, weil so die gesunden Zellen besser geschützt sind und die kranken anfälliger für die Zellgifte werden.

Da Tumorzellen offenbar nur Glukose verwerten können, bietet sich hier auch eine entsprechende Ernährungstherapie bei Krebs an: zuerst fasten und dann den ketogenen Stoffwechsel fortsetzen, allerdings dann sehr konsequent. Daraus folgt, dass die hier empfohlene Ernährung auch eine ideale Vorbeugung bezüglich Krebs ist.

Überall nähern sich Forscher dem Fasten an, auch wenn manchmal noch der Mut zum letzten Schritt in die Konsequenz fehlt: Dr. Mark Mattson vom US-National Institute of Aging geht zumindest in diese Richtung, wenn er sagt: »Epidemiologische Daten legen nahe, dass Personen mit geringer Kalorienaufnahme ein geringeres Risiko für Schlaganfälle und neurodegenerative Störungen aufweisen. Es gibt eine starke Parallele zwischen der Nahrungsaufnahme pro Kopf und dem jeweiligen Risiko für Alzheimer-Krankheit und Schlaganfall. Daten aus populationsbasierten Fallkontrollstudien zeigen, dass die Personen mit der geringsten Tageskalorienzufuhr das geringste

Risiko für Alzheimer- und Parkinson-Krankheit hatten.« Logischerweise wären demnach Fastende in all diesen Punkten am besten dran. Das ist auch der Fall und erklärt, warum es beim Fasten den allermeisten so viel besser geht, und auch, warum kaum je Fastende sterben. Es wird so viel auf dieser Erde gefastet, und eigentlich müsste man erwarten, dass dabei auch ältere Menschen mal sterben, aber das ist offenbar fast nie der Fall. Als Fastenarzt bin ich natürlich auch sehr dankbar dafür.

Von den gerade beschriebenen himmlischen Wirkungen der Kalorien-Reduktion sind wir allerdings – was das Alltagsleben moderner Menschen angeht – weit entfernt. Laut europäischer Umweltagentur verspeist ein durchschnittlicher Deutscher pro Tag 3540 Kilokalorien, der Österreicher – in dieser Hinsicht in Europa einsame Spitze – sogar 3800 kcal. Normal wären für Frauen ca. 2000 kcal und für Männer 2500 kcal.

Weniger Kalorien bedeuten auch weniger Fehlermöglichkeiten in der Ernährung und weniger freie Radikale. Außerdem gehen die Entzündungsreize zurück, und nervenschützende Faktoren nehmen zu. Fasten gibt im Gegensatz zur alten Auffassung, dass es den Stoffwechsel drossle und zum Jojo-Effekt führe, dem Körper im Gegenteil eher Impulse, überfällige Gewichtsabnahme zu fördern. Es aktiviert nicht nur den Faktor zur Ankurbelung der Neuroplastizität (BDNF), sondern auch einen Faktor (Nrf2), der die Entgiftung fördert, Entzündungen reduziert und zur Ausschüttung von mehr Hirn-schützenden Antioxidantien führt. Andererseits werden beim Fasten sogar mehr Mitochondrien (Zellkraftwerke) gebildet, die die Energieproduktion ankurbeln. Insgesamt fördert Fasten auch das Fühlen und Denken und führt auf dieser Ebene ebenfalls zu Entgiftung und zunehmender Klarheit.

Nach Perlmutter funktionieren Hirn und Herz mit Ketonkörpern um 25 Prozent besser als mit Glukose. Gesunde Hirnzellen laufen damit zur Höchstform auf. Das ist etwas, das ich aus persönlicher Erfahrung seit über 40 Jahren erlebe und in 37 Jahren mit jährlich vier großen und zwei mittelgroßen Fasten-Seminaren und der 30-jährigen Betreuung ungezählter Psychotherapie-Patienten voll bestätigen kann.

Das Wundervollste am Fasten aber ist, dass unser sechster Sinn für Ernährung, die uns guttut, mit der Zeit wieder erwacht. Unsere Antennen für frische lichtvolle Kost auf hohem Ordnungsniveau melden sich zurück. Schon bei den ersten Bissen des Aufbaus nach dem Fasten wird das sehr deutlich – sie geschehen bewusst und voller Lust auf guten Geschmack und Dinge, die uns guttun.

Fasten-Ernährung = ketogene Kost

Ketone sind die wesentliche Fasten-Nahrung, der Organismus verspeist sich sozusagen selbst und nimmt dafür natürlich – solange verfügbar – nur seine Fettreserven. In Evolutionszeiten war Fasten immer (über)lebenswichtig, da kontinuierliche Nahrungsversorgung erst eine relativ neue Errungenschaft ist. Früher war wohl auch tagtäglich mit einem Erschöpfen der Glykogenreserven zu rechnen, so dass immer wieder rasch auf Fettstoffwechsel umgeschaltet werden musste. Dauerversorgung mit Glukose ist ein moderner Luxus, der uns jetzt, wo wir in die Überversorgung geraten sind, zum Verhängnis wird.

Daher ist Fasten eine so natürliche und gesunde »Ernährungsform« aus Eigenreserven. Wahrscheinlich sind deshalb auch mehrmalige Fastenzeiten pro Jahr so gesund. Auch die »10-in-2«-Methode (einen Tag essen, einen Tag fasten) nach dem Psychologen und Kabarettisten Bernhard Ludwig dürfte hier eine ihrer

Kraftquellen haben neben der reichlichen Versorgung mit dem Wachstumshormon HGH. Tatsächlich imitiert sie wahrscheinlich den Lebensrhythmus unserer Ahnen, die – mangels Jagd- und Sammelglück – immer wieder kurzzeitige Fastenzeiten erlebten, in denen sich ihre Gehirne mit Fetten sanieren konnten. Fasten schlägt insofern gleichsam die Brücke zu den frühen Sammlern und Jägern und damit letztlich zu einer Art Jungsteinzeit-Diät.

Ketone haben sich auch schon seit Jahrzehnten als Ernährung bei Epilepsie bewährt, und im Jahr 2005 zeigte eine Studie mit Parkinson-Patienten deutliche Besserungen unter ketogener Diät. Inzwischen gelten Ketone auch als Chance bei Alzheimer, ALS und Autismus. Ketogene Fettversorgung, wie sie mit den mittelkettigen Fettsäuren aus Kokosöl am gesündesten und einfachsten gelingt, brachte deutliche Verbesserungen der kognitiven Leistungen bei Alzheimer und reduzierte obendrein die Amyloid-Ablagerungen im Gehirn der Patienten. Außerdem steigert sie den Spiegel von Glutathion, einem sehr wirksamem körpereigenen Antioxidans im Gehirn. Nicht nur die Leber, sondern auch das Gehirn kann in seinen Astrozyten Ketone produzieren. Ideal dürfte hier eine gemüsebasierte pflanzlich-vollwertige Kost sein, die reichlich Kokosfett enthält.

Win-win-Situation

Die ursprüngliche Annahme, Glukose sei die beste Hirnversorgung, ist in Überfluss-Zeiten wie der heutigen nicht mehr gültig. Sie war über Jahrmillionen das Programm für Mangelzeiten. Die Herstellung von Glukose aus Protein (Glukoneogenese) war für unsere körperlich schwer geforderten Vorfahren wohl immer nur ein extremes Notprogramm, da sich weder Sammler noch Jäger oder Bauern auf Dauer leisten konnten, ihre Muskeln aus dem Baustoff Protein in Zucker und damit Brennstoff zu wandeln. Ihr Notprogramm, wenn sie nichts mehr fanden, war natürlich zuerst direkte Fettverbrennung nicht nur, aber auch durchs Gehirn.

Und dieses Programm kann auch uns Überfluss-Menschen wieder ins Lot bringen, wenn wir der Degeneration unseres Gehirns vorbeugen und Übergewicht abbauen wollen – zwei wundervolle Chancen und eine Win-win-Situation: Pflanzlich-vollwertige Kost mit reichlich Gemüse und gutem sonnengereiftem Obst, wenig glutenfreien ursprünglichen Getreiden wie Hirse, Reis, Quinoa, Amaranth und der wundervollen Blütenpflanze Buchweizen und vielen guten Ölen und Fetten, die ein ausgewogenes Verhältnis von Omega-3- zu Omega-6-Fettsäuren sicherstellen und dafür sorgen, dass unsere Zentrale stets bestes Fett bekommt. Im Ratgeber »Vegan Schlank – einfach entlasten und fasten« habe ich eine große Fülle von Rezepten versammelt, die gesunde Wege zu persönlichem Idealgewicht und zur Wunsch- und Traumfigur weisen.

Was bleibt unter dem Strich:

- Alles spricht gegen Tierprotein und nichts gegen wertvolle Fette, alles gegen gehärtete Transfette und nichts gegen vollwertige Kohlenhydrate aus Gemüse, alles gegen raffinierte Kohlenhydrate und zu viel moderne Getreide und vor allem gegen moderne Glutenquellen wie Weizen.

Weniger ist mehr

Die einfachste, beste und billigste Ernährungsregel, die zu allen Empfehlungen passt, lautet: Weniger ist mehr. Meine Mutter lebt das bis heute, da sie 86 ist. Solange ich mich zurückerinnern kann, isst sie nicht mehr nach 15 Uhr und war immer Anhängerin der Regel: Morgens wie ein Kaiser, mittags wie ein Bürger, abends wie ein Bettelmann. Für mich war das immer verkehrt, aber für sie und meine Schwestern funktionierte es bestens. Johannes Heesters wurde 106 Jahre alt und berühmt für seinen Spruch, sobald man ihm nach Mittag noch Essen anbot: »Nach 14 Uhr sind diese Lippen nur noch zum Küssen da.« Heute gibt es Dinner-Cancelling als Diätform, und zunehmend essen Menschen nach dem 10-in-2-Prinzip nur noch jeden zweiten Tag. All diese Ernährungsformen haben schon einmal den großen Vorteil: Wer nichts nimmt, kann nichts Falsches wählen. Aber das Problem der Lebensenergie ist damit natürlich nicht geklärt, und wenig Schlechtes ist sicher auch keine gute Lösung. Für wenig Gutes spricht dagegen alles. Allerdings wäre dabei besonders auf viel Lebensenergie in der wenigen Nahrung zu achten oder darauf, sich noch andere Quellen derselben wie etwa den (verbundenen) Atem und die Sonne zu erschließen. Ein wundervolles Beispiel sind die indischen Jains. Sie streben an, über immer weniger materielle und dafür mehr spirituelle Nahrung allmählich zur Lichtnahrung über- und in die Erleuchtung einzugehen. Sehr viele Anhänger dieser Religion essen kaum noch und einige wenige auch gar nichts mehr. Und sie leben gut, das könnte uns beruhigen, wenn wir merken, wie wir allmählich selbst weniger brauchen und damit besser leben und das wenige auch wundervoll genießen können.

Fette Stimmung, Appetit und Gesundheit

Die allen Fastenbetreuern bekannte Fasten-Euphorie ist ein besonderes Geschenk. Woher sie kommt, ist wissenschaftlich noch ungeklärt, weil die Wissenschaft sich nicht dafür interessiert, lediglich die frühe Annahme von Schulmedizinern, sie gehe auf Endorphine zurück, die aufgrund des Fastenstresses ausgeschüttet werden, ist sicher falsch. Erstens ist bewusstes Fasten kein Stress, zweitens fühlt sich die Wirkung von Endorphinen, wie ich sie vom sogenannten Runners' High beim Laufen kenne, ganz anders an. Wer dabei an seine persönliche Grenze kommt und trotzdem weiterläuft, kann dieses Hochgefühl erleben. Es hat etwas Aufputschendes, wohingegen die Fasten-Euphorie eher ruhig und zuversichtlich ist.

Einerseits kommt sie durch den zunehmenden Anfall von Wachstumshormon (HGH: Human Growth Hormone), wie es schon nach ca. acht Fastenstunden ausgeschüttet wird und für die aufgeräumte, zupackende Stimmung vieler Fastender sorgt. Wahrscheinlich ist aber auch die Ernährung mit Ketonen, also auf Fettbasis, einer der Gründe dafür, sich so wohl zu fühlen.

Die inzwischen gut belegte appetitdämpfende Wirkung der Ketone dürfte beim Fasten dazu führen, dass der Hunger so rasch verschwindet – in dem Maße, wie die Umstellung auf Fettstoffwechsel gelingt. Das ist allerspätestens und bei viel Unbewusstheit nach drei Tagen der Fall, meist aber schon nach einem halben. Bei regelmäßig Fastenden hat der Organismus schnelleres und sofortiges Umschalten gelernt und kann beliebig und praktisch ad hoc auf Fettverbrennung und Ketose wechseln. All diese Überlegungen sind nur logisch, und zum Glück werden sie heute durch viele wissenschaftliche Studien untermauert, so dass auch die Anhänger unserer größten Religion, der Wissenschaftsgläubigen, mitmachen können.

Gesundheitsprogramm erster Ordnung

Die hier empfohlene pflanzlich-vollwertige Kost mit viel Gemüse, aber ohne Gluten und mit guten Fetten ist relativ arm an Kohlenhydraten, weil sie die gängigen Getreide einspart, setzt auf wenig gutes Fett wie Olivenöl und Kokosfett und enthält ausreichend Eiweiß aus Pflanzen.

Damit entspricht sie weitgehend der viel beanstandeten, angeblich so falschen Nahrungspyramide der Bevölkerung, die viel zu viel Fett, zu viel Eiweiß (bei Fleischessern) und zu wenig Kohlenhydraten neigt. Probleme entstehen daraus nur, wenn von allem viel zu viel genommen wird, wie im Augenblick, dabei falsches wie minderwertiges Fett (tierisches und Transfette), Eiweiß in der gefährlichen Form von Tierprotein und die wenigen Kohlenhydrate raffiniert oder aus (Vollkorn-)Weizen. Dann wird daraus das moderne Selbstmordprogramm, an dem ganze Nationen leiden.

Wir können also durchaus viele unserer Kalorien über Fette zu uns nehmen, sofern es die richtigen sind und wir entsprechend viel verbrennen. Sie dienen uns als Bau- und Brennstoff. Und wenn wir je ein gutes Viertel Kohlenhydrate als reinen Brennstoff zu uns nehmen, dabei auf Vollwertigkeit und Glutenfreiheit achten, und beim Eiweiß auf gutes pflanzliches setzen, können viele sogar in der Zusammensetzung ähnlich weitermachen wie bisher, müssen sich nur qualitativ enorm verbessern und von allem weniger nehmen. Natürlich, wer viel Bewegung hat, körperlich arbeitet oder Sport treibt, braucht mehr vollwertige Kohlenhydrate als Brennstoff. Aber wer tut das schon bei ehrlicher Einschätzung?

Diese Aufteilung hat auch den Vorteil, dass wir aus der Blutzuckerschaukel herauskommen, die viele zwischen Heißhunger und Völlegefühl schwanken lässt. Denn eine Kost, die (aus-)reichend gute Fette enthält, sättigt deutlich länger und vermeidet damit Stimmungsschwankungen und Hungerattacken. Die Reduktion der Kohlenhydrate bei den typischen modernen Faulpelzen, also den meisten von uns, führt auch keineswegs zum Mangel an wichtigen Ballaststoffen, sofern man genug Gemüse, (Wal-)Nüsse und Mandeln zu sich nimmt und reife Früchte und alles selbstverständlich vollwertig.

Generell ist aber bei all diesen Zahlen und Prozentangaben zu bedenken, dass es nicht nur auf den Input, sondern genauso auf den Output ankommt, was also jemand verbraucht und in welcher Situation jemand ist. Da die Herz-Kreislauf-Erkrankungen bei uns weit an der Spitze stehen, ist es sicher für die meisten sinnvoller, den Fett- und besonders Ölanteil im Sinne von Esselstyn zu reduzieren, wer dagegen in seiner Familiengeschichte neurodegenerative Krankheitsbilder hat, sollte mehr auf Gehirn und Nerven achten und dass sie genug gute Fette bekommen. Unterschiedslos brauchen alle aber viel gutes, also frisches vollwertiges Gemüse als Ernährungsbasis.

Schlauer als Mutter Natur?

Alle sogenannten Verbesserungen von Mutter Natur bewähren sich – ernährungsmäßig – offenbar langfristig kaum: weder das Entwenden fremder Muttermilch noch das drastische Verfremden ihrer Gräser zu super-glutenreichen Getreiden. Die sanfte Veredelung durch Zucht ihrer Geschenke ist wohl am wenigsten schädlich. Allerdings bringen auch die supergroßen Früchte nach EU-Norm von Hybrid-Pflanzen – in Massen genossen –

eine Fruchtzucker-Überschwemmung und ein weiteres Problem mit sich. In Form hochverdichteter Säfte sind sie eine Überforderung des Organismus, wie schon Max Otto Bruker immer wieder betonte. Gesund wäre also in vieler Hinsicht »zurück zur Natur«, der uralte und längst bewährte Slogan des Philosophen Jean-Jacques Rousseau (1712–1778). Heute muss man allerdings schon hinzufügen, »zur ursprünglichen Natur«, die es kleiner und reiner und bescheidener, aber dafür gesünder mit uns meinte.

Wenn wir beides verbinden, die Erkenntnisse aus der Erfahrung mit pflanzlich-vollwertiger und die aus den Ergebnissen von fettreicher, glutenfreier Kost, können wir die Mitte wahren und müssen nicht ständig von einem Pol in den anderen fallen. Denn was nützt uns das gesündeste Herz-Kreislauf-System bei abbauendem Hirn? Und was nützt uns ein brillantes Hirn in einem fertigen Körper?

Chronische Entzündungen als Wurzelübel

Die Mehrheit der Forscher sieht heute chronische Entzündungen als Grundlage aller degenerativen und damit chronischen Krankheitsbilder von Arteriosklerose und damit auch Herzinfarkt und Schlaganfall übers Magengeschwür bis zu Gehirnproblemen. Vieles spricht dafür, dass Gluten, der Kleber im Getreide, genau wie Tierprotein und -fett, solche Entzündungskaskaden in Gang bringen und halten. Ungehemmte Entzündungsreaktionen sind inzwischen typisch für die westliche Welt und die Basis aller möglichen chronischen Erkrankungen.

Schon Ende des letzten Jahrhunderts wurde deutlich, dass Patienten, die über mehr als zwei Jahre Entzündungshemmer wie *Naproxen* und *Ibuprofen* einnahmen, ein um 40 Prozent geringeres Parkinson- und Alzheimer-Risiko hatten. Menschen, die unter diesen Krankheitsbildern litten, hatten andererseits deutlich erhöhte Zytokinin-Werte im Gehirn, was wiederum auf chronische Entzündungen hinweist.

Diese werden durch freie Radikale in Gang gesetzt, die oxidativen Stress verursachen. Zellen im oxidativen Stress versuchen ständig und vergeblich, ihre DNS wieder zu reparieren – wir denken vielleicht an die heilsame, von Popp bewiesene Reparaturwirkung von UV-Licht –, aber bei Mischköstlern fehlen ihnen die Mittel dazu. So kommt es, dass sie hohe Oxidationswerte aufweisen, die mit Infektanfälligkeit, Muskelschwäche, Erschöpfung, Kopfschmerzen, Reizbarkeit, Allergien, Depressionen usw. einhergehen. Was immer diese Oxidationsprozesse senkt, aber auch alles, was die Entzündungsprozesse beruhigt, kann die Situation bessern. Hier kommen die Antioxidantien ins Spiel, die pflanzlich-vollwertige Esser in solcher Menge bekommen. Perlmutter schreibt sogar: »Historisch ist der Mensch auf eine Ernährung mit vielen Antioxidantien aus Pflanzen, Beeren und Nüssen ausgerichtet.« Aber zugleich empfiehlt er dann (s)eine Mischkost mit Käse, Fleisch und Fisch, die – von vielen Studien belegt – den oxidativen Stress erhöht und zu wenig Antioxidantien enthält. Immerhin empfiehlt er Kurkuma, eines der wichtigsten unter den neuen, alten Superfoods.

Fazit zu Glutensensibilität und Fett-Mangel

Perlmutter geht davon aus, dass neben den Patienten mit einer diagnostizierten Zöliakie 40 Prozent der Menschen Gluten nicht richtig verdauen können und selbst die übrigen damit Probleme haben, ohne es zu merken. Möglicherweise sind sie sogar schlechter dran als die Zöliakie-Patienten, die sofort vom Aufstand in ihrem Verdauungstrakt zur Gluten-Abstinenz gezwungen werden, oder die Sensiblen, die ihre Unverträglichkeit immerhin noch so deutlich merken, dass sie von sich aus gern darauf verzichten. Die anderen bekommen gar nicht mit, was sie ihrem Gehirn antun, weil dieses – bis auf Kopfschmerzsymptome – mangels sensibler Nervenzellen still leidet. Das mag schwer vorstellbar sein, aber unser aus Nervenzellen bestehendes Hirn hat keine Schmerzrezeptoren, um seine Bedrängnis rechtzeitig melden zu können.

Tatsächlich legen immer mehr Studien einen Zusammenhang zwischen Glutenempfindlichkeit und neurologischen Problemen nahe. Allein schon der Verzicht auf Weizen, die gravierendste Glutenquelle, kann einige Erleichterung bringen und das Lebensgefühl verbessern. Seit 2005 häufen sich auch Studien, die Alzheimer als Typ-III-Diabetes entlarven. Diabetiker erkranken – laut verschiedener Studien – doppelt so häufig an Alzheimer, und beide Krankheitsbilder nehmen parallel zu. Das heißt, die hohen Blutzuckerwerte durch die Insulinresistenz belasten das Gehirn genauso wie den übrigen Organismus, der kaum noch Glukose verwerten kann. Beim Gehirn zeigt sich die Unterversorgung in verschiedenen degenerativen Krankheitsbildern. Menschen mit Blutzucker im oberen Bereich haben – laut einer Studie der australischen Universität Canberra – ein deutlich höheres Risiko für Hirnschrumpfung. Lange schon ist bekannt, dass Hirnerkrankungen wie Demenz mit einem schrumpfenden Gehirn einhergehen. Auch Menschen mit »noch als normal geltenden« Blutzuckerwerten können durch Blutzuckerspitzen, wie sie durch Süßigkeiten-Kicks entstehen, Schaden an ihrem kostbarsten Organ nehmen. Dass Alkoholexzesse ihm schaden, ist inzwischen akzeptiert, jetzt müssen wir davon ausgehen, dass Exzesse mit raffinierten Kohlenhydraten ähnlich, wenn nicht schlimmer, zu bewerten sind.

Chancen fettreicher, kohlenhydratarmer Kost

Perlmutter gibt an, mit fettreicher, kohlenhydratarmer Diät vor allem Gehirn-basierte Krankheitsbilder zu bessern: ADHS, Angst und Stresssymptome, Depressionen, Epilepsie, Alzheimer und seine Vorstufen wie Gedächtnisstörungen, aber auch Konzentrationsmängel, Stimmungsschwankungen, Tourette-Syndrom, Schlafstörungen, Diabetes und Übergewicht, Arthritis, chronische Kopfschmerzen und Migräne. Eine lange beeindruckende Liste, die ernst zu nehmen ist. Er verweist auf Fallstudien von Epileptikern, die mit dem Ersetzen von Getreide durch Fett ihre Anfälle loswurden, und ich kenne Migräne-Patienten, die das schafften. Fettleibigkeit gibt er generell auch als Risikofaktor für Hirnerkrankungen an.

Beim Vergleich von heilsamen Reduktions-Diäten spricht vieles dafür, dass kohlenhydratarme fettreiche Ernährung mehr an Gewichtsverlust bringt als eine kohlenhydratreiche und fettarme, auch im Hinblick auf die Insulinsensitivität. Perlmutter empfiehlt als ideale gehirnfreundliche Kostform eine mediterrane Kost mit viel Olivenöl, Gemüse, Nüssen, Früchten und Wein, leider auch Fisch, aber ohne glutenhaltige Getreide bei Reduktion zuckerhaltiger Früchte und glutenfreier Kohlenhydrate. Diese Diät ist sehr nah bei den in »Peace Food – veganoitaliano« angegebenen Menüvorschlägen. Lediglich der Fisch ist als Tierprotein und wegen seiner untragbaren Giftbelastungen unbedingt zu streichen, und es ist auf Vollwertigkeit zu achten.

Wissenschaft als Entscheidungshilfe zwischen Diät-Widersprüchen

Dass »Peace Food« als pflanzlich-vollwertige Ernährung mit wenig Getreide und ohne Gluten, dafür aber mit genügend guten Fetten die Vorteile beider Richtungen ideal kombiniert, zeigt sich auch in wissenschaftlichen Forschungsarbeiten. Dr. Jacob zitiert eine Studie, die zeigt, wie dramatisch schlecht die Ergebnisse von Low-Carb-Diäten ausfallen, wenn sie auf hohen Tierprotein- und -fettanteil setzen. Andererseits ergeben sich sehr gute Ergebnisse bei hohem Pflanzenanteil.

Die Forderungen sowohl von Perlmutter als auch Davis sind also nur dann hilfreich im Hinblick auf ein gesünderes und längeres Leben, wenn sie mit denen von Campbell, Esselstyn und Leitzmann kombiniert werden. Die Entscheidung zwischen Low-Carb mit Tierprotein (Perlmutter, Davis) und High-Carb ohne Tierprotein (Campbell, Esselstyn, McDougal, Leitzmann) ist eine Pseudo-Entscheidung und so gar nicht gefordert. Sie läuft für viele Esser auf die Wahl zwischen Pest und Cholera hinaus. Da würde ich als Arzt natürlich für Cholera und Tierprotein-frei optieren wegen besserer Überlebenschancen, aber das ist eben zum Glück nicht die Alternative, da wir auch Low-Carb ohne Tierprotein wählen können, vor allem wenn wir uns zu den Faulpelzen rechnen müssen, was Bewegung angeht. Das wäre für sehr viele Kranke, zum Beispiel Diabetiker, das Optimum. Lediglich dort, wo Herz-Kreislauf- und Gefäßprobleme im Vordergrund stehen, ist Öl zu minimieren (Esselstyn).

Dafür spricht auch die wissenschaftliche Forschungslage: Eine Studie der Harvard-Universität (Fung et al. 2010) an über 85 000 Frauen (Nurses Health Study) und über 44 000 Männern (Health Professional Follow-up Study) – wobei die Frauengruppe über 26 Jahre und die der Männer über 20 Jahre beobachtet wurden – kommt zu folgendem Ergebnis: Studienteilnehmer, die einer Low-Carb-Diät auf Basis tierischer Lebensmittel folgten, hatten eine gegenüber dem US-Durchschnitt um 23 Prozent erhöhte Gesamtsterblichkeit, bei im einzelnen um 14 Prozent erhöhter Sterblichkeit durch Herz-Kreislauf-Probleme und einer um 28 Prozent erhöhten Sterblichkeit an Krebs. Diejenigen hingegen, die einer Low-Carb-Diät auf dem Boden pflanzlicher Produkte folgten, hatten eine gegenüber dem US-Durchschnitt um 20 Prozent erniedrigte Gesamtsterblichkeit bei einer um 23 Prozent erniedrigten Sterblichkeit an Herz-Kreislauf-Problemen.

Wenn wir die beiden Low-Carb-Gruppen mit und ohne Tierprotein direkt gegenüberstellten, wäre der Unterschied noch viel dramatischer zugunsten derjenigen, die Tierprotein weglassen. Würden wir noch im Sinne von »Peace Food« nicht nur für pflanzlich, sondern für pflanzlich-vollwertig optieren, wäre das Ergebnis nochmals deutlicher und besser für die tierproteinfreie Fraktion.

Die Anhänger von Low-Carb-Diäten haben – zitiert nach Dr. Jacob – nur eine einzige Chance, statt ihre Sterblichkeit zu erhöhen, diese sogar um 30 Prozent zu senken, wenn sie nämlich die gesättigten Fette reduzieren und Pflanzenkost als Hauptquelle von Fett und Protein wählen (Halton et al. 2006). Zu ähnlichen Ergebnissen kommt eine schwedische Studie mit über 43 000 schwedischen Frauen, die 16 Jahre beobachtet wurden.

Dr. Jacob analysiert diese Situation und geht davon aus, dass bei an Tierprotein reicher Ernährung die hohe Säurebelastung und die mehr als doppelt so hohen Entzündungswerte ebenso entscheidend wie das erhöhte Stresshormon Cortisol seien. All das erhöhe das Risiko nicht nur von koronaren Herzproblemen, sondern auch von chronischen Erkrankungen insgesamt.

»Pflanzlich-vollwertig im Sinne von ›Peace Food‹ ist also einmal mehr die Antwort. Und eine insgesamt niedrige Proteinzufuhr ist dabei viel günstiger als die heute eingerissene Eiweißmast.«

Wer vor allem Herz und Gefäße im Auge hat, sollte auch die Fette niedrig halten. Wem es dagegen mehr um den Schutz von Hirn und Nerven geht, der müsste auf gute Fette im Sinne von nativem Olivenöl und auch Kokosöl setzen, die als Einzige keine Gewichtszunahme begünstigen, weil die Leber sie energieaufwendig direkt in Ketonkörper verwandelt.

Die Fett-Frage

Esselstyn hat bei seinen Arbeiten speziell Patienten mit koronarer Herzkrankheit im Auge, für die er (s)eine sehr fettarme Ernährung (nur zehn Prozent Fettanteil) fordert und sich sogar gegen Olivenöl und Avocados äußert. Er sagt: »In meiner 21-jährigen Cleveland-Clinic-Ernährungsstudie (2007) stoppte ich fortgeschrittene koronare Herzkrankheit von Patienten, die bereits Bypässe erhalten und sich Angioplastien (Herzkatheterdilatation) unterzogen hatten, und erreichte eine Reversion der Koronarsklerose.« Er baute diese Diät auf Erfahrungen mit Kulturen auf, die sich hauptsächlich pflanzlich ernährten wie im ländlichen China, im Hochland von Papua-Neuginea oder bei den Tarahumara-Indianern.

Dr. Jacob findet diesen geforderten Verzicht auf Olivenöl und sogar Avocados präventiv nicht notwendig, sondern hält das für eine spezielle Heilkost bei Gefäß- und Herzproblemen, ansonsten empfiehlt er – auf viele Studien gegründet – einen Fettanteil von 25 bis 30 Prozent der Kalorienzufuhr, was auch mir realistischer erscheint.

Krebs- und andere Diäten

Ein entscheidender Punkt bei Ernährungsformen ist natürlich immer auch ihre Auswirkung auf die moderne Menschheitsgeißel Krebs. Dass eine tierproteinfreie Kost weitgehend krebsvorbeugend wirkt, ist inzwischen hinlänglich bewiesen und liegt am Weglassen so potenter Kanzerogene wie Milch(produkten) und damit dem Wachstumsfaktor IFG1, aber auch der ebenfalls Zellteilungen fördernden Insulinschwemme. Es dürfte an vielen weiteren Faktoren liegen, unter anderem an der hohen Ausbeute frischer Pflanzennahrung an Biophotonen und folglich Lebensenergie und Antioxidantien. Persönlich bin ich überzeugt, allerdings ohne das wissenschaftlich belegen zu können, dass auch die Lebenswärme eine große Rolle spielt. Möglicherweise liegt hier die Wirkung der Misteltherapie begründet, die ja vielfach zu kleinen oberflächlichen und, im Gegensatz zu den inneren, harmlosen Entzündungen führt, und natürlich ist hier auch die Hyperthermie zu erwähnen. Diese wäre in milder Form über lange Besuche von Infrarotkabinen zu erreichen. Für noch wichtiger aber halte ich die Ernährung mit wärmenden Speisen im Sinne der TCM. In einem bereits ausgezehrten kachektischen Stadium wird das Befürfnis der Patienten nach Wärme auch überdeutlich spürbar. Das ist beileibe nicht nur körperlich gemeint: Das wärmende Lächeln eines geliebten Menschen, die seelisch wärmende Umgebung eines geliebten Ortes, das liebenswürdige und gewinnende himmlische oder obere Lächeln der Menschen Balis können hier wahrscheinlich Wunder wirken, die wir wissenschaftlich noch nicht richtig einschätzen können. Der entscheidende Punkt der Heilung ist, wenn sich jemand wieder für sich selbst und sein Leben erwärmen kann.

Zusätzlich wären jetzt die Auswirkungen einer glukosearmen weizenfreien Ernährung zu untersuchen.

Wir wissen schon länger, wie sehr Tumoren Glukose brauchen. Diese können wir ihnen mit einer kohlenhydratarmen Diät vorenthalten, was sie gleichsam aushungern würde. Bei einer keton-basierten Kost – wie im Extrem beim Fasten – stellen wir den Tumoren keine rasch verwertbare Glukose mehr zur Verfügung, stattdessen bekommen Gehirn und übriger Körper, was sie brauchen und auch aus langer Entwicklungsgeschichte gewohnt sind: gute Fette und Aminosäuren (Eiweißbausteine) pflanzlicher Herkunft für den Erhalt der Strukturen und die Energieversorgung. Aus Tumorsicht ist das bezüglich seiner Ernährung wie Dauerfasten, also eine Katastrophe. Tatsächlich konnte ich in der Vergangenheit oft miterleben, wie Tumoren unter Fasten dahinschmolzen, aber anschließend bei Normalernährung postwendend zurückkamen.

Das müsste eine ideale Krebs-Diät unterbinden.

Sie wäre pflanzlich-vollwertig, möglichst roh und jedenfalls frisch, also licht- und photonenreich, ansonsten ketogen, also mit guten Fetten wie Kokos- und Olivenöl, Lein-, Hanf- und Algenöl. Wenn dem Patienten schon Lebenswärme fehlt, wie häufig in der letzten Krebsphase (Kachexie), wäre diese über die lange gekochten Suppen der TCM voller wärmender Zutaten und Gewürze zuzuführen.

Eine andere sehr vielversprechende Möglichkeit scheinen Grassäfte zu sein, die mich an die Breußkur erinnern, womit der Vorarlberger Heilpraktiker Rudolf Breuß (1899 –1990) gute

Erfolge bei Krebs hatte. Beim Langzeitfasten werden dabei seine speziellen frisch gepressten Pflanzensäfte getrunken.

Bei alldem nutzen wir die – nun auch wissenschaftlich erhärtete – Tatsache, dass beim Fasten gesunde Zellen gestärkt und (krebs)kranke geschwächt und damit anfälliger für die Fresszellen des eigenen Immunsystems, aber auch für Zellgifte (Chemotherapie) und ionisierende Strahlen werden. Wahrscheinlich trifft diese Situation auch für eine ketogene pflanzenbasierte Kost zu, da für die Krebszelle dabei eine Fastensituation mit Nahrungsentzug besteht.

Dass ionisierende Strahlung Tumorgewebe zerstört, ist der Tatsache geschuldet, dass dieses nur noch über verminderte Reparaturfähigkeit verfügt. Fasten verstärkt diese Situation noch. Zusätzlich könnten tägliche halbstündige Sonnenlichtbäder die Resistenz der gesunden Zellen und die Resilienz der Patienten stärken, wenn wir uns an Popps Entdeckung erinnern, dass UV-Licht die DNS repariert. So kommt gleichsam Licht von außen und von innen über photonenreiche Frischkostnahrung. Die Sonne wird zum Therapeutikum. All die im Buch »Vegan schlank – einfach entlasten und fasten« angegebenen Rezepte sind ideal für diese Therapie.

Dieser Ansatz wird durch wissenschaftliche Arbeiten heute immer mehr gestützt, die Krebs als Stoffwechselproblem sehen. Könnte es sein, dass wir bei der heute vermuteten Entstehungsgeschichte über Mutationen so völlig danebenliegen? Einiges spricht inzwischen dafür. Der Arzt Peter Rohsmann geht – in seinem Ernährungs-Rundbrief – davon aus, dass auch Krebs eine Folgeerkrankung des metabolischen Syndroms sei. Er beruft sich dabei auf die Forschungen und Aussagen von Prof. Thomas Seyfried von der Yale Universität (»Cancer as a Metabolic

Disease: on the Origin, Management, and Prevention of Cancer«). Dieser sagt: »Krebs ist eine metabolische Erkrankung und kann deshalb nur über die Beeinflussung des Stoffwechsels geheilt werden. Dabei spielt eine kohlenhydratarme Ernährung die Schlüsselrolle.«

Bei seinen Forschungen über die Behandlung von Epilepsie war der Yale-Professor auf diese Spur gestoßen. Bei seinen speziell gezüchteten Mäusen lag neben Epilepsie auch häufig ein Gehirntumor vor. Bei der Behandlung der Epilepsie mittels ketogener Diät verschwand dabei oft auch der Hirntumor. Ansonsten wurde keine weitere Therapie angewandt. Nach drei Jahrzehnten Grundlagenforschung fasst Seyfried zusammen:

1. Krebs wird nicht durch genetische Mutationen verursacht.
2. Krebs ist eine Erkrankung der Mitochondrien.
3. Krebs kann mit einer ketogenen Diät erfolgreich behandelt werden.

Ganz Wissenschaftler, hat Seyfried sich an seine Kollegen gewandt und sie aufgefordert, ihn zu widerlegen. Bislang ohne Ergebnis.

Zusammengefasst heißt das: Die Erbinformation in unseren Zellen ist nicht ausschlaggebend für die Krebsentstehung, sondern durch Fehlernährung gestörte Mitochondrien verwandeln gesunde Zellen in Krebszellen. Seyfried hat hier sehr elegante Belege. Wenn man den Zellkern einer Krebszelle in andere Zellen überträgt, lässt sich nur in zwei von 24 Fällen damit Krebs auslösen. Implantiert man aber das Zytoplasma von Krebszellen auf gesunde, gelingt dies in 97 Prozent der Fälle. Damit ist wissenschaftlich belegt, dass das Geheimnis des Krebses nicht im

Kern, sondern im Plasma liegt, in dem die Mitochondrien leben. So zeigte sich auch, dass gesunde Mitochondrien das Krebsverhalten einer entarteten Zelle stoppen können. Also wäre Krebs eine Erkrankung der Energiekraftwerke der Zelle, der Mitochondrien. Und diese sind an Energiestoffwechsel-Problemen erkrankt.

Überfordert von dem Andrang an Kohlenhydraten aus einer zucker- und stärkereichen Kost, erinnern sich die überlasteten Zellen an einen frühen primitiven Pilz-ähnlichen Zustand aus ihrer Evolution, als sie nur von der Vergärung von Glukose lebten, und fallen aus ihrem vorgesehenen Energie-Produktions-Programm: Es kommt zu Krebs. Diese Krebszellen sind nun auf eine andauernde Versorgung mit Glukose angewiesen. Entzieht man ihnen diese, geraten sie unter Druck und werden ausgesprochen anfällig, das nutzt die neue Therapie, die während der Chemo fasten lässt. Aber das ist ein schweres Geschütz in einer sowieso schon schweren Situation. Alles spricht dafür, dass ausreichende Sauerstoffversorgung jetzt bereits viel bewirkt. Hier lägen die Erklärungen für verschiedene Sauerstoff-Therapien und insbesondere für unseren verbundenen Atem (siehe Seite 73), mit dem wir schon so wundervolle Ergebnisse erleben durften.

Peter Rohsmann beschreibt die Agonie der so angegangenen Krebszellen und empfiehlt folgendes Vorgehen: Der Glukoseentzug solle mit einer ketogenen Ernährung beginnen und zusätzliche Fastenphasen umfassen. Nach unseren Erfahrungen ist der Beginn mit dem Fasten sogar obendrein noch leichter für Betroffene. Während sich die gesunden Zellen sofort auf eine ketogene Diät umstellen, sind Krebszellen dazu unfähig und leiden Hunger, den Fastende bald verlieren. Krebszellen werden instabil, so dass selbst geringe Bestrahlungsdosen zu ihrem massiven Absterben führen, während die gesunden Zellen durch den Ketonstoffwechsel sogar strahlenresistenter sind. Hier wäre nun auch an die Niedrig-Dosis-Chemotherapie zu denken, die Gynäkologie-Prof. Volker Zahn von der Universität München schon vor langer Zeit im Verein mit guter Vollwertnahrung vorgeschlagen hatte und die ihm heftige Kritik von Kollegenseite bei guten Erfolgen bei den Patientinnen einbrachte.

Die große andere Seite der Medaille ist die der Seele. Grundsätzlich sollten wir uns hüten, Krebs als ein unerklärliches, ebenso zufälliges wie böses und obendrein ungerechtes Schicksal misszuverstehen. Zum einen gibt es keinen Zufall, sondern nur Ereignisse, die uns gesetzmäßig zufallen und immer Sinn haben und uns diesen auch enthüllen können, wie die Psychosomatik von »Krankheit als Symbol« auch bei Krebs zeigt. Zum anderen ist Krebs ein ständiges chronisches lebensbegleitendes Phänomen, wie eine Studie zeigt: In der Pathologie untersuchte Körper von Menschen, die nicht an Krebs gestorben waren, wiesen zu 98 Prozent, also bei fast allen, kleine Tumoren der Schilddrüse auf, 40 Prozent zeigten Prostata- und 33 Prozent Brusttumoren. Zusammengenommen hatten praktisch alle Krebs. Und das heißt doch: Aller Wahrscheinlichkeit nach kommt es bei uns allen ständig zu Krebsentwicklung, die wir lediglich über einen psychosomatisch sinnvollen Lebensstil jederzeit wieder abfangen. Erst wenn uns etwa ein Schock trifft, der die Reaktionsfähigkeit lähmt, kann der Krebs aus seinem Ghetto ausbrechen und gefährlich werden.

In dem Zusammenhang wäre zu fragen: Was also sollen Vorsorgeuntersuchungen? Man findet dabei viel zu häufig vom

Körper selbst noch in den Griff zu bekommende Mini-Tumoren – *carzinoma in situ* genannt – und lässt das ganze Arsenal der Schulmedizin darauf los, mit all den teilweise schrecklichen Konsequenzen. Nebenbei erhöht man so natürlich auch die schulmedizinische Erfolgsquote, denn all die überflüssigen Behandlungen werden ganz selbstverständlich als Erfolge gezählt. Und erst recht stellt sich die Frage nach dem Sinn von Biopsien: Man sticht dabei – oder stochert sogar – auf gut Glück ziemlich blind in Organen herum und macht aus Haustierkrebs noch Raubtierkrebs, wie der deutsche Urologe Julius Hackethal (1921–1997) schon vor Jahrzehnten warnte.

Wieder (in die) Ordnung finden

Nach meiner Erfahrung sollte der Patient in der Phase des Kampfes mit dem Tumor die erste Reise der CD »Krebs« hören (siehe Literaturverzeichnis im Anhang) und sein Immunsystem auch von der seelischen Seite in der Auseinandersetzung mit dem entarteten Gewebe unterstützen. In der anschließenden Aufbauphase ist dann die zweite Reise der CD besonders hilfreich. Sitzungen mit dem »Verbundenen Atem« können die Patienten bei ihrer Sinnsuche und ihre Zellen bei der Reparatur und Reintegration unterstützen wie auch Sonnenbäder. Das ganze Programm dient der Wiedereinordnung und soll einem natürlichen Rhythmus mit festen Zeiten folgen.

Solch eine Lebens(re)form, die schon einer Lebensschule entspricht, ist in abgemilderter Form oftmals auch bei neurodegenerativen Krankheitsbildern wirksam, wie auch bei Kopfschmerzsyndromen. Letztlich ist sie, in moderater Form mit vollwertigen glutenfreien Kohlenhydraten nach Lust und

Liebe ergänzt, wohl für alle die beste Ernährungsform. Die Kurzformel dieser Lebens(re)form im Hinblick auf Ernährung lautet:

»Alles frisch aus der Natur, möglichst roh und lichtreich, damit entzündungshemmend und nervenschonend, heilend und vorbeugend, und natürlich nichts vom Tier.«

Die so frei gewordene, ja befreite Energie ließe sich in idealer Weise nutzen, um auf Grundlage des alten Wissens der »Schicksalsgesetze« die Spielregeln des Lebens zu lernen, das »Schattenprinzip« zu integrieren und sich so in die Lage zu versetzen, allen zwölf »Lebensprinzipien« gerecht zu werden, das heißt, sie von der unerlösten auf die erlöste Ebene zu transformieren. Zentrales Ziel einer Psychotherapie sollte der individuelle Weg der Selbstverwirklichung sein, um die jeweilige Lebensaufgabe zu ergründen und zu verwirklichen.

Béliveau und Gingras gehen in ihrem Buch »Krebszellen mögen keine Himmbeeren« aus ihrer sehr somatischen Perspektive davon aus, dass 30 Prozent der Krebsursachen weitgehend unbeeinflussbar seien – weil genetischer, umweltspezifischer oder viraler Natur. 70 Prozent seien aber sehr wohl über Ernährung, Bewegung, Rauchen, Alkohol und Drogen zu beeinflussen. Die Psyche kommt bei den beiden Franzosen ebenso wenig vor wie bei Campbell, Esselstyn, Perlmutter und Davis. Sie gibt aber nach meinen Erfahrungen aus dreißig Jahren Krankheitsbilder-Deutung sogar den Ausschlag. Nehmen wir sie noch dazu, haben wir heute dem Krankheitsbild Krebs gegenüber bessere Chancen denn je.

Es spricht für beide Ansätze, den über das (Ess-)Verhalten und den über die Seele, so viel, und beide sind bei Studien besonders schwer zu trennen. Während bei uns 50 von 100 000 Menschen an Dickdarmkrebs erkranken, sind es in Indien nur fünf. Während 100 von 100 000 US-Amerikanerinnen an Brustkrebs erkranken, widerfährt das nur acht Thailänderinnen. Am krassesten ist es beim häufigsten Männerkrebs, dem der Prostata, der bei uns 100-mal mehr Männer trifft als in Thailand und noch zehnmal mehr als in Japan. Die Untersuchung von Auswanderern zeigt deutlich, dass es sich bei den Ursachen nicht um genetische, sondern um Lebensgewohnheiten handelt, denn sobald sich die Einwanderer den einheimischen Lebensgewohnheiten anpassen, übernehmen sie auch die dortigen Krebsraten. Dafür gibt es viele Beispiele. Seit moderne Japaner ihren Fleischkonsum versiebenfacht haben, hat sich ihre Dickdarmkrebsrate bereits verfünffacht. Insgesamt gesehen ist unübersehbar, dass wir im Westen grundsätzlich falschliegen, und das trifft die seelische wie körperliche Ebene und bei dieser die Ernährung an erster Stelle, und aus meiner Sicht gleich nach der Psyche.

Regelwidrigkeiten und Unordnung

Unter Zellen herrschen zwei äußerst strenge und harte Regeln:

1. Reproduktion ist nur erlaubt, um eine ausgefallene Zelle zu ersetzen.
2. Wenn gravierende Fehler auftreten, ist Selbstmord verpflichtend.

So hart das auch erscheinen mag, halten sich gesunde Zellen doch daran. Nur Krebszellen spielen da nicht mehr mit, sondern gehen auf den Gegenpol und wachsen ohne Grenzen und Rücksicht und begehen gerade keinen Suizid (Zelltod = Apoptose).

Falls ähnliche Regeln wie in den Zellgemeinschaften der Organe und Gewebe je in den Menschengesellschaften gegolten haben sollten, so halten sich moderne Menschen nicht mehr daran, und die Menschheit insgesamt spielt schon lange nicht mehr mit. Archaische Gesellschaften sorgten mit strengen Regeln tatsächlich für die Begrenzung ihrer Zahl und verhinderten konsequent ausuferndes Wachstum. Tatsächlich wurden Gesellschaftsmitglieder, die aus der Art schlugen, aus dem Stammesverband ausgeschlossen, was in den meisten Fällen einem Todesurteil gleichkam. Heute wachsen menschliche Populationen teils ungehemmt, teils werden sie wie in China mit brutalen staatlichen oder in Indien mit nicht minder brutalen medizinischen Methoden begrenzt. Insgesamt aber wächst die Menschheit völlig ungebremst und sich selbst gefährend. Krebs entsteht, wenn eine Zelle vom erlernten Altruismus, sich einzufügen und dem Wohl des Ganzen unterzuordnen, abkommt und ursprüngliche Überlebensinstinkte reaktiviert. Dem gilt es auf allen Ebenen vorzubeugen, und das würde bedeuten, alle Zellen der menschlichen Gesellschaft zu integrieren, keine auszustoßen, aber andererseits ihnen auch mit Konsequenz und Strenge den Lebensweg innerhalb archetypischer und zeitloser Grenzen aufzuzeigen.

Übertragen wir 15 Millionen Jahre Ernährungsgeschichte der Menschheit auf ein ganzes Jahr, dann wäre der Ackerbau erst am 31. Dezember um 19.30 Uhr erfunden worden, das moderne Industriefutter aber würde überhaupt erst drei Minuten vor Jahresende als schlechter Neujahrsscherz auftauchen. Wir müssen also nur an den Abend des letzten Tages zurückkehren, um wieder nachhaltig gesunde Ernährung zu finden.

Das Geheimnis des Gen-Alters

Genmanipulation, ob durch vergleichsweise natürliche Zucht oder durch technologischen Gen-Austausch, zielt auf Optimierung zum Verkauf und damit zumeist und zuerst auf Äußerlichkeiten wie eben Aussehen. Das aber bringt uns zur heutigen Situation von vielversprechend aussehenden Früchten und Gemüsen, die dieses Versprechen geschmacklich sogleich wieder brechen, weil sie buchstäblich nach nichts schmecken. Das aber liegt daran, dass sie auch nichts mehr enthalten, oder jedenfalls nicht viel von dem, was wir so dringend bräuchten. Und wann immer sich Zuchtanstrengungen nicht nur am schönen äußeren Schein orientierten, sondern auf Inhalte bezogen, folgte das überdies dem Motto »Bitterstoffe raus und Süße rein«. Damit wurde einem unerwachsenen und damit ungesunden Massengeschmack Rechnung getragen und dieser langfristig auch wieder solcherart geprägt. Das Ergebnis ist ein allgemeiner Mangel an Bitterstoffen in unserer Ernährung.

Typisch für diese »Verzüchtungen« sind jene amerikanischen College-Studenten, die in einem Test den Geschmack natürlicher Erdbeeren gar nicht mehr als solchen erkennen, weil so auf künstliches Erdbeeraroma geprägt. Ob das aber ein wirklicher Gewinn ist, darf bezweifelt werden, und leider geht es unseren von Milchzwergen verzogenen und verbogenen Kindern schon ähnlich.

Wer nur eine ursprüngliche kleine Walderdbeere geschmacklich mit den Riesenoschis vergleicht, die heute zum Selbsternten angepriesen werden oder in Supermärkten aus ihren Plastikbehausungen quellen, kann das auch sogleich schmecken. So große, geradezu aufgeblasen wirkende Erdbeeren sind nicht wirklich natürlich. Bei der Züchtung und daraus entstandener Polyploidie blieben Geschmack und Essenz auf der Strecke. Genetisch sind sie meilenweit von den alten ursprünglichen Sorten entfernt.

Mit denen haben wir geschmacklich sehr lange sehr gut gelebt, nur die Quantität war das Problem. Inzwischen aber haben wir – jedenfalls in den reichen Ländern – gar kein Quantitäts-, sondern längst ein Qualitätsproblem und müssen folglich umdenken. Erdbeeren stehen hier natürlich nur stellvertretend für Weizen und all jene anderen Feldfrüchte, die wir geschmacklich kaum wiedererkennen, weil sie mehrheitlich längst ihrer natürlichen Wurzeln beraubt wurden. In den spanischen Gemüse-Treib- und -Zucht-Häusern geschieht das systematisch und im wörtlichen Sinn: Da hängen die degenerierten Wurzeln bereits in der Luft. Das archetypisch weibliche, mütterliche Erdelement ist durch das männliche Luftelement ersetzt. Tatsächlich entstammen solche Chimären den archetypisch männlichen Gedankenwelten, von Forschern entwickelt, die nur noch Effizienz und Quantität im Auge hatten. Es kann aber nicht gesund sein, sich immer mehr von Mutter Erde abzukoppeln. Auch wir verlieren unsere Wurzeln und die lebensnotwendige Erdung dadurch und verirren uns in kranken und krank machenden Gedankenwelten.

Die Geschwindigkeit der Veränderungen, die wir Mutter Natur mit so viel (Nach-)Druck auferlegten, war einfach zu hoch. Die Evolution ließ sich über Jahrmillionen Zeit, und wir konnten uns ihr anpassen. Wir aber gaben – vor allem in den letzten fünfzig Jahren – immer mehr Gas – in vielerlei Hinsicht. Als der Kapitalismus zu galoppieren begann, ging das Verständnis für die natürlichen Rhythmen verloren. In »der« Großstadt der

Moderne, New York, gehen die Lichter schon seit langem nicht mehr aus, Tag und Nacht wurden eins.

Ähnliches gilt für die Jahreszeiten, ob Sommer oder Winter, spielt keine Rolle mehr, und uniform wie das Leben wurde das Essen. Alles wird zertifiziert und dem Effizienzgedanken angepasst, aber nicht den natürlichen Vorgaben und Rhythmen, sondern dem Gesetz des Geldes. Dieses ist für den Nahrungsbereich einfach beschrieben: Quantität geht vor Qualität. Das heißt, womit es verdient wird, ist gleichgültig gegenüber der Menge des Geldes. So sanken Qualität von Nahrung und Leben dramatisch, und Mutter Natur – und auch unsere eigene – wurde an und über ihre Grenzen hinaus gequält. Sie erduldete Hybridisierung und Genmanipulation und ließ alles Mögliche mit sich machen. Aber im tiefsten Innern, in den Kernen unserer Zellen und im Kern unseres Wesens, regt sich Widerstand. Alles ging zu schnell, und das rasant wachsende Heer von Menschen mit Widerstandssymptomen und inneren Aufständen auf körperlicher Ebene wie die Krebspatienten zeigt es. Auch die dramatisch wachsende Gruppe der Allergiker verrät durch den inneren Krieg, der bei jeder sich bietenden Gelegenheit gegen symbolische Stellvertreter losbricht, Unversöhnlichkeit mit dem Tempo der Veränderungen. Das noch größere Heer derer, die bestimmte Nahrungsmittel nicht mehr vertragen, verkörpert ebensolchen Widerstand. Letztere machen besonders deutlich, wie dringend sie Zeit brauchen, um sich langsam wieder an ein natürliches Leben zu gewöhnen. Nach einer Fastenzeit von zwei Wochen können sie sich meist bei einfacher pflanzlich-vollwertiger Aufbaukost, die frei von Gluten und anderen modernen Raffinessen ist, wieder ein (v)erträgliches Leben aufbauen. Nicht Obstsalat darf das Ziel der Fruktose-Unverträglichen sein, sondern ein Birnentag nach einer längeren Fastenzeit.

»Der (Aus-)Weg ist eine Rückkehr zu den Rhythmen der Natur, zum natürlichen Essen vollwertiger Feldfrüchte und einem neuen Lebensgenuss im ›Feld ansteckender Gesundheit‹.«

Die Alternative ist einfach natürlich und friedlich: »Peace Food« steht schon lange für pflanzlich-vollwertig – natürlich tierproteinfrei –, und hinzu kommt nun noch glutenfrei. Keine Milch und kein Weizen – das erscheint manchen hart, aber es hilft nichts, Weizen können wir unserem Gehirn nicht länger zumuten, Milch(produkte) den Gefäßen und Knochen und wegen der mit ihr einhergehenden Krebsgefahr usw.

Was bleibt uns anderes übrig? Die gute Nachricht ist: Wer Gefährliches und Schädliches weglässt, wird Besseres übrig behalten. Die Frage, wie ich mein Kalzium sicherstelle, wenn ich keine Milch(produkte) esse, ist schon falsch gestellt. Allein dadurch, dass ich keine Milch mehr zu mir nehme, bleibt mir mehr Kalzium, da Milch(produkte) unter dem Strich Kalziumräuber sind. Sie arbeiten mit demselben Trick wie Heiratsschwindler. Die bringen auch erst einiges ein, um dann viel mehr wegzunehmen.

Tatsächlich werden nicht nur Leben und Gesundheit, sondern auch der Genuss von der notwendigen Umstellung profitieren. Weniger ist mehr, wenn Ersteres sich auf Quantität und Letzteres auf Qualität bezieht.

Und wie schon bei »Peace Food« werden schmackhafte Rezepte das offenbaren (siehe Bildteil in der Mitte des Buches). In Planung ist bereits ein Rezeptbuch, das die Erkenntnisse dieses Buches umsetzt in dem von »Peace Food – das vegane Kochbuch« und »Peace Food – vegano-italiano« bekannt schönen Stil. Auch in »Vegan und schnell« sind alle Rezepte glutenfrei, wie auch Soja-frei, wofür es allerdings keine gesundheitlichen Gründe gibt.

Seelendimension der Nahrung und Lebensenergie

Was ist Seele? Kaum jemand kann es beantworten, doch gehen fast alle davon aus, eine zu haben: Und wie weit reicht unsere Seele? Dass auch Frauen eine haben, mussten die Granden der katholischen Kirche irgendwann zugeben, schließlich hat man großzügig auch den farbigen Menschen eine zugestanden. Heute würden die meisten sogar größeren Tieren wie Hunden, Katzen und Pferden eine Seele einräumen, aber wie ist das bei Fliegen? Andererseits: Kann die Seele von der Größe abhängen? Übrigens hat der neue Papst Franziskus schon klar gestellt: »Tiere haben eine Seele«, auch wenn sein Vatikan danach ziemlich relativierte.

Sobald jemand Tieren eine Seele zugesteht, wird es sehr schwierig, sie zur Befriedigung eigenen Appetits quälen und schlachten zu lassen ... aber auch Pflanzen haben Empfindungen, und selbst Gefühle werden schon diskutiert. Das ist ein faszinierendes Thema und eignet sich nur nicht als Ausrede, um weiter Fleisch zu essen. Denn natürlich (ver)braucht dieser Umweg über Tierkörper unglaublich viel mehr Pflanzen. Wem also die Seele der Pflanzen ein Anliegen ist, der müsste erst recht Tierprotein meiden.

Was wir mit der Nahrung an Seelen-Energie aufnehmen, entzieht sich – wie die Seele überhaupt – dem wissenschaftlichen Nachweis. Das würde aber die wenigsten verleiten, die Seele zu leugnen.

Nehmen wir mit der Nahrung wirklich Schwingungen auf, wie die seelischen Muster der Vorbesitzer? Hinweise aus einem ganz anderen Bereich lassen darauf schließen. Tatsächlich gibt es inzwischen einige dokumentierte Fälle, wo Menschen mit transplantierten Organen danach Eigenschaften des Spenders bei sich entwickelten, wie ein anderes Essverhalten. Ein mir gut bekannter Patient, der ein Leben lang glatte Haare hatte, entwickelte nach einer Organ-Transplantation die Lockenpracht seines Spenders. Wenn wir aber durch die Aufnahme ganzer Organe solche Muster nicht nur aufnehmen, sondern integrieren, müsste das natürlich auch mit dem Essen von Organen beziehungsweise Muskeln geschehen. Besonders unserer reduktionistischen, das Ganze gern zugunsten seiner Einzelteile übersehende Wissenschaft dürfte deren Zerkleinerung beim Essen keine Probleme machen. Aber bisher beschäftigen sich Wissenschaftler einfach nicht mit diesem Thema, und Chirurgen leugnen es der Einfachheit halber meist sowieso.

Wer die Welt aber mit offenen Augen betrachtet, könnte sich durch solche Erfahrungen an alte animistische Ideen von Urvölkern erinnert fühlen, die davon ausgingen, mit dem Herzen eines Löwen auch seinen Mut und seine Kraft zu übernehmen. Auf diese Weise könnten über Fleisch – neben den konkreten Hormonen und Neurotransmittern der Angst – tatsächlich energetische Muster auf die Esser übergehen, die nicht ideal zu deren Mustern passen. Davon gehen alle großen spirituellen Lehrer aus. Wobei Fleischesser – mit Ausnahme von (Raub-)Fischen –

fast ausschließlich vegetarisch lebende Tiere verspeisen. Interessant wäre die Frage, warum das so ist? Warum dann nicht alles Fleisch essen, wie etwa auch Hund, Delphin, Katze und Löwe, wobei Erstere schon auf Speisekarten anderer Kulturen stehen? Ein sicherer weiterer Nachteil wäre dann der noch höhere Vergiftungsgrad, denn Raubtiere stehen am Ende der Nahrungskette. Das ist der Grund, warum der Verzehr uralter (Raub-)Fische – wie heute üblich – für so viel Gifteintrag sorgt. Möglicherweise hat es auch damit zu tun, dass unsere Vorfahren herausfanden, dass dieses Tierfleisch ihnen nicht gut bekommt, so wie wir heute wissenschaftlich herausgefunden haben, dass uns alles Fleisch schadet. Durch die Biolumineszenz nach Popp wissen wir inzwischen, dass bei uns übliches abgehangenes und damit altes Fleisch nicht mehr positiv strahlt im Sinne der Abgabe von Biophotonen. Wäre es nicht naheliegend, dass schon unsere Ahnen die Abstufungen der Bekömmlichkeit ahnten und – in Notzeiten – anfingen, Fleisch zu verzehren, aber nur das weniger schädliche von Vegetariern.

Von den 20 Prozent der modernen Schweine, die in ihren fünf elenden Lebensmonaten wahnsinnig, und den 80 Prozent, die apatisch und lethargisch werden, ist es nicht mehr weit zu den 30 Prozent der deutschen Bevölkerung, die im Laufe ihres Lebens einmal wahnsinnig im Sinne einer Psychose werden, und den vielen Millionen, die im Seeleninfarkt über Burn- und Bore-out und Depression mit ihrer Lethargie und Apathie landen.

Leuchtendes Essen und *Leuchten unter den Menschen* sind im Wesentlichen über pflanzlich-vollwertige frische Kost zu haben. Durchschnittsmenschen leuchten offensichtlich weniger, aber selbst von ihnen werden einige – etwa in der Schule – als besondere *Leuchten* erkannt. Von anderen wird abschätzig festgestellt, dass sie keine große Leuchte seien. Hier weiß die Sprache wieder einmal mehr, und das schon seit langer Zeit und jedenfalls länger, als die Messungen von Popp existieren. Wer diesen Schritt bis zu den Schwingungsmustern der Nahrung mitgegangen ist, mag auch den nächsten zu ihrer symbolischen Be-Deutung mitvollziehen.

»Wie alles Geschaffene hat auch Nahrung Bedeutung und wird damit zum Gleichnis.«

Krankheits-symbolische Sicht moderner Ernährungsprobleme

Der symbolische Hintergrund moderner Ernährungsprobleme kann uns zu weiterer Einsicht verhelfen. Wir haben ein großes Problem mit Fleisch und Fisch entwickelt, wie in »Peace Food« ausführlich dargestellt. Beides müssen wir durch dem Aggressionsprinzip unterstehende und damit letztlich kämpferische und eigentlich sogar kriegerische Aktionen beschaffen. Was die Ernährung angeht, blieben wir über lange Zeiten auf dem Niveau der Wikinger, die von Überfällen und Raubzügen lebten. Letztlich waren Fleisch und Fisch lange Zeit Kriegs- und Raubgut, die wir durch heimliche und heimtückische Überfälle, die wir Jagd und Fischfang nannten, Mutter Natur entrissen. Diesbezüglich stoßen wir hier auf ein sehr männliches Erbe unserer Evolution. Richtig gefährlich wurde es aber erst, als wir uns kollektiv dem Raubtier-Kapitalismus unterwarfen und uns erlaubten, statt auf Jagd zu gehen, Tötungsmaschinerien zu entwickeln mit Massenvernichtungslagern für Tiere, riesigen Tier-Zucht-Häusern und entsprechenden Groß-Schlachthöfen. Das ist die entsetzliche Geschichte der letzten fünfzig Jahre, die dem Aggressions- oder Mars-Prinzip untersteht, allerdings seiner unerlöstesten Ebene. Sie begann uns bewusst zu werden in Büchern wie Jonathan Safran Foers »Tiere essen« oder Karen Duves »Anständig essen« usw.

Und sie findet ihre Parallele in der ebenso archetypisch männlichen Industrialisierung der bäuerlichen Landwirtschaft zur Massenproduktion. Die Flurbereinigung hat in den Industrienationen aus dem Land eine einzige riesige Industriezone gemacht und kam ebenfalls einem Krieg gegen Mutter Natur gleich. Alles wurde auch hier der Geldlogik unterstellt, und ohne es so recht zu merken, brachen wir mit dem Gesetz unserer (Vor-)Väter, die sich noch im Lebenskampf bewährten und das marsisch-männliche Prinzip aus Notwendigkeit lebten.

Wir dagegen entwickelten jene riesige, ungleich grausamere Tötungsmaschinerie, mit der unsere (alten) Seelen nicht mehr fertig werden, gegen die sie sich auflehnen müssen in einer Flut von Krankheitsbildern von Herzinfarkten, Krebs, Allergien und Unverträglichkeiten, die alle natürlich auch mit dem Aggressionsprinzip zu tun haben. Und das sind nur die körperlichen Anzeichen. Die Seeleninfarkte zeigen das Entsprechende auf Ebene der Psyche. In Depressionen, Burn- und Bore-outs offenbaren moderne Seelen, wie sie am Ende sind und nicht mehr können, nicht mehr mitspielen und lieber zugrunde gehen beziehungsweise in Apathie und Lethargie versinken, als dem Geldgesetz weiter blind zu folgen.

Auf Ernährungsebene erleben wir den Boykott des erlösten archetypisch Männlichen mit seinem Mut, seiner Entscheidungskraft und Konfrontationsbereitschaft in dem Schaden, den (moderne) Fleisch- und Fischversorgung in uns und unserer Umwelt anrichten. In »Peace Food« und ungezählten Studien – längst nicht nur der China Study – ist das dokumentiert. Bücher wie »Weizenwampe« und »Dumm wie Brot« zeigen ähnlich das medizinische Elend, das wir uns durch Massenproduktion von Getreide und insbesondere Weizen antun. Und wieder ist die archetypisch männliche Ebene betroffen. Weizen-Unverträglichkeit ist ebenfalls Ausdruck und Symbol unserer sich gegen den männlichen Pol mit seiner Geschwindigkeit, seinem Druck und seiner Oberflächlichkeit wehrenden inneren Natur. Der moderne Weizen ist wie die Massen-Tier-Zucht-Häuser und Tier-Vernichtungslager zum Symbol für die männliche Kriegserklärung gegen Mutter (Natur) und den Verrat an den Ahnen, den Vätern vor allem, und erlöster Männlichkeit geworden. Das hat nichts mehr mit fairem Kampf, schneller Entscheidungsfähigkeit, mit Courage oder gar heiligem Krieg um die eigene Entwicklung zu tun. Die Konsequenzen der Massenproduktion an Weizen sind an ungezählten neurodegenerativen, aber auch an Stoffwechsel- und Hautpatienten abzulesen.

Die Lösung läge – durchaus auch im Sinn des archetypisch männlichen Aggressionsprinzips, aber in seiner erlösten Form – darin, *mutig* neue Wege zu beschreiten und sich in den Gegenpol zu *wagen*. Zum Beispiel indem wir mit möglichst viel *frischer* und womöglich *roher* Kost, die den ganzen Einsatz unseres *Gebisses* fordert, für uns eine neue Ernährung voller Lebensenergie *anpacken* und dafür *kämpfen,* sie auch im Umfeld und in der Welt *durchzusetzen*. So wäre demselben Prinzip der Aggression auf entwickelterer Ebene Rechnung getragen.

Es braucht tatsächlich immer noch einige Courage, hier auf neuen Wege mutig voranzugehen und die möglicherweise entstehenden Fronten etwa mit der Herkunftsfamilie oder der eigenen auszuhalten und sich diesen Auseinandersetzungen offen(siv) und mutig zu stellen, um sie letztlich allen zuliebe auch zu gewinnen.

Bis heute stehen in den letzten ursprünglichen Lebensbiotopen, auch unseren letzten ursprünglichen Bauernhöfen, Männer für Ackerbau, aber auch Fischfang und Jagd, während den Frauen die (Gemüse-)Gärten und Haustiere unterstehen. Aber auch der weibliche Pol wurde – aus Sicht unserer (alten) Seelen – verraten. Die Milch(groß)produktion ist nur noch eine Karikatur des alten Stalles, wo die Wärme der Tiere im Winter noch die Menschen mit wärmte. Der alte Hühnerhof ist in Form von Legebatterien und Massenvernichtungsanlagen für männliche Küken zur Farce geworden und entspricht einer direkten Verhöhnung von Mutter Natur und dem Weiblichen schlechthin.

Wie Fleisch und Fisch letztlich Kriegsgut, sind Milch und Eier Diebesgut, das wir den Wesen der Natur entreißen und womit wir das Wesen mitfühlender entwickelter Menschen beleidigen. Wie bedrohlich Milch(produkte) und Eier inzwischen für unsere Gesundheit geworden sind, ist in »Peace Food« dokumentiert und spiegelt unseren Umgang mit dem Weiblichen und unser generelles Versagen gegenüber dieser Hälfte der Wirklichkeit.

Der moderne Aufstand unserer Körper gegen Milch- und Weizenprodukte ist eine Art Stellvertreterkrieg, der unseren Aufstand gegen unsere Eltern und Ahnen, unsere Herkunft und Geschichte spiegelt. Wir vergessen unsere Wurzeln und vergehen uns gegen sie. Mit Gluten und Weizen greifen wir unser Gehirn an und damit die archetypisch männliche Geistes- und Gedankenwelt, mit Milch(produkten) sabotieren wir unser Herz und seine Gefäße und weibliche Empfindungs- und Gefühlswelten. So ist die entsprechende Unverträglichkeit auch immer Aufforderung, uns wieder mit dem Weg unserer konkreten Eltern, aber auch mit dem Weg der Mütter und Väter im Allgemeinen, also unserer Ahnen, zu versöhnen. Milch- und Weizenunverträglichkeit betrifft heute nicht mehr Millionen, sondern Hunderte von Millionen und – bei genauer und ehrlicher Betrachtung – tatsächlich Milliarden Menschen, und vielen, die das jetzt lesen, mag schwanen, wie sehr sie längst dazugehören. Zöliakie- und Laktoseunverträglichkeitspatienten sind nur die Spitze eines Eisbergs, wobei Letztere immerhin die Hälfte der Menschheit umfassen.

Teil III

Praktische Konsequenzen

Bei so vielem, was heute wegzulassen ist – und Weizen kann wie Milch fast überall versteckt sein –, bleibt nichts anderes übrig, als erhöhte Aufmerksamkeit aufs Essen zu richten. Achtsamkeit aber ist etwas Wundervolles, vor allem wenn sie sich auf den Augenblick richtet. Arjuna Ardagh hält sie sogar für »Besser als Sex«, wie sein Buchtitel verrät. Wir brauchen also all unsere Wachheit, um versteckte Ei-, Milch- und Weizenanteile aufzuspüren. Insofern wird alles leichter, wenn wir unser Essen zu Hause zubereiten, aber auch dann braucht es alle Achtsamkeit beim Einkaufen. Hier wäre ideal, alle Fertigprodukte wegzulassen, am besten alles in Plastik Eingeschweißte. Denn wie soll das atmen und Lebensenergie bewahren? In Plastik Verpacktes ist die mehr als symbolische moderne Version von Stagnation und Leblosigkeit. Wer solch stagnierende Nahrung isst, entfernt sich meilenweit von Lebensenergie und muss sich über Stillstand und Vitalitätsmangel in seinem Leben kaum wundern.

Insofern kommt der wundervolle Trend der Neuentdeckung der sogenannten Superfoods in Gestalt unserer guten alten Gemüse- und Beerensorten sowie Wildkräuter und Gewürze gerade recht, auch wenn der Trend selbst ein bisschen lächerlich US-amerikanisch daherkommt. Und wenn wir sie uns gönnen, so wie sie uns zureifen, also dem Jahreslauf folgend, bekommen wir saisonal, was immer wir brauchen. Wenn wir uns zusätzlich noch den Luxus besonderer exotischer Highlights bewusst gönnen, die ihre gesundheitlichen Vorteile über lange Zeit in anderen Kulturen und Völkern erwiesen haben, wie etwa Kurkuma, Kokosöl und Ingwer, sind wir auf bestem Weg zu Gesundheit und Entwicklung.

Wichtig ist dabei nur, bei ganzen Pflanzen zu bleiben und nicht neuerlich auf Industrieprodukte wie Extrakte hereinzufallen. Die meisten Nahrungsergänzungen sind voll davon. Wo ich trotzdem einige – als Notbehelf – empfehle, sind sie aus ganzen getrockneten und anschließend zerkleinerten Pflanzen gewonnen.

Das ist inzwischen auch wissenschaftlich fassbar. In den Siebziger-Jahren des letzten Jahrhunderts war der Verdacht aufgekommen, Betakarotine könnten Lungenkrebs verhindern, und eine gerade entstehende Nahrungsergänzungsindustrie stürzte sich darauf und produzierte sie tonnenweise. Zehn Jahre später erhöhte aber eine Studie an finnischen Rauchern, die 6,5 Jahre Betakarotine eingenommen hatten, die Lungenkrebsrate ganz im Gegenteil um dramatische 46 Prozent, die Herz-Kreislauf-Todesfälle um 26 Prozent, was immer noch ein schrecklicher Effekt war. Die Studie musste abgebrochen werden, weil die Pillen die Teilnehmer offensichtlich umbrachten. Allerdings ergab – laut Campbell – dieselbe Studie, wie sich bei Teilnehmern, die mehr Betakarotine aus Pflanzen zu sich genommen hatten, die Lungenkrebsrate tatsächlich erniedrigte. Inzwischen sind viele Studien zu ähnlichen Ergebnissen bezüglich Nahrungsergänzungsmitteln in Form von Pflanzenextrakten gekommen, wohingegen sich gleichzeitig Studien mehrten, die ganzen Pflanzen verblüffend heilsame Effeke attestieren.

All diese besonderen Nahrungsmöglichkeiten der Moderne sitzen leicht einem grundsätzlichen Problem auf, das mit unserer reduktionistischen Wissenschaft verbunden ist und dem ich hier auch kaum entkomme. Alle Mengenangaben suggerieren »viel hilft viel«, was aber so nicht stimmt. Was wir zuführen und was der Körper davon aufnimmt, ist ganz entschieden zweierlei und hat mit der sogenannten Bioverfügbarkeit zu tun, in die auch jeweils die individuelle Situation mit eingeht. Ein gesunder Darm kann mit wenig besser auskommen als etwa ein von Dysbiose in Mitleidenschaft gezogener, der mit großen Mengen gar nicht fertig wird, oder gar ein löchriger Darm bei Leaky-Gut-Syndrom, der alles einlässt, aber das Wesentliche nicht ausreichend resorbiert. Absolute Mengen und Prozent-Angaben sind nicht der Weisheit letzter Schluss, es kommt immer auf das Ergebnis an, das damit erreicht wird.

Das gilt übrigens auch für die Trinkmengen. Es geht nicht um Literangaben, sondern vielmehr darum, dass der Urin immer hell ist – außer morgens – und nicht etwa übelriechend und dunkelgelb. Ob das mit viel Obst und Gemüse erreicht wird oder mit mehr Wasser, ist für die Nieren gleichermaßen entlastend und zeigt an, wie ausreichend der Organismus entgiften kann. Tatsächlich ist also eine gesunde Verdauung Voraussetzung und viel wichtiger als die Zufuhr bestimmter Mengen oder gar Prozentzahlen, die sich an Durchschnittswerten orientieren. Jeder Mensch ist anders, den perfekten Durchschnittsmenschen kann es gar nicht geben. Außerdem täuschen Inhaltsangaben darüber hinweg, dass das Ganze immer mehr als die Summe seiner Teile ist. Die ganze Pflanze oder Frucht ist immer unersetzlich. Wenn diese getrocknet und pulverisiert wird, ist das ungleich besser als Auszugsprodukte, wie sie in den meisten Nahrungsergänzungsmitteln angepriesen werden und sich nicht nur nicht bewährt haben, sondern vielfach als schädlich erwiesen. Wundervoll führt Campbell in seinem Buch »InterEssen« in dieses Thema ein.

Unmanipulierte Lebensmittel sind in einer so ungemein manipulierten Welt ungemein wichtig. Dazu müssen wir letztendlich gute 10 000 Jahre zurück bis in die Jungsteinzeit um 8000 vor Christus gehen, in eine Zeit vor der Entdeckung von Milchwirtschaft und Getreidezucht. Wobei wir bei diesem bewussten *Rück*schritt der Polarität begegnen: Denn Milchwirtschaft und Getreidezucht waren anfangs genauso sinnvoll im beständigen Kampf gegen den Hunger wie später Kunstdünger und die Zucht des neuen Weizens. Allerdings verkehrte sich unter dem Einfluss des Kapitalismus vieles, um nicht zu sagen fast alles, in sein Gegenteil und machte so die Polarität deutlich. Die Zucht des modernen Hochleistungsweizens wurde sogar mit einem Nobelpreis belohnt. Aber auch der Weg nach Hiroshima, Nagasaki, Tschernobyl und Fukushima ist mit Nobelpreisen gepflastert, die an Physiker gingen, welche mehrheitlich Humanisten waren und das Gute wollten und dabei das Elend der Atombomben und -meiler heraufbeschworen.

Viele Menschen haben heute eine – in meinen Augen ebenso natürliche wie verständliche – Abneigung gegen Gentechnologie. Aber Genmanipulation gibt es schon viel länger als Monsanto, das moderne Synonym für menschenverachtenden Umgang mit Mutter Natur. Denn schon viel länger werden Pflanzen durch intensive Zucht in ihrem Wesen verändert. Da wurden Polyploidie und Unfruchtbarkeit in Kauf genommen, um größere Früchte und höhere Erträge zu erzwingen. Und es wurden Bitterstoffe herausgezüchtet, wodurch die sekundären Pflanzenstoffe verändert wurden, die in mancher Hinsicht wichtiger für unsere Gesundheit sind als Vitamine.

Bittere Medizin

Bitterstoffe sind nicht jedermanns Geschmack, regen dafür aber Stoffwechsel und besonders Leber an, die dadurch den Gallefluss erhöht, was wiederum die Fettverdauung fördert. Sie sorgen nicht nur für gute Verdauung, sondern auch für ein intaktes Immunsystem. Eine nachhaltige Rehabilitation verdienen Bitterstoffe, gerade weil sie inzwischen aus geschmacklichen Gründen aus Gemüsen und Salaten vorsätzlich weggezüchtet wurden. Das war ausgesprochen kurzsichtig. Nicht umsonst galt früher nur bittere Medizin als wirksam. Für die Verdauung sind Bitterstoffe unerlässlich, sie fördern die Absorption anderer Nähr- und Vitalstoffe und die optimale Ausscheidung von Stoffwechselschlacken, was wiederum das Immunsystem entlastet. Insofern stehen Bitterstoffe für Vitalität und Langlebigkeit. Wahrscheinlich fördert ihr mittlerweile fast vollständiges Fehlen in der heutigen Ernährung maßgeblich die Entstehung chronischer Erkrankungen.

Pflanzen und ihre (sekundären) Stoffe

Wie falsch der Begriff »sekundäre Pflanzenstoffe« ist, haben uns die Arbeiten von Béliveau und Gingras, aber auch von Hans-Christoph Scharpf enthüllt, die sie in ihren Büchern »Krebszellen mögen keine Himbeeren« und »Gemüse gegen Krebs« zusammenfassten. Diese Stoffe sind keinesfalls »sekundär«, sondern genauso wichtig zur Gesunderhaltung wie Vitamine, nur wurden sie später entdeckt. Das ist typisch für die analytische Sichtweise des Westens gegenüber der ganzheitlich intuitiven des Ostens. Was wir zuerst finden, halten wir automatisch für das Wichtigste, schon weil der Entdecker sich (in der Regel) für den wichtigsten unter den Forschern hält. So gerieten die Vitamine ganz unangemessen in den Vordergrund, und die für die Therapie – etwa von Krebs – viel wichtigeren sekundären Pflanzenstoffe blieben lange unbeachtet und unerkannt. Typischerweise versuchte man in diesen »dunklen« Zeiten alles

Mögliche mit Vitaminen zu behandeln, was – *natürlich* schon wegen der Placebo-Komponente – nicht gänzlich erfolglos blieb. Vitamin-Behandlung – etwa auch bei Leberproblemen – war noch in meiner Studienzeit ein Zeichen, dass man nichts anderes hatte und wusste.

Jedenfalls helfen die zu Unrecht auf den zweiten Platz verbannten Pflanzenstoffe bei einem so schweren Krankheitsbild wie Krebs meist deutlich besser als Vitamine. Insofern konnten sie sich in letzter Zeit auch namentlich enorm verbessern von sekundären Pflanzenstoffen zu »bioaktiven Substanzen«, und als Superfoods stehen sie nun schon vorn im Interesse der Öffentlichkeit. Auch die Position der Vitamine wird durch das Interesse für Antioxidantien wieder etwas aufgewertet. 1956 wies Denham Harman erstmals nach, dass Antioxidantien freie Radikale unschädlich machten. Erst 1972 fand er heraus, dass dieser Prozess in den Mitochondrien (Energiekraftwerken der Zellen) vor sich ging, die als häufige Quelle freier Radikale auch am meisten unter ihnen litten. Dieses Leiden erkannte er obendrein als Ursache vorzeitigen Alterns.

Der Körper ist zum Glück in der Lage, wichtige Antioxidantien wie Glutathion und Cholesterin selbst zu bilden. Wenn die freien Radikale eine bestimmte Grenze übersteigen, bildet sich im Zellkern ein Protein (Nrf2), das die Herstellung solch eigener Antioxidantien in Gang setzt. Ähnliches geschieht auch durch Kalorienreduktion, durch Kurkuma und Mariendistel, DHEA und Grüntee, aber auch durch Kaffee – möglicherweise der Grund dafür, warum Kaffeetrinker deutlich seltener Parkinson bekommen.

In Bezug auf Gemüsepflanzen und Superfoods lassen sich eine Fülle von wissenschaftlichen Studien anführen, die ihre wundervollen Heileigenschaften offenbaren. Sicherlich liegt ihr

Geheimnis aber nicht wirklich in ihren einzelnen Bestandteilen, sondern in ihrer Speicherung von Ordnung und Licht in ihrem ganzen Muster, zu dem dann auch die bioaktiven Substanzen gehören, jedes an seinem Platz.

Auch wenn die US-Auffassung von Superfoods natürlich sofort auf ihre patentierbaren Einzelbestandteile abhebt, sollten wir die bei den Vitaminen gemachte Erfahrung von Anfang an im Bewusstsein behalten. Am besten ist immer die ganze Pflanze oder Frucht, etwa die frische Weintraube. Dann erst folgt die getrocknete Variante, in diesem Fall die Rosine, und viel weiter hinten, praktisch abgeschlagen, kommen Einzelbestandteile wie der sekundäre Pflanzenstoff Resveratrol. Ähnlich also, wie der frische Saft weit vor konserviertem rangiert. In ganzen Früchten und Gemüsen kommen Synergien zum Tragen, von denen wir noch nicht genug wissen, aber schon genug von ihrer zauberhaften Wirkung ahnen, um sie zu nutzen.

Aber auch hier ist erstmal umzudenken und für Neuorientierung zu sorgen. Denn Nahrungsergänzungsmittel entwickelten sich in den USA mit 12 Milliarden Dollar Jahresumsatz zu einer Art festem Nahrungsbestandteil zu Lasten von frischem Obst und Gemüse. Das ist ein Jammer und schwerer Fehler, den wir nicht nachmachen sollten. Er ist teuer in finanzieller Hinsicht, kann aber noch teurer werden und das Leben kosten, nicht nur weil diese Extrakte oft selbst schädlich und sogar gefährlich sind, sondern vor allem, weil ihre Einnahme den entscheidenden Schritt zu pflanzlich-vollwertiger Kost verhindern kann.

Die Entdecker der wichtigsten sekundären Pflanzenstoffe zur Krebsbehandlung und -verhinderung, Béliveau und Gingras, sagen zur neuen Tendenz, nun auch sekundäre Pflanzenstoffe so zu vermarkten: »Die gesundheitsfördernden Eigenschaften von Pflanzen auf einen einzigen phytochemischen Bestandteil zu reduzieren ist jedoch nicht nur eine unzulässige Verkürzung, sondern auch vollkommen unsinnig. Man kann Brokkoli nicht allein auf seinen Gehalt an Sulforaphan reduzieren, ebenso wenig wie die Vorzüge von Himbeeren auf das Vorhandensein von Ellagsäure beschränken …«

»Pflanzen haben mindestens 20 000 dieser phytochemischen Wirkstoffe entwickelt, um sich zu verteidigen und zu schützen, und es ist sicher, dass sie alle eine wichtige Rolle bei der Aufrechterhaltung des Gleichgewichts der Zellen spielen.«

Das Ganze und seine Teile

Sowohl Béliveau und Gingras als auch Campbell betonen, es sei eine Illusion, die grundlegende Wirkung von Obst und Gemüse durch Moleküle in Tablettenform zu ersetzen. Schon eine einzige Gemüsemahlzeit würde Tausende von sekundären Pflanzenstoffen enthalten und sei durch nichts zu ersetzen. Der nur aus finanziellen Gründen verständliche Versuch der Industrie erinnert mich an den Versuch, einige Musiker eines Orchesters einzeln und zeitverzögert Einzelteile einer Symphonie spielen zu lassen und dabei zu hoffen, diese noch zu verbessern. So etwas kann überhaupt nur Menschen ohne Verständnis für Synergien und Rhythmen einfallen, Analysten eben wie (Bio-)Chemikern, wobei denen schon von Anfang an das Leben zwischen den Fingern entschwunden ist.

Weiter erkennen die beiden Franzosen, wie fehl am Platze der Gedanke von »viel helfe viel« sei, wie sich besonders bei Soja zeige, wo kleine Mengen große Wirkung haben wie wir es von der Homöopathie kennen. Hinzu kommt, dass eben hochkonzentrierte Stoffe immer auch schädigen können, indem sie die Aufnahme anderer wesentlicher Stoffe behindern oder selbst direkt schädigend wirken. Die Qualität des natürlichen Ganzen ist mit Einzelteilen nie zu erreichen. Man müsste Berge von Tabletten nehmen, um die Wirkung von einem Glas Rotwein zu erzielen. Das käme dann so teuer wie ein Glas aus einer Flasche Wein zum Preis von 1500 Euro.

Es hat damit zu tun, dass die wertvollen Inhaltsstoffe im Innern der Zellen gut geschützt sind. Werden sie extrahiert, können sie sich zersetzen und oftmals ihre Qualität eben nicht wahren, so dass in den Kapseln kaum etwas von dem steckt, was in der ganzen oder getrockneten Pflanze noch vorhanden war.

Was folgt praktisch für uns daraus? Letztlich läuft auch hier alles auf eine ausgewogene frische pflanzlich-vollwertige Ernährung hinaus, um vielen Krankheitsbildern vorzubeugen. Die Entdeckung der sekundären Pflanzenstoffe können wir nutzen, um uns über sie zu den ganzen Pflanzen oder Früchten leiten zu lassen. Wenn wir diese verwenden beziehungsweise genießen, werden sie uns noch mehr nützen, uns schützen und vor allen möglichen Übeln bewahren. Und sie werden uns schmecken. Welcher Weinkenner würde schon seinen Bordeaux in Pillenform schlucken, welches Kind Himbeeren in Kapseln? Wie weit es mit der modernen Welt gekommen ist, zeigt die Tatsache, dass die Industrie mit ihren ungeheuerlichen Einflussmöglichkeiten es schon geschafft hat, beides an den Mann zu bringen.

Wenn wir das Wesen der bioaktiven Stoffe verstehen wollen, brauchen wir dazu nur ihren Sinn für die jeweiligen Pflanzen zu durchschauen, denn natürlich haben diese Gründe, sie herzustellen. Meist wollen sie sich damit vor Tierfraß bewahren.

Oft dienen sie den Pflanzen auch als Befruchtungsanreiz, indem sie farbenfroh und anmachend erscheinen und duftend oder gar betörend auf Insekten wirken. Auch das können wir nutzen, wenn wir ihnen erlauben, uns vital, lebendig und anziehend zu halten. Das Zusammenspiel in der Natur ist wundervoll – wir müssen uns nur wieder mehr als ihre Kinder und als Teil der (großen) Mutter Natur erkennen und regel*mäßig*, also in der Regel und mäßig, ihre Geschenke in Form ihrer Gemüsepflanzen und Gewürze genießen.

»In der Anwendung dieser Schätze aus der großen Apotheke der Göttin liegt auch eine Anerkennung der Vorarbeit unserer Vorfahren und ihres über Jahrmillionen währenden engagierten Versuches, möglichst lange am Leben zu bleiben durch ausreichende und gesunde Ernährung.«

Von Produkten der Qual und von Heil-Pflanzen

Ideal für uns ist eine pflanzlich-vollwertige schmackhaft frische Kost, welche die notwendigen Proteine, glutenfreie Kohlenhydrate aus frischen sonnenreifen Früchten und gute kalt gepresste Öle enthält. Die Fülle dringend notwendiger sekundärer Pflanzenstoffe, Antioxidantien und Vitamine bekommen wir idealerweise aus ebenso reichlichem wie frischem Gemüse. Darüber erhalten wir auch für uns ideale Informationen und Ordnungsmuster.

Wenn wir das andere, den differenzierten Bedürfnissen anderer Kreaturen angepasste Lichtmuster tierischer Produkte zu uns nehmen, kann das unsere Ordnung durcheinanderbringen, wie das Beispiel Kuhmilch zeigt. Das wäre eine Deutung der vielen Studien, die heute die Gefährlichkeit von Tierprotein und vor allem Milch(produkten) für unsere Gesundheit belegen und genauso übereinstimmend die heilende Wirkung von Pflanzen, nicht nur Heilpflanzen, zeigen.

Die Gründe, warum Tierprotein so schädlich ist, werden immer klarer, auch wenn vieles noch im Dunkeln liegt. Dr. Jacob bringt neben dem schon länger bekannten Faktor IGF1 noch einen weiteren ins Spiel. Er führt an, Tierprotein enthalte deutlich mehr schwefelhaltige Aminosäuren – vor allem Methionin. Dieses wird vom Organismus zu toxischem Homocystein abgebaut, das den oxidativen Zellstress erhöht. Es steht außerdem im Verdacht zu Protein-Faltungsproblemen zu führen und damit Parkinson und andere neurodegenerative Krankheitsbilder zu fördern. In menschlicher Muttermilch liegt das Verhältnis von Cystein zu Methionin bei 1:1, bei Kuhmilch und Fleisch aber bei 1:3. Andererseits gilt Methionin aber auch als wichtige Aminosäure mit vielen positiven Eigenschaften.

Typischerweise gab es nie Ausdrücke wie Heil-Fleisch, Heil-Fisch, Heil-Eier oder Heil-Milch, aber immer eine immense Anzahl von Heil-Pflanzen, von denen nicht wenige nun als Superfood Furore machen.

Als das deutsche Magazin Stern im Jahr 1994 einen Artikel zum Thema *Essen gegen Krebs* brachte, ging es darin *natürlich* nur um Pflanzen. 2002 schließlich fragte ein großes US-Magazin rhetorisch: *Sollten wir alle Vegetarier sein?* Niemand kann also sagen, wir hätten es nicht gewusst. Die Mehrheit wollte es nur lange und eigentlich bis vor Kurzem nicht hören. Der Arzt in mir ist sehr dankbar, dass sich das nun ändert, und der Autor stolz darauf, dabei wesentlich geholfen zu haben.

»Die Verdauung der Nahrung ist wohl am ehesten mit dem Genuss eines Konzertes vergleichbar. Es ist eine Art komplexen Spiels, dessen vielfältige Muster wir aufnehmen. Die Qualität setzt sich aus vielen Einzelmerkmalen zusammen, und das Ganze ist weit mehr als die Summe seiner Teile. Die Analyse der Musikinstrumente bringt so wenig wie die der Nahrungsbestandteile, das Ganze wirkt nur in seinem vollkommenen Muster.«

Wenn Menschen sich nicht um das Licht kümmern, (ver-)kümmern sie auf allen Ebenen – auf der Körperebene zeigten das früher die berüchtigten Kellerkinder der Großstädte und heute nicht wenige verhärmte Hochhausgeschöpfe. Es mag an blockierter Lichtaufnahme liegen, aber möglicherweise auch an Pranamangel, jener Lebensenergie, die Inder seit Jahrtausenden kennen und schätzen. Licht- und Pranaenergie sind wahrscheinlich die beiden Energiequellen, die wir bisher am meisten unterschätzt haben. Sie könnten gut erklären, was uns bis heute bei der Untersuchung der Lebensvorgänge noch fehlt in dem Puzzle, dessen Einzelteile unsere Wissenschaftler mit ihren reduktionistischen Methoden zunehmend finden.

Im Rhythmus des Lebens und Jahres

Schon der Tages-Rhythmus ist für unsere Gesundheit wichtig, die Beachtung des Jahres-Rhythmus kann uns im Rhythmus der Zeiten gesunden lassen, denn dadurch bekommen wir alles, was wir brauchen, von Mutter Natur zur rechten Zeit. In alten Zeiten lebten fast alle Menschen selbstverständlich im natürlichen Rhythmus: Der Tag begann mit Sonnenaufgang und endete mit ihrem Untergang, so wie auch bei uns Modernen, sobald wir wieder in die Natur gehen. Unsere Vorfahren lebten im Rhythmus des Jahres und passten sich ihm an. In unseren Breiten waren damit durch Tag und Jahr Ruhezeiten vorgegeben, an die sich unser Organismus gewöhnte. Die Parallele zwischen Tages-, Jahres- und Lebenskreis war offensichtlich und wird es heute noch, wenn wir vom Morgen des Lebens und Lebensabend sprechen. So war alles in (der großen) Ordnung, und diese wurde durch Rituale besiegelt. Feste lagen an den Fest-Punkten des Jahres wie Sommer- und Wintersolstitium (Sonnwenden) und Frühlings- und Herbstäquinoktium (Tag- und Nachtgleichen). Und staunend erleben Archäologen, wie bereits die Menschen der Megalith-Kultur diese Punkte mit ihren zum Teil gigantischen Steinsetzungen und -bauten festlegen konnten. Sie (er-)kannten bereits die große Ordnung und fügten sich ihr (bereit-)willig. Wenn wir uns im Kreislauf des Jahres ernähren, werden wir auf den Spuren unserer Vorfahren alles Notwendige erhalten, ist die einfache Schlussfolgerung.

»Eine wichtige Lehre aus der Moderne und ihrer Hast ist, dass unser Organismus Zeit braucht, viel mehr Zeit, als wir ihm heute zugestehen, um sich an neue Lebensumstände anzupassen. Wenn wir uns auf den Jahreskreis besinnen und unser Essen seinem Rhythmus anpassen, sind wir jedenfalls auf sicherem Terrain.«

Die Besten der Besten

Die folgende Aufzählung der besten Nahrungs- und Wildpflanzen zielt keinesfalls auf Vollständigkeit, sondern soll zeigen, dass es immer etwas Frisches gibt und dass so viele Pflanzen so viel Wertvolles enthalten. Sie könnten wieder zu unseren Rhythmus-Gebern bezüglich Essen werden, sofern Sie sie wirklich nur genießen, wenn sie im Freiland, also unter (Sonnen-)Lichteinfluss, gedeihen und zu ernten sind, wobei natürlich besonders Nüsse, aber auch Kartoffeln, Rote Bete, Kürbisse oder Äpfel durch geschickte Lagerung fast das ganze Jahr über zur Verfügung stehen. Insofern könnten wir uns das Jahr über mit einheimischen Pflanzen verpflegen und so nicht nur saisonal, sondern auch vollkommen regional leben. Andererseits, warum sollten wir bei all den Nachteilen nicht auch die Vorteile der Globalisierung wahrnehmen und uns ein paar exotische Highlights gönnen? Dazu später.

Nur aus der Natur

Bioaktive Substanzen sind ganz wesentlich für unsere Gesundheit, wenn wir sie als ganze Pflanzen essen. Vor den Nachahmungen aus den Laboren der Lebensmittel-Industrie im Sinne von »functional food« ist dagegen – wie eingangs geschehen – nicht scharf genug zu warnen. Sie können gefährliche Konsequenzen haben und nützen wissenschaftlich betrachtet höchstens ausnahmsweise. Siehe dazu auch Hinweise bei Hans-Ulrich Grimm: »Vor Verzehr wird gewarnt«.

Kaufen Sie also Obst und Gemüse aus Freilandanbau zur richtigen Jahreszeit aus Ihrer Region. So ernähren Sie sich frisch und gesund und tragen dazu bei, dass weniger Umweltschäden durch Transport und Lagerung entstehen.

Gemüse & Wildkräuter

Die hier gemachten Inhaltsangaben sind zur Inspiration geeignet und keinesfalls, um sich daraus irgendwelche Effekte zu errechnen. Wir brauchen zu unserem großen Glück nicht bei jedem Kraut zu wissen, was es enthält, aber wir sollten es essen und gut kauen.

- **Bärlauch** ist reich an Kalium, Mangan und Eisen, außerdem Vitamin C, Saponinen, Flavonoiden und Schleimstoffen. Eine zenrale Rolle spielt der im Allicin enthaltene Schwefel, auf den die stark entgiftende Fähigkeit mit beruht. Bärlauch wirkt blutreinigend, harntreibend, antibakteriell, antimykotisch und entzündungshemmend.
- **Bohne:** Eine der Hülsenfrüchte und damit für eine Pflanze sehr eiweißreich, enthält sie auch fast alle Mineralien von Kalium, Kalzium und Magnesium über Zink und Phosphor bis zu Eisen, aber auch B- Vitamine. Ihr sekundärer Pflanzenstoff Quercetin, der auch die Zwiebel auszeichnet, ist ein besonders effektiver Radikalenfänger und folglich stark antioxidativ. Durch ihren Reichtum an Chlorophyll erleichtern Bohnen die Aufnahme von Eisen und helfen so auch bei der Blutbildung.
- **Brennnessel:** Sie entgiftet, entwässert, entsäuert, revitalisiert und wirkt verjüngend. Unter ihren zahlreichen Wirkstoffen sind besonders Magnesium, Kalzium, Kalium, Eisen, Lezithin und Silizium beachtlich. Aber sie enthält auch Flavonoide wie das aus der Krebsbehandlung bekannte Quercetin

sowie Acetylcholin, Serotonin und antikanzerogene Phytohormone. Überdies ist die Brennnessel reich an Eiweiß, Eisen, Vitamin A, C, E, Carotinoiden, Gerbstoffen und Chlorophyll. Wie Löwenzahn regt sie den Stoffwechsel, die Leber und den Gallenfluss an. Nach intensiver Entgiftung auf so natürlichem Weg wird nicht nur der Umstieg auf pflanzlich-vollwertig, sondern auch das Weglassen von Gluten, was oft mit Entzug verbunden ist, zum Heimspiel. Erfahrungsgemäß reduziert Brennnessel das Verlangen nach Fertigkost. Da sich unter ihrer Wirkung auch die Geschmacksknospen regenerieren, schmecken Gemüse und Obst anschließend wieder nach mehr und so ungleich besser.

- **Brokkoli:** Der jüngere Bruder des Blumenkohls stammt aus Italien und ist eine wahre Mineralienbombe voller Kalium, Kalzium, Zink, Phosphor und Eisen, dazu B-Vitamine wie Folsäure, aber auch C, E und Carotin. Vor allem seine sekundären Pflanzenstoffe machen ihn zu einer Waffe gegen Krebs und werden schon von Schulmedizinern als Schützenhilfe bei der Chemotherapie empfohlen. Sulforaphan schiebt Entgiftungsvorgänge an, lässt Krebszellen absterben (Apoptose) und ist in den Sprossen noch hundert Mal mehr vorhanden als in der ganzen Pflanze. Darüber hinaus hat es antibakterielle Wirkung und ist sehr hilfreich gegen *Helicobacter pylori,* den Keim, der Magengeschwüre – bei entsprechender seelischer Problematik – in Gang bringt.
- **Grünkohl:** Er macht im Protein- und Eisengehalt selbst Rindfleisch Konkurrenz und ist von daher unbedingt zu den Superfoods zu zählen. Grünkohl enthält noch mehr Chlorophyll als Brokkoli und ist reich an Vitamin A, B_6, C, K, Folsäure, Kalzium, Kalium, Magnesium und Eisen, Phosphor, Mangan, essenziellen Aminosäuren, Ballaststoffen und sekundären Pflanzenstoffen.

Auch der Gehalt an Omega-3-Fettsäuren ist außergewöhnlich hoch. In 200 Gramm steckt bereits der Tagesbedarf eines Erwachsenen. Die mindestens 45 verschiedenen Flavonoide wirken entzündungshemmend und somit vorbeugend gegen Rheuma und entzündliche Krankheiten. Erwähnenswert ist auch der hohe Gehalt an Vitamin K. Ca. 10 Gramm – idealerweise im morgendlichen Smoothie – decken den Tagesbedarf. Das Vitamin ist verantwortlich für die Blutgerinnung, beugt Arteriosklerose vor und kann sie sogar rückgängig machen. Da maßgeblich am Knochenaufbau beteiligt, schützt es auch vor Osteoporose. Die Rotterdam-Herz-Studie belegt, dass Menschen, die mit ausreichend frischem, pflanzlichem Vitamin K versorgt sind, eine um 50 Prozent reduzierte Wahrscheinlichkeit haben, an Herz-Kreislauf-Erkrankungen zu sterben.

- **Linsen:** Ganzjährig verfügbar, weil getrocknet verwendbar werden diese Hülsenfrüchte wegen ihrer leichteren Verdaulichkeit mehr als andere aus der Familie geschätzt. Sie sind reich an Folsäure, Magnesium, Zink sowie die B-Vitamine, C und E.
- **Löwenzahn:** Er enthält 40 Mal mehr Vitamin A, acht Mal mehr Vitamin C und Kalzium, fünf Mal mehr Eiweiß, drei Mal mehr Eisen und immer noch doppelt so viel Magnesium und Kalium wie Kopfsalat. Zudem enthält er eine Fülle an Bitterstoffen, B-Vitaminen, Vitamin K und D. Hinzu kommen heilkräftige Substanzen wie Flavonoide, Kumarine, Phytosterole und Inulin. Löwenzahn hilft rheumatische Beschwerden und Gicht zu lindern, wie auch Diabetes. Gegen manche Krebsarten gilt er als hochwirksam. Er fördert die Entgiftungsorgane Leber und Nieren, regt das Immunsystem an und wirkt Übersäuerung entgegen. Er wirkt stark harntreibend, abführend und anregend auf die Bauchspeicheldrüse,

was wiederum die Verdauung stärkt. Mit seinem hohen Magnesiumgehalt ist er auch krampflösend. Eine Löwenzahnsaftkur im Frühjahr ist ideal, um Giftstoffe auszuleiten sowie das Lymph- und vor allem Immunsystem zu stärken.

- **Möhren:** Sie sind die bekannt besten Spender von Carotin, je gelber beziehungsweise orangefarbener sie sind, desto besser. Sie schützen damit nicht nur unsere Augen, sondern jede Zelle und dürften zur täglichen Rohkost-Beilage werden.
- **Paprikaschote:** Wie die Tomate aus Südamerika stammend ist auch sie ein Nachtschattengewächs, reich an Flavonoiden, Carotinen je nach Farbe, den Mineralien Kalium, Kalzium und Magnesium sowie den Vitaminen C und E.
- **Rosenkohl:** Da die kleinen Kraftpakete Temperaturen bis zu minus 10 ° C ertragen, ähnlich wie der Grünkohl, sind sie eine wunderbare frische Quelle von Vitamin C, B-Vitaminen und Folsäure mitten im Winter.
- **Schafgarbe** hilft gegen alle Frauenleiden und Blutungen und wirkt unterstützend beim Fasten oder bei Entschlackungskuren. Bei Fastenkrisen, Migräne, Magenkrämpfen, Hunger oder Darmproblemen wirkt sie roh oder als Tee rasch und nachhaltig. Ein paar frische Blätter oder eine Blüte während des Fastenwanderns oder bei einem Spaziergang gekaut vertreiben meist schon die Beschwerden. Unter anderem durch die enthaltene Salicylsäure wirkt sie oft sehr rasch gegen Kopfweh. Bitterstoffe stärken Leber und Nieren. Täglich oder kurmäßig einige Blättchen im Morgensmoothie genossen, wirken stoffwechselfördend und ausgleichend. Schafgarbe enthält außerdem ätherische Öle, Pflanzensäuren, Flavonoide und viele wichtige Mineralstoffe, besonders Kalium.
- **Spargel:** Mittels seiner leicht anrüchigen Asparaginsäure, seines Folsäure- und Kaliumreichtums und wenig Kalorien

hilft er zu entwässern und die Haut zu klären und sogar die Stimmung zu heben. Seine grüne Variante enthält noch mehr Vitamine.

- **Spinat:** Er passt gut in die Reihe der Superfoods, enthält er doch so wichtige Mineralien wie Kalium, Kalzium und Magnesium, Folsäure, Pro-Vitamin A, das den Augen besonders im Alter zu Gute kommt, und B-Vitamine. Er lindert Erschöpfung und Bluthochdruck, Blähungen und ist ein Tausendsassa als Gemüse und Salat, im Smoothie und in Suppen. Allerdings ist davor zu warnen, ihn aufzuwärmen, da sich sein gespeichertes Nitrat dabei in giftiges Nitrit verwandelt.
- **Spitzwegerich** gilt aufgrund des sekundären Pflanzenstoffs Iridoidglycosid (Aucubin) als natürliches Antibiotikum, wirkt reinigend und schleimlösend, enthält Bitterstoffe zur Immunstärkung und lindert Entzündungen der Atemwege, des Mundes und des Rachens. Weitere wichtige Inhaltsstoffe sind Gerb- und Kieselsäure, Vitamin C und Flavonoide. Außerdem regt Spitzwegerich die Produktion von Interferon-Proteinen an und erhöht so die Abwehrkraft gegen Viren in den Luftwegen. Außerdem wirkt er blutstillend auf Wunden und eignet sich zur Behandlung von Augenentzündungen und sogar Insektenstichen. Ein Blatt zerkaut auf die Stichstelle legen und unangenehme Sensationen lassen rasch nach.
- **Staudensellerie:** Er entstammt dem mediterranen Raum und wird – Vitamine A-, -B- und -C- wie auch kalium- und kalziumhaltig – zur Blutreinigung und Entwässerung verwendet. In seinen Blättern steckt sogar noch mehr als in seinen Stangen, und so passen sie ideal in Smoothies.
- **Tomate:** Das Nachtschattengewächs ist reich an Antioxidantien, Vitamin A, B_1 bis B_3, Kalium und dem Karotin mit der

stärksten krebshemmenden Wirkung: Lycopin. Dieses ist für die rote Farbe verantwortlich, senkt den Blutdruck und kann damit Herzinfarkt- und Schlaganfallgefahr bannen – Letzteres laut einer finnischen Studie (2012) um über die Hälfte. Die beste Lycopin-Ausbeute ergeben in Olivenöl gegarte Tomaten, da durch die Hitze die Zellen aufgebrochen werden. Zwar enthält auch Ketchup viel Lycopin, aber da er zu einem Drittel aus raffiniertem Zucker besteht, kommt er für gesundheitsbewusste Menschen nicht in Frage. Da die Prostata ein hohes Bedürfnis an Lycopin hat, konnten alle diesbezüglichen Studien belegen, wie sehr Tomatenkonsum das Krebsrisiko senkt. Beta-Carotin als Vorstufe von Vitamin A kann unser Augenlicht vor Netzhautdegeneration und grauem Star schützen. Zwei Mahlzeiten mit Tomatensauce pro Woche wären demnach eine wundervoll schmeckende Gesundheitsvorsorge. Rezepte dazu finden Sie in »Peace Food – vegano-italiano«.

- **Weißbirke:** Im Frühjahr vor dem Blattaustrieb kann man den süßlichen Saft zapfen und für eine Entschlackungskur nutzen. Man bohrt dazu den Stamm in ein bis zwei Metern Höhe in einem 45-Grad-Winkel an und befestigt dort einen Auslauf (z. B. Strohhalm) sowie ein Auffanggefäß für ca. einen Liter. Die Inhaltsstoffe, wie Flavonoide, Salicylsäure, Vitamin C, Kalzium und Eisen, Gerb- und Bitterstoffe, Saponine, ätherische Öle und Harz treiben die Wasserausscheidungen im Körper an, ohne die Nieren zu reizen. Mit einem halben Liter Birkensaft am Tag gönnt man sich eine wahre Jungbrunnenkur. Sobald die grünen Blättchen zu sehen sind, wird der Saft brackig. Jetzt kann man die jungen Blätter im Smoothie oder als Tee nutzen.
- **Kohl:** Béliveau und Gingras sagen es ganz direkt: Krebszellen verabscheuen Kohl. Die wahrscheinlich bei uns älteste Kultur-

pflanze bezeichnete Hippokrates als das »Gemüse mit 1000 Tugenden«. Reich an den Vitaminen A, C und Folsäure, sind es vor allem die krebshemmenden Inhaltsstoffe, mit denen der Kreuzblütler von sich reden macht. Eine schwedische Studie besagt, täglicher Kreuzblütlerkonsum reduziere das Brustkrebsrisiko um 40 Prozent. Wichtig ist, Kohl nur so kurz wie möglich in sehr wenig Wasser zu garen und gut zu kauen, weil das erst die entscheidenden Stoffe freisetzt, wozu auch die zuletzt entdeckten I3C und PEITC Phenethylisothiocyanate gehören.

- **Süßgräser:** Nicht nur heimische Heilkräuter und Superfoods aus Übersee können uns heilen, nähren und Krankheitsbilder lindern – auch Gras kann das. Ein wichtiger Inhaltsstoff ist das Enzym Superoxid-Dismutase (SOD), das vor Zellveränderungen schützt. Wird SOD durch lebendige Nahrung vermehrt in den Körper gebracht, hilft es, krebserregende Substanzen zu neutralisieren. Es ist auch ein mächtiger Radikalenfänger und verlangsamt die Zellalterung. Weizengras ist glutenfrei. In Japan ist Gerstengraspulver das meistverkaufte Nahrungsergänzungsmittel. Für frischen Grassaft bei der Ernte darauf achten, das Gras zu schneiden, bevor es seinen ersten Wachstumsknoten bildet. Jetzt verfügt es über die höchste Nährstoffdichte und ist noch nicht zu faserreich. So lassen sich alle Süßgrasarten, also Weizen-, Gersten-, Hafer-, Roggengras und andere Rasengrasarten problemlos mit einer Walzenpresse entsaften. Alternativ das geschnittene Gras mit etwas Wasser mixen und durch ein Haarsieb abgießen. 0,4 cl frisch gepresstes Weizengras enthält 21 Prozent Proteine, viele Enzyme, Vitamin A, B_1, B_2, B_3, B_6, außerdem Vitamin C, D, E, K, Folsäure, Eisen, Kalium, Kalzium, Magnesium, Kupfer, Selen, Zink und andere.

Obst und Nüsse

- **Apfel:** Er ist eine Art König unter unseren Früchten und wird mit (beinahe) allem Wichtigen in Verbindung gebracht. Mit seinem Verzehr beginnt schon die menschliche Entwicklungsgeschichte, und diese Symbolik der Verführung, Erotik und Fruchtbarkeit blieb ihm. Einige Äpfel pro Tag halten die Verdauung in Gang und bremsen sie gerieben wegen des freigesetzten Pektins. Ein Apfel pro Tag soll gemäß der englischen Naturheiltradition den Arzt überflüssig machen – »an apple a day keeps the doktor away«.
- **Erdbeeren:** Als kleine, überaus aromatische Walderdbeere bei uns seit der Steinzeit bekannt und beliebt. Die spätere Züchtung der Gartenerdbeere bringt bei viel mehr Fruchtfleisch deutlich weniger Geschmack, aber immer noch mehr Vitamin C als selbst Zitrusfrüchte. Sie schenkt uns auf sehr geschmackvolle Art viel Folsäure und eine Menge Eisen, Kalium, Kalzium und Magnesium sowie krebsvorbeugende Ellagsäure.
- (Getrocknete) **Exoten** gehen natürlich immer und können die Lücken füllen, wenn es bei uns dünner wird in Winter und Frühling. Gut sind die Verwandten der Heidelbeere, die Cranberrys. Sie sind auch bekannt für ihre heilsame Wirkung bei Nieren- und Harnwegserkrankungen. Auch auf Avocados möchte ich persönlich nicht mehr verzichten. Mit geschickter Lagerung können Sie das saisonale Angebot erweitern oder gelegentlich auch Treibhausgemüse dazunehmen, was bei Tomaten, Auberginen und Paprikaschoten wegen des notwendigen Regenschutzes besonders naheliegend ist.
- **Nüsse mit Medizin-Qualität:** Nüsse sind, weil extrem gut lagerfähig, das ganze Jahr über verfügbar und eine gute Fett-

quelle, wobei das beste Verhältnis von Omega-3- zu -6 -Säuren Walnüsse haben. Bei den anderen ist zu bedenken, wie sehr dieses Verhältnis zugunsten der Omega-6-Säuren verschoben ist. Erdnüsse sind übrigens Hülsenfrüchte und meist behandelt, ebenso wie Cashew-Nüsse und Pistazien. Weitere Nüsse, die in Maßen statt in Massen genießbar sind: Mandel, Haselnuss, Macadamia, Pinienkerne.

- **Heidelbeere:** Sie hat unter unseren Früchten die besten antioxidativen Eigenschaften und soll Tumorwachstum bremsen und Augenleiden lindern. Ihre frischen Beeren fördern die Verdauung, die getrockneten bremsen sie. Auch sie ist reich an Ellagsäure, die die Aktivierung krebserregender Zellgifte verhindern kann. Außerdem unterbindet sie die Blutversorgung von Tumoren. Die ebenfalls in Beeren reichlich enthaltenen Anthocyanidine können bei Krebszellen die Apoptose, den Zellselbstmord, auslösen.
- **Himbeere:** Sie ist eine wahre Wunderbeere und berühmt geworden für ihre sekundären Pflanzenstoffe und deren krebshemmende Wirkung. Aber sie kann mehr: Eine Schale Himbeeren (100 g) enthält mehr Salicylsäure als eine Aspirin-Tablette, senkt folglich Fieber und schmeckt obendrein ungleich besser. Himbeeren helfen aber auch gegen Verstopfung und Hämorrhoiden.
- **Walnuss:** Unter den bei uns üblichen Nüssen hat sie als Einzige ein günstiges Verhältnis von Omega-3- zu Omega-6-Fettsäuren und ist von daher besonders zu empfehlen. Darüber hinaus hat sie entzündungshemmende und stimmungsaufhellende Wirkung und fördert die Hirnleistung.

Gesunde Küchenhelfer: Kräuter und Gewürze

Wenn wir die traditionellen Gemüse und Früchte, Kräuter und Gewürze wieder in die Küche integrieren, erweisen wir damit auch dem uralten Wissen der Menschheit Respekt, zu dem so viele (vor allem Frauen-)Generationen beigetragen haben durch Auswahl und Kreativität, Mut und Verstand. Sie haben unseren Essensfundus über die Jahrtausende erweitert und verbessert, und wir dürfen uns auf ihr altes Wissen verlassen.

- **Melisse** ist nervenstärkend und beruhigt den Verdauungstrakt, hilft gegen Viren und ist angenehm vom Geschmack. Allerdings ist sie im Klosterfrau-Melissengeist hochprozentig – wie in einem Flachmann – aufgehoben und verführt nicht wenige und nicht nur Klosterfrauen zu Alkoholismus.
- **Minze** regt mit ihrer sprichwörtlichen Frische den Geist an und wurde deshalb im alten Rom in Beratungsräumen ausgestreut. Außerdem wird der Gallefluss stimuliert.
- **Basilikum** ist reich an Kalium, Kalzium und Magnesium; enthält aber auch Vitamin A und beruhigt die Nerven und die Verdauung und schmeckt gut auf Tomaten.
- **Chili** wirkt vor allem durch Capsaicin, das die Durchblutung anregt wie auch die Ausschüttung von Endorphinen, den körpereigenen Schmerzmitteln. Es hilft bei Migräne, Hexenschüssen und beim Abnehmen durch Anregung des Stoffwechsels.
- **Salbei** wirkt zusammenziehend und dadurch schweißbremsend wie ein natürliches Deo, aber auch entzündungshemmend und ist bewährt bei Halsentzündungen.
- **Oregano** kann ebenfalls Entzündungen hemmen und hilft bei Problemen im Verdauungstrakt und der Atemwege.
- **Thymian** wirkt gleichermaßen gegen Bakterien und Viren

und hat sich bei Erkrankungen der Luftwege bewährt. Wie in Rosmarin, Basilikum, Oregano und verschiedenen Minzarten sind darin Terpene enthalten, die die Apoptose, den sinnvollen Selbstmord, von Krebszellen fördern.

- **Petersilie** ist reich an Vitamin C und B-Vitaminen, wirkt gut auf Atem- und Verdauungswege, hat wegen ihres Gehalts an Apiol auch schwach empfängnisverhütende Wirkung, weshalb sie in der frühen Schwangerschaft nur mit Vorsicht zu genießen ist. In Petersilie stecken außerdem – wie auch in Thymian, Kapern und Minze – Polyphenole, welche die Vermehrung von Krebszellen hindern.
- **Brunnenkresse** ist das ganze Jahr über verfügbar, was umso mehr zählt, als sie reich an Kalium, Kalzium und Eisen ist, wie auch an den Vitaminen A, C und E und obendrein wichtigen Carotinen und Bitterstoffen. Gut für die Haut, lindert sie auch Bronchitiden und Rheuma wie auch Eisenmangel. Die Blüten der verwandten **Kapuzinerkresse** schmecken – wegen ihrer ätherischen Öle – frisch und scharf und wirken wie die ganze Pflanze entzündungshemmend sowie als natürliches Antibiotikum.
- **Rosmarin** fördert Durchblutung und Verdauung und hat auch desinfizierende Fähigkeiten. Ein wichtiger Wirkstoff ist Carnosol mit seiner starken antioxidativen und entzündungshemmenden Wirkung, der, wissenschaftlich belegt, die Wirkungen von Chemotherapien verbessert.
- **Salz** ist trotz seines Hypes in Form von Himalaya-Kristallsalz nur mit Zurückhaltung zu genießen. Natürlich sollte in der Suppe das Salz nicht fehlen, aber es spricht noch weniger dafür, sich das Leben zu versalzen, was auch sehr ungesund für den Körper ist. Dr. Jacob zählt es sogar zu den Hauptschädlingen moderner Fehlernährung.

- **Pfeffer** kommt schwarz oft aus Indien und häufiger noch aus Vietnam. Von dort kommt auch weißer Pfeffer. Er regt Magensäfte und Verdauung an. Außerdem fördert er Aufnahme und Effekt von Cucurmin aus dem wahren Superfood-Wundermittel Kurkuma (siehe Seite 316).

Getreide ohne Gluten

Hier einige glutenfreie Getreide mit ihren Vorzügen, die wir gut brauchen können, ohne uns von ihnen verbrauchen zu lassen. Persönlich brauche ich überhaupt nicht viel Getreide, weil ich gar nicht so viel Brennstoff benötige. Sie sind als typische Kohlenhydrat-Lieferanten wie auch Kartoffeln für jene wichtig, die (viel) körperlich arbeiten oder Sport treiben, und entsprechend zu dosieren. In der Küche sprechen wir von Sättigungsbeilagen. Dabei ist immer darauf zu achten, dass sie vollwertig sind, um nicht die Insulinproblematik zusätzlich anzuheizen. Grundsätzlich ist aber immer zu bedenken, dass große Mengen Kohlenhydrate diesbezüglich immer problematisch sind und dass vor allem das so hochgelobte Vollkornbrot auf Weizen- beziehungsweise Glutenbasis für den Zuckerspiegel und damit die Bauchspeicheldrüse eine mindestens ebenso große Herausforderung im Hinblick auf den glykämischen Index darstellt wie Fabrikzucker.

Hirse (diverse Arten)

Hirse ist unter den glutenfreien Getreiden eine besonders reichhaltige Eiweißquelle. Sie gehört wie unsere kultivierten Getreidearten zu den Süßgräsern. Schon Pythagoras empfahl Hirse zur Stärkung von Kraft und Gesundheit. In China zählt sie zu den fünf heiligen Pflanzen. Auch in Europa gehörte Hirse bis ins 18. Jahrhundert zu den wichtigsten Getreidearten, ist jedoch sehr frostempfindlich und kann nur während der Sommermonate angebaut werden.

Hirse ist sehr reich an Magnesium und Eisen, macht wach und leistungsstark. Vom hohen Gehalt an Kieselsäure kann man sich im Selbstversuch überzeugen. Bei brüchigen Nägeln und Haar braucht man nur seinen Hirsekonsum deutlich zu erhöhen – die positive Veränderung stellt sich meist schon nach wenigen Wochen ein: Die Haare werden glänzend und die Nägel stärker. Der Eisengehalt ist drei Mal höher als der von Weizen: Schon 50 Gramm decken den Tagesbedarf.

Hirse schmeckt als süßer Brei am Morgen oder als pikante Beilage zu Gemüse und muss nur kurz gegart werden. Noch gesünder ist sie in gekeimtem Zustand, wenn alle Vitalstoffe noch erhalten sind. Braunhirsekeimlinge gibt es im Bio-Markt: Sie sind eine knackige, gesunde Zugabe zum Salat.

Buchweizen

Er gehört botanisch zu den Knöterichgewächsen und kann – wissenschaftlich bestätigt – erhöhten Blutdruck senken sowie den Zuckerspiegel stabilisieren. Außer im Namen enthält er keinerlei Weizen. Der nussige Geschmack des aus Vorderasien stammenden Buchweizens macht dieses Lebensmittel zu einer Lieblingszutat in der internationalen Küche. Seit dem 14. Jahrhundert wird Buchweizen in Europa angebaut. Für Diabetiker besonders günstig ist der Inhaltsstoff Chiro-Inositol, der den Blutzuckerspiegel senkt. Außerdem enthält Buchweizen drei Mal so viel Lysin wie andere Getreidesorten. Dieses sorgt für eine bessere Kalziumeinlagerung in die Knochen, wirkt antidepressiv und schützt die Gefäße. Darüber hinaus enthält Buchweizen reichlich Vitamin E und B_1 bzw. B_2, Kalium, Eisen, Kalzium, Magnesium sowie Kieselsäure.

Amaranth

Das Scheingetreide gehört zu den ältesten Kulturpflanzen der Erde und wird ebenso wie seine Schwester Quinoa auch als »das Gold der Inka« bezeichnet. Amaranth enthält sehr viel Kalzium, Magnesium, Eisen, Selen und Zink, E- und B-Vitamine. Er ist mit 15 bis 18 Prozent Proteingehalt eine wahre Eiweißbombe und beinhaltet alle essenziellen Aminosäuren, vor allem Lysin, das als wichtigstes Strukturmolekül Haut, Bindegewebe und Knochen elastisch hält. Amaranth kann man problemlos selbst im Garten anbauen. Wenn man im Oktober die ausgereiften Fruchtstände abschneidet und trocknet, fallen die Körnchen von ganz allein heraus.

Quinoa

Das Gänsefußgewächs ist eine der ältesten Nutzpflanzen überhaupt. Den Inka und Azteken diente sie als Grundnahrungsmittel. Quinoa enthält alle essenziellen Aminosäuren, darunter vor allem Lysin, Tryptophan und Cystin und ist mit 15 Gramm Eiweiß pro 100 Gramm mit ihrem Bruder Amaranth anderen Getreidearten darin deutlich überlegen. Außerdem ist das Scheingetreide reich an Kalzium, Kalium, Magnesium, Eisen und Zink, enthält verschiedene Vitamine der B-Gruppe und reichlich Vitamin E.

Reis

Dieses Grundnahrungsmittel der asiatischen Küche wirkt kühlend. Natürlich ist Wildreis zu bevorzugen oder auch Basmati-Reis.

Mais

Aus Lateinamerika stammend wie Amaranth und Quinoa, ist er – obendrein schon immer häufiger genmanipuliert – bei uns zu einer wahren Pest als Futtergetreide geworden und verunstaltet europäische Landschaften. Besonders Mischköstlern ruiniert er das Verhältnis von Omega-3- zu Omega-6-Säuren, wenn er zur Viehfütterung dient und über Tierprotein aufgenommen wird. Wer auf ihn zurückgreift, um Gluten zu umgehen, hätte in den anderen Getreiden bessere Alternativen.

Keimlinge und Sprossen

Sprossen und Keimlinge sind ein eleganter Weg, Lebensmittel zu veredeln. Mutter Natur schützt die Samen ihrer Pflanzen häufig durch Fraßgifte. Kaum lassen wir sie keimen, verwandeln sich diese wie von Zauberhand in wertvolle Bestandteile. Gekeimte Sojasprossen etwa enthalten Vitamine, die vorher gar nicht feststellbar waren. Das ist nur logisch, denn das zum Leben erwachende Samenkorn will der aus ihm entstehenden Pflanze die besten Ausgangschancen sichern und setzt das in die Praxis um, indem es das Beste aus sich hervorbringt und zur Verfügung stellt. Das erklärt, warum Keimlinge, verglichen mit anderen Lebensmitteln, die höchste Nährstoffdichte je Kalorie aufweisen, ohne natürlich die Kalorien an sich zu erhöhen und zum modernen Verdichtungsproblem der Nahrung beizutragen.

Das Wunder der Keimung

Beim Keimprozess kommt es unter Einwirkung von Feuchtigkeit, Wärme und Licht zur Umwandlung von Fetten in Vitamine und Aminosäuren. Der Wassergehalt des Keimlings steigt bei diesem Prozess um das Drei- bis Vierfache an, und der im Samenkorn enthaltene Keim, das Ruhestadium der Pflanze, beginnt zu wachsen und durchstößt die Hülle. Dabei verwendet er das ihn umgebende Nährgewebe und wandelt es um. Vom Durchbruch durch die Schale an bis zur selbstständigen Ernährung mittels Photosynthese spricht man von Keimlingen, bildet sich das erste Blattpaar, von Sprossen.

Der oft ohnehin schon hohe Vitamingehalt wird noch um ein

Vielfaches erhöht und die vorhandenen Mineralien in eine leichter verfügbare Form aufbereitet.

Sprossen benötigen bis zur Reife etwa vier Tage – je nach Sorte. Sobald sie die ersten Blätter entwickeln, brauchen die Pflanzen die Nährstoffe für ihre eigene Entwicklung auf, und der Gehalt an Vitaminen und Eiweißen sinkt. Zwischen dem 7. und 12. Tag entstehen die sogenannten 12-Tage-Kräuter. In diesem Zeitraum bauen sie mit Hilfe von Sonnenlicht reichlich Chlorophyll auf. Danach verlieren sie deutlich an Geschmack.

Von der Sprosse zum Gemüse

Lässt man Getreide (Dinkel, Roggen, Hafer, Gerste, Kamut etc.) zu Sprossen oder Gras für Grassaft keimen, handelt es sich um gesundes, frisches Gemüse. Das schwerer verdauliche Eiweiß wird unter Einwirkung von Enzymen in leicht verwertbare Aminosäuren aufgespalten, das Fett zu wertvollen Fettsäuren, Chlorophyll wird gebildet, und Fraßstoffe wie auch Stärke werden abgebaut. Die im Getreidekorn eher spärlich vorhandene Menge an Vitalstoffen wird im Keimungsprozess so vervielfacht. Keimlinge und Sprossen stellen also eine hervorragende Aufwertung der täglichen Frischkost dar und haben mit Getreide kaum mehr etwas zu tun.

Besonders wertvoll: Leinsamen-Keimlinge

Lein zählt zu den ältesten Kulturpflanzen überhaupt. Bereits um 7500 vor Christus wurde die Pflanze von den Sumerern zur Fasergewinnung und zur Ölproduktion verwendet.

Die Samenkörner sind meist braun oder gelb, schmecken leicht nussig und enthalten etwa 40 Prozent Fett. Davon entfällt rund die Hälfte auf Alpha-Linolensäure – eine wertvolle, mehrfach ungesättigte Omega-3-Fettsäure. Des Weiteren finden sich Schleimstoffe, Eiweiße, Lezitin, Sterine, die Vitamine B_1, B_2, B_6 und E sowie Nicotin-, Fol- und Pantothensäure. Außerdem ist Leinsamen ein guter Lieferant für Eisen, Zink, Phosphor und Kalium. In kleineren Mengen sind auch Kalzium und Kupfer enthalten. Leinsamen enthält keine Kohlenhydrate, liefert aber eine große Menge an Ballaststoffen.

Leinöl muss in dunklen, luftdicht abschließbaren Gefäßen aufbewahrt werden, da es sonst oxidiert und bitter schmeckt.

Leinsamenkeimlinge sollten auf Grund der hohen Schleimbildung während des Keimens häufiger gespült werden. Die Keimzeit ist im Vergleich zu anderen Samen kürzer und beträgt nur einen bis maximal drei Tage. Die Keimlinge haben einen leicht nussigen Geschmack und sind reich an Vitaminen, vor allem Vitamin C und B, aber auch Vitamin A und E, Mineralstoffen und Lignanen – Phytohormone, die krebsvorbeugend wirken. Der Vitamin-E-Gehalt kann nach dem Keimen um bis zu 300 Prozent höher liegen als im Samenkorn, und bei B-Vitaminen kann er sogar bei 20 bis 600 Prozent über dem des Samens liegen.

Superfoods – die Entdeckung einer neuen Welt

Superfoods sind letztlich nichts anderes als die wundervollen Schätze der Natur. Denn was bleibt von den Superfoods, die neuerdings von den USA aus die (Medien-)Welt erobern, wenn wir einmal von dem Wort absehen und bedenken, dass für Amerikaner schnell alles super ist und sie es lieben, das Rad neu zu erfinden? Tatsächlich ist die Welt inzwischen von ihnen schon so *eingenommen,* dass sie es auch dann erst als Rad begreifen und entsprechend nutzen kann. Sind wir also froh, dass die Amerikaner uns helfen, unsere alten Schätze wieder zu würdigen und zu nutzen zu einem besseren Leben. Eine weitere Eigenschaft der Amerikaner ist, dass sie – nicht nur in der Wissenschaft – alles erst nachforschen müssen, um es dann selbst für sich zu entdecken und anschließend der Welt zurückzugeben. In der Filmwirtschaft drehen sie die besseren Stoffe nach und benennen die alten Dinge neu und amerikanisch, sonst zählen sie nicht. Auch in der Philosophie ist die von Martin Heidegger (1889–1976) ein- und von Jean Gebser (1905–1973) ausgeführte Vier-Quadranten-Lehre erst wirklich bekannt, seit der amerikanische Autor Ken Wilber sie »übernommen« hat. Jean Gebser aber war es, der als gebürtiger Pole in der Schweiz lebend als Begründer der Integralen Theorie zuerst wissenschaftliche und spirituelle Erkenntnisse zu einer Einheit verband.

So ist es auch in der Wissenschaft, wie schon am Beispiel von Campbell beschrieben. Heute kommen Amerikaner, die traditionell wenig von Ernährung und Geschmack verstehen und dafür in der Welt bekannt sind, und entdecken so sensationell gesunde

Dinge wie Blaubeeren und Himbeeren, Grünkohl und Rotkohl, Artischocken und Brokkoli, Linsen und Erbsen, Äpfel und Birnen, Nüsse und Samen, Kräuter und Gewürze als Superfoods. Da ist kaum etwas dabei, was die Gründerväter der Reformbewegung nicht auch schon vor hundert Jahren empfohlen hätten, pflanzlich-vollwertige, letztlich vegane Ernährung. Auch ich habe mein Buch zur veganen Ernährung modern und auch für Amerikaner verständlich »Peace Food« genannt, weil mir vegan allein auch bei Weitem nicht reicht. Denn was (aus USA) zuerst als vegan auf uns zukam, war weder gesund noch genießbar. Weißmehl und -zucker, Whisky und Gin sind natürlich vegan, aber eben nicht gesund. Es brauchte »Vollwertigkeit«.

Lassen wir aber die Amerikaner gern alte Gewürze wie Gewürznelken, Zimt und Oregano neu entdecken, Walnüsse und dunkle Schokolade und gern auch noch exotische Beeren wie Aronia, Goji und Cranberries, bei denen besonders hohe günstige Werte zu messen sind. Werte sind ja heute extrem wichtig und bestimmen den Wert von Lebensmitteln wie Menschen. »Wie viel Dollar machst Du?«, war schon immer das US-Mantra, und nun kommt es auch bei den Pflanzen darauf an, wie sie beim ORAC-Test punkten. Damit wird ihr antioxidatives Potential – relativ einfach – in der Haut des Konsumenten gemessen und damit ihre Fähigkeit, Oxidationsprozesse beziehungsweise das Altern zu verhindern. Das ist in Ordnung, aber eigentlich keine Sensation: Wer Früchte wie Äpfel und Bananen angeschnitten liegen lässt, erlebt, wie sie braun werden (= oxidieren). Bei Metallen nennen wir das rosten. Und natürlich wollen auch Menschen weder rosten noch *alt werden* und schon gar nicht *aussehen*. Deshalb gibt es diesen Run auf Antioxidantien. Aber das sollte doch nicht darüber hinwegtäuschen, dass es sich bei den klassischen

Antioxidantien um unsere guten alten Früchte und Gemüse handelt, die eben sehr gesund sind. Und das liegt natürlich auch am hohen ORAC-Wert, der ihre wundervolle natürliche Zusammensetzung spiegelt, aber sie hatten diese zauberhafte Wirkung schon lange, bevor Letzterer überhaupt kreiert worden war.

Trotzdem sollten wir auf dem Boden der Tatsachen bleiben und uns nicht vormachen lassen, dass wir durch Hinzunehmen von altbewährten »Superfoods« zu einer *schlechten* Ernährung viel gewinnen können. Das wäre verkaufsorientierte Augenwischerei, die allerdings in den USA bei einem Umsatz für Nahrungsergänzung von über 12 Milliarden Dollar Tradition hat. Viel mehr als zusätzlich ein paar Löffel Superfoods brauchen wir eine Super-Ernährung, und die besteht wesentlich aus diesen guten alten Superfoods und ist eben pflanzlich-vollwertig.

» Viel hilfreicher, als ein paar exotische Superfoods hinzuzunehmen, ist es, Schädliches wegzulassen und ganz auf Superfoods, sprich Pflanzlich-Vollwertiges umzusteigen. Dafür gibt es handfeste Belege. «

Wegzulassen sind vor allem auch alle überflüssigen Medikamente und chemisch hergestellte Vitamine und Superfoods. Wir brauchen einfach keinerlei Chemie im Essen und mehrheitlich keine Auszugsprodukte. Natürlich ist aber auch Öl ein Auszugsstoff, und selbst damit sollten wir in Maßen umgehen, aber einiges spricht – für gutes Kokos- und Olivenöl.

So wundert es mich nicht, wenn künstliche Vitamine und konzentrierte Einzelkomponenten sekundärer Pflanzenstoffe wenig nützen und manchmal sogar eher schaden, wie Studien inzwischen belegen. Tatsächlich gibt es eine Fülle von Wechselwirkungen, die wir auf allen Ebenen – auch in der Schulmedizin – noch weitgehend übersehen. Immerhin gibt es dort Ansätze, und wir wissen etwa, dass Vitamin B_6 den L-Dopa-Abbau beschleunigt, also einen wichtigen Neurotransmitter reduziert, der bei neurodegenerativen Krankheitsbildern wie Parkinson eine Rolle spielt, *Omeprazol,* ein gängiges Medikament bei Magen- und Duodenalgeschwüren, die Vitamin-B_{12}-Aufnahme behindert und Statine, die gängigsten Cholesterinsenker, die Coenzym-Q10-Situation verschlechtern. In den ganzen Pflanzen sind die Dinge so ideal und genial gemischt, dass alle Nachahmung noch weit hinter den Originalen zurückbleibt oder sogar ins Gegenteil umschlägt.

Tatsächlich besteht ja auch die Kunst des Kochens in der anmachenden Mixtur der Lebensmittel – viel Gesundes vermischt bedeutet noch nicht unbedingt guten Geschmack und entsprechende Gesundheit. Im Gegenteil finden wir immer häufiger, dass weniger mehr ist. Insofern sind Superfoods, wenn überhaupt konserviert, nur aus der getrockneten ganzen Pflanze zu empfehlen. Sonst erleben wir hier das Gleiche wie bei den Vitaminen, wo außer guten Geschäften nicht viel Sinnvolles oder Gesundes herausgekommen ist, jedenfalls nichts, was wissenschaftlicher Überprüfung standhält.

Vor allem aber ist auch zu bedenken, dass wir von diesen Superfoods, wenn wir sie in Kapseln und Pulvern einnehmen, immer nur eine sehr geringe und daher oft kleine teure Menge bekommen. Wir leben ja nicht vom prozentualen Anteil eines Vitamins oder Flavonoids, sondern von den absoluten Mengen. Da kann es viel besser sein, ausreichend heimischen Grünkohl zu sich zu nehmen als eine Kapsel mit einem halben Gramm von einem noch so nährstoffhaltigen exotischen Superfood.

Und egal auf welchem Kontinent wir den uralten oder über Hundertjährigen in ihren abgeschiedenen Dörfern nachspüren, sie haben mit Sicherheit alle eins gemein: Von Superfoods wussten sie nichts, auch wenn jeder von ihnen seinen persönlichen Trick hat, dem er sein hohes Alter zuschreibt. Und sie haben noch etwas gemein: Sie essen regional und saisonal, ihre Lebensmittel sind einfach und wenig raffiniert, aber sehr frisch. Oft bauen sie sie selbst an und arbeiten lange – am Tag und im Leben – und leben in einer Gemeinschaft, die ein gutes Leben trägt und erlaubt.

Schritt eins lautet also: Gefährliches, Schädliches und Giftiges meiden. Caldwell Esselstyn machte seine berühmt gewordene Testreihe, in der er schwer Herzkranke in drei Gruppen aufteilte: Die erste aß weiter normale US-Durchschnittskost, und ihre Teilnehmer starben wie zu erwarten nach vielen Herzattacken frühzeitig. Die zweite Gruppe bekam kein Tierprotein mehr bis auf einen Becher Joghurt pro Tag. Diese Patienten senkten ihre Herzanfallrate drastisch und lebten deutlich länger. Aber der entscheidende Unterschied bestand in der dritten Gruppe, die auch noch den Joghurt wegließ. Hier gab es gar keine Herzattacken mehr, die Lebenserwartung normalisierte sich, und vor allem ließ sich mittels Röntgenbildern zeigen, wie sich bereits verschlossene Herzkranzgefäße wieder öffneten. Diese Studie war es, die Expräsident Clinton dazu brachte vor laufenden Fernsehkameras öffentlich auf vegan umzuschwenken.

Es ist folglich entscheidend für die Gesundheit, Gefährliches wie (Kuh-)Milch(produkte) wegzulassen und generell Tierprotein. Pflanzlich-Vollwertiges, also Früchte und Gemüse, dürfen wir in Zukunft Superfoods nennen, und sie tun tatsächlich in jedem Lebensalter gut. Aber natürlich sind sie besonders wichtig, wenn die Frische aus dem Leben zu weichen droht. Durch viele frische Naturprodukte kann diese wieder ins Leben zurückgeholt werden, und dafür ist es auch in Ordnung, altbekannte Lebensmittel umzubenennen, um sie neuerlich vermehrt ins Spiel des Lebens zu mischen. Wichtig ist nur, dass wir sie essen. Kinder haben noch mehr Chancen, Ernährungsmängel auszugleichen, ihr Gewebe ist wasserreich und prall. Sobald wir aber trockener, nicht nur hinter den Ohren, und älter werden und Falten die Tendenz entwickeln, stehen zu bleiben, wäre es gut, wenn wir wasserreiche pflanzliche Lebensmittel voller Lebensenergie zu uns nehmen. Natürlich wäre es noch besser, sich von Anfang an super zu ernähren, doch je mehr die Frische in unseren Geweben und unserem Geist nachlässt, desto wichtiger ist es jedenfalls, sie essend wieder einzuladen.

Was das Thema Eiweiß anbelangt, sind die Fakten klar und deutlich. Nach Prof. Claus Leitzmann enthalten Leguminosen (Hülsenfrüchte) 20 bis 35 Prozent Protein, Fleisch nur ca. 20 Prozent. Leider ist das Unwissen in diesem Bereich noch groß und damit auch die Verunsicherung. Die Wissenschaft verbreitet hier statt Sicherheit eher eine Mischung aus Beliebigkeit und Angst. Leitzmann weist etwa darauf hin, wie gewaltig und unerklärlich die für den Tagesbedarf angegebenen Mindestmengen schwanken. Der Kalziumbedarf etwa wird in Deutschland mehr als doppelt so hoch wie in der übrigen Welt angegeben, der für B_{12} doppelt so hoch wie in Großbritannien.

Es ist daher wichtig, sich klarzumachen, wie wichtig die Eiweißbausteine, sprich Aminosäuren, aus grünen Blättern sind. Luzerne (= Alfalfa) und Moringa enthalten zum Beispiel alle essenziellen Aminosäuren, die Brennnessel immer noch sieben. Die Schulmedizin reitet aber ständig auf Schweineprotein herum, weil es unserem so ähnlich sei. Dann wäre Menschenfleisch wohl noch besser für uns? Bevor wir uns von solchem Irrsinn irre machen lassen, wäre es einfach gut, nachzudenken und von keiner Interessenpolitik beeinflusste Fakten zu betrachten. Die größten Muskelpakete der Erde, Elefanten, (Nil-)Pferde, Nashörner und Gorillas fressen praktisch nur Blattgrün.

Eiweißriegel

Die oft artikulierte Sorge vor Eiweißmangel bei einer pflanzlich-vollwertigen Ernährung ist so abwegig wie die Angst vor Fett. Letzteres ist mir in seinem Ausmaß erst im letzten Jahr klar geworden zusammen mit der Glutenproblematik. Ersteres hat ein Freund nun – auf meine Bitte – deutlich und genießbar gemacht. Er hat einen rein pflanzlich-vollwertigen Riegel kreiert mit ausschließlich Zutaten aus ganzen Pflanzen, der auf demselben Raum mehr Protein enthält als ein Steak oder Schnitzel, zusätzlich noch viel Eisen und Magnesium und das ideale Omega-3- zu -6-Verhältnis. »Black Bear Eiweiß« ist ein starkes Stück gegen die übertriebene, aber trotzdem ernst zu nehmende »Angst« vor Eiweißmangel. Als Pausensnack kann er nicht nur den Hunger stillen, sondern auch einiges klarstellen: Pflanzen enthalten genug und für uns besseres Eiweiß als Tiere. Ich kann das bereits bestätigen, weil ich ständig kostend diese Entwicklung begleitet habe.

Und es spricht natürlich wenig gegen solch für uns relativ neue und geradezu exotische Pflanzen(stoffe) wie Moringa (siehe Seite 324), die einige besondere und besonders wertvolle Eigenschaften mit sich bringen, die den Ausdruck Superfoods verdienen. Diese möchte ich gesondert vorstellen.

Hanf

Wir haben es hier mit einer seit alters her genutzten, sehr vielfältigen Pflanze zu tun, die von den Vierziger-Jahren des letzten Jahrhunderts an aufgrund eines Missverständnisses in Verruf gebracht wurde: Man hat ihn zur Einstiegsdroge schlechthin erklärt. Hätte man nach Milch gefragt, wäre die noch viel überzeugender als Einstiegsdroge – nicht nur bei 100 Prozent der Heroinsüchtigen, sondern bei allen Süchtigen überhaupt. So aber hat man eine unglaublich hilfreiche Pflanze schuldig gesprochen und das nach Campbell gefährlichste, weil verbreitetste Kanzerogen der Welt zum wertvollsten Nahrungsmittel hochstilisiert und subventioniert es bis heute als Schulmilch. Weizen, der ebenfalls noch eher als Hanf als Einstiegsdroge in Frage gekommen wäre, da fast 100 Prozent der Menschen der westlichen Welt mit ihm in Kontakt kommen, konkurriert mit der Milch um den ersten Platz und hätte dabei doch wenigstens – im Gegensatz zu Hanf – ein echtes Suchtpotential zu bieten.

Aber so läuft die Welt, die beiden wirklich gefährlichen Nahrungsmittel und Drogen, die Milliarden von Opfern auf dem Konto haben, werden staatlich gefördert zum Nutzen von Nahrungsmittel- und Pharmaindustrie, während der Hanf in rückschrittlichen Ländern mit informationsresistenten Politikern verbannt bleibt.

Er wurde durch große Anti-Cannabis-Kampagnen ab 1937 erst hoch besteuert und später ganz verboten. Könnte das etwas damit zu tun haben, dass DuPont, einer der weltgrößten Chemiekonzerne, Patente auf synthetisch erzeugtes Plastik, die Nylonfaser und Papierherstellung aus Holz angemeldet hatte, alles Ersatz für den bis dahin unbestrittenen Hanf. Damit ließ sich

Hanf (finanziell) erfolgreich ersetzen. Zwischen 1982 und 1995 war sogar der Hanfanbau der in den 1950er- und 1960er-Jahren gezüchteten Nutzhanfsorten mit beinahe vollständig fehlendem THC-Gehalt in Deutschland und vielen anderen Ländern verboten, obwohl der Nutzhanf unter 0,2 Prozent Tetrahydracannabiol (THC) enthält und somit nicht unter das Betäubungsmittelgesetz fällt. Daran lässt sich ablesen, wie weit der Arm der Industrie reicht und wie schwachsinnig Politik entscheidet, wenn die entsprechenden Interessen es wünschen. Erst eine Klage brachte das Verbot 1996 zu Fall.

Die ältesten Spuren der Hanfnutzung stammen aus Asien, seiner botanischen Heimat, und sind 12 000 Jahre alt. Die erste schriftliche Erwähnung von Hanf als Heilmittel stammt aus der Zeit um 2300 v.Chr. Hanfnüsse bestehen zu über 20 Prozent aus essenziellen Aminosäuren, große Anteile davon bilden die beiden schwefelhaltigen Aminosäuren Methionin und Cystein, die wichtig für die Zellentgiftung und Enzymproduktion sind.

Wegen ihres hohen Proteinanteils sind Hanfnüsse oder Hanfproteinpulver in der veganen Fitnessszene heute sehr beliebt. Als lebenswichtige ungesättigte Fettsäuren enthalten Hanfsamen Linolsäure (Omega-6-Fettsäure) und Alpha-Linolensäure (Omega-3-Fettsäuren) in noch optimalem Verhältnis von 3:1, wohingegen dieses bei Sonnenblumenöl 128:1 ist. Außerdem in Hanfsamen enthalten sind Eisen, Kalzium, Phospor und Kalium, viele Ballaststoffe sowie die Vitamine B_1 (Aneurin, Thiamin) und E (Tocopherol).

Die Gamma-Linolensäure des Hanföls – sonst bekannt aus dem Nachtkerzenöl oder Borretschöl – wirkt ausgleichend bei hormonellen Störungen und Wechseljahrsbeschwerden und blutdrucksenkend. Zudem lindert das Öl Juckreiz und Entzündungen und wirkt sich innerlich wie äußerlich positiv in der Neurodermitis- und Psoriasisbehandlung aus.

Eine Besonderheit der Hanfpflanze sind ihre Cannabinoide (zu denen auch THC zählt), die immunsteigernde Eigenschaften besitzen. Das vor allem bekämpfte THC des *Cannabis indica* (= Marihuana) wird in den letzten Jahren vermehrt zu Heilzwecken, besonders in der Krebstherapie, erforscht und zeigt vielversprechende Erfolge. Als Schmerzmittel bei multipler Sklerose wird es von holländischen Apotheken angebaut. In der Geburtshilfe war es von unschätzbarem Wert, da es die Schmerzen lindert und die Nerven beruhigt, ohne die Kraft der Wehen zu mindern. Cannabis enthält auch eine Vielzahl von Nicht-Cannabinoiden, zum Beispiel über 120 verschiedene Terpene und 21 Flavonoide mit verschiedenen pharmakologischen Eigenschaften.

Ob in Form von Hanfnüssen, auch in angekeimtem Zustand, als Blätter im Smoothie oder im Salat oder als Teeaufguss oder Öl – diese Pflanze kann den Speisezettel bereichern und ist ausgesprochen wohlschmeckend.

Es gibt jedenfalls keine so vielfältig nutzbare und auch für Landwirtschaft und Industrie so ökonomische Pflanze wie den Hanf. Für die Textilindustrie wäre die Faser ein wahrer Segen: 50 Prozent des weltweiten Pestizideinsatzes entfallen auf Baumwollfelder, dabei hat Hanf einen zwei- bis dreimal höheren Ertrag.

Kurkuma – das gelbe Wunder aus Asien

Die Sonnenwurzel, wie sie auch heißt, gilt in Indien als Königin der Gewürze und ist doch noch viel mehr. Wenn eines der neu entdeckten alten Superfoods diesen Ausdruck verdient, dann sicher Kurkuma, die Gelbwurz. Seit Jahrtausenden sowohl in der indisch-ayurvedischen als auch in der TCM verwendet interessieren sich in letzter Zeit immer mehr westliche Wissenschaftler für das Multitalent, das zur Familie der Ingwergewächse gehört und kranke Zellen zum Selbstmord animieren kann. Den Indern gilt Kurkuma als »heißes« Gewürz sowie als Energiespender. Es soll den Körper vor Krankheiten bewahren und ihn von negativen Substanzen reinigen.

Inzwischen liegen wohl über kein anderes Naturheilmittel mehr Studien vor, ganz gleich, ob über seinen Hauptwirkstoff Curcumin oder die ganze Pflanze. Von Kurkuma hat die Curry-Gewürzmischung die gelbe Farbe. Wer regelmäßig und bis ins hohe Alter viel davon konsumiert, schneidet in kognitiven Tests besser ab. Denn Kurkuma regt die Herstellung von Antioxidantien an und schützt damit die Zellkraftwerke der Mitochondrien. Aber es reduziert auch Schäden, die übermäßiger Zuckerkonsum hinterlässt, und hilft so Gehirn und Gefäßen in Form zu bleiben. Natürlich konnte es die westliche Wissenschaft nicht lassen, es zu analysieren und in seine Einzelteile zu zerlegen, und natürlich wirken diese wie immer weniger gut – aber immerhin auch noch messbar. Kurkuma ist gegen alle Entzündungen wirksam, und da wir immer mehr Bestätigungen dafür finden, dass fast alle chronischen Krankheitsbilder auf der körperlichen Ebene auf Entzündungen hinauslaufen, hilft Gelbwurz buchstäblich fast überall.

Dr. Bharat Aggarwal, Autor des wundervollen Buches »Heilende Gewürze«, verweist auf Studien, die die Wirksamkeit von Curcumin bei 70 Krankheitsbildern bestätigen, darunter Herzerkrankungen, Krebs, Typ-II-Diabetes und Alzheimer. Das Gewürz helfe buchstäblich jedem Organ. In einer eigenen Studie am M.-D.-Anderson-Krebszentrum in Texas fand Aggarwal heraus, dass der Wirkstoff Entzündungen wirksamer hemme als Acetylsalicylsäure (Aspirin) und Ibuprofen. Zugleich wirkte es aber gegen Brustkrebs und dessen Verbreitung genauso gut wie das gängige Tamoxifen. Zudem nimmt es Schmerzen, beseitigt Schwellungen und beschleunigt die Wundheilung, weshalb man es in Indien auf Wundverbände gibt. Zugleich stimuliert es die Durchblutung und verbessert die Verdauung, bringt den Gallefluss in Gang und die Leber auf Trab.

Besonders zeichnet es sich aber bei Alzheimer aus, wo es Erinnerungen zurückbringt und die Konzentrationsfähigkeit bessert. In Indien, wo durchschnittlich zwischen ein und zwei Gramm Kurkuma täglich verzehrt werden, ist die Alzheimerrate niedriger als überall sonst, gerade einmal ein Fünftel im Vergleich zu unserer. Gedächtnisstudien bestätigen den ans Wundervolle grenzenden Effekt.

Vor allem aber ist es auch in der Lage, die Krebsausbreitung auf ziemlich allen Ebenen zu bremsen oder sogar zu stoppen – über tausend Studien belegen das inzwischen. Kurkuma hemmt die Aktivierung krebsauslösender Gene, ebenso die Umwandlung normaler in Krebszellen. Diese kann es schrumpfen lassen und sogar zum Verschwinden bringen, indem es die Blutversorgung von Tumoren hindert und ihre Metastasierung, also die Ausbreitung in andere Organe. Hinzu kommt seine entschärfende Wirkung auf Kanzerogene wie die polyzyklischen Kohlenwasserstoffe (Paks) und krebserregende Chemikalien aus der

Umwelt. Paks bilden sich etwa, wenn Fleisch und Fisch erhitzt werden. Die Gefahr durch ionisierende Strahlen mildert es auch (etwa bei Strahlentherapie), so dass man sagen kann, es gibt keine vergleichbare natürliche Substanz mit solcher Antikrebswirkung. Dazu passt, dass die Krebsraten in Ländern, in denen in der Küche am meisten Kurkuma verwendet wird, am niedrigsten sind. Das Gleiche lässt sich auch bezüglich neurodegenerativer Erkrankungen wie Morbus Parkinson sagen.

Es wird sogar schon empfohlen, es an Stelle der gefährlichen Cholesterinsenker zu verwenden, da es den oxidativen Stress bei Typ-II-Diabetes nachhaltig reduziert.

Da Kurkuma durch die Blut-Hirn-Schranke dringt, kann es selbst im Gehirn seine antioxidative Wirkung entfalten und die Wirkung oxidierten LDL-Cholesterins neutralisieren. Eiweißverklebungen durch zu viel Zucker im Blut kann es nicht nur verhindern, sondern sogar auflösen. Schließlich wirkt es auch noch blutverdünnend ähnlich wie Aspirin.

Ein All-Heilmittel

Die Inder nennen die Gelbwurzel »Nisha«, was »so schön wie eine sternenklare Nacht« bedeutet. Sie gehen obendrein davon aus, dass sie Ojas, die spirituelle Kraft, steigert und sattvisch wirkt, was die höchste Stufe ist, die Lebensmittel erreichen können. Sattva ist gleichbedeutend mit der Essenz, die uns nicht nur ein gesünderes, sondern auch ein erfüllteres, erleuchtetes Leben vermitteln kann.

Mit etwa 10 000 chemischen Substanzen, die längst nicht alle untersucht sind, und über 600 schon bekannten Heilstoffen ist Kurkuma wirklich das klassische *Panacea,* das Allheilmittel. Natürlich ist die ganze Pflanze das wirkliche Heilmittel, und all die Einzelfunktionen, die wir anführen, sind nur ein schwacher Versuch, ihr gerecht zu werden. Sie ist auch ein wundervolles Antioxidans und enthält so viel von dem, was wir wirklich brauchen, viele B- und andere Vitamine, Mineralstoffe und natürlich sekundäre Pflanzenstoffe. Was ihre vielen wundervollen Wirkungen genau ausmacht, etwa auch die blutdrucksenkende, wissen wir oft noch nicht genau, müssen wir aber auch gar nicht, solange wir die ganze Pflanze haben und zu uns nehmen. Dass Inder auch für die Zahnpflege darauf schwören, verwundert hier schon gar nicht mehr. Bei uns wird es noch zur Quecksilber-Ausleitung nach Amalgam-Sanierungen eingesetzt.

Ingwer

Ingwer ist seit dem 9. Jahrhundert bei uns in Gebrauch in Gestalt seines wärmenden Wurzelstocks. In Asien und vor allem im Ayurveda zur Anregung und Verbesserung der Verdauung genutzt, aber auch bei Herz-Kreislauf-Erkrankungen und Asthma, Husten und Erkältung, wie auch bei Rheuma und Arthrosen. Aufgrund seiner brechreizstillenden Wirkung hat Ingwer sich auch bei Reisekrankheit bewährt.

Sein Hauptwirkstoff Gingerol wirkt antikarzinogen, indem er die Bildung neuer Blutgefäße bei Krebs hemmt. Außerdem hilft er gut gegen die Übelkeit bei Chemotherapie und Bestrahlung. Ingwer wirkt außerdem deutlich entzündungshemmend und antioxidativ.

Camu Camu – die Fülle an Vitamin C

Camu Camu stammt aus dem Amazonasgebiet. Da keine andere Frucht mehr Vitamin C als sie enthält, ist die Nachfrage rasant gestiegen, und die Wildsammlung alleine reicht schon nicht mehr aus, um den Bedarf zu decken. Ein Vorteil für die indigene Bevölkerung, der sich durch die Kultivierung der Pflanze eine neue Einkommensquelle aufgetan hat. Die wilden Sträucher jedoch wachsen in Sümpfen und Überschwemmungsgebieten, wo sie über den vom Fluss angespülten Boden immer wieder mit frischen Nährstoffen versorgt werden. Ihre Früchte weisen daher einen höheren Nährstoffgehalt auf als solche von Plantagen. Das von mir empfohlene Smoothie Green Camu Camu ist ein gutes Beispiel für die faire und für alle Beteiligten sinnvolle Nutzung solch exotischer Pflanzen. Es stammt ausschließlich aus Wildsammlung und ist durch die schonende Weiterverarbeitung rohkostkonform. Zur Produktion von 100 Kilogramm Smoothie-Green-Camu-Camu-Pulver benötigt man 3000 Kilogramm frische Früchte. Um diese große Menge an den Flussgebieten zu ernten, werden aber keine Maschinen eingesetzt, sondern die einheimische Bevölkerung sammelt die Früchte mit Hilfe ihrer kleinen Boote. So leistet die Ernte von Camu Camu gleichzeitig einen sozialen Beitrag in den Gebieten des peruanischen Regenwaldes.

In seinem Ursprungsgebiet wird Camu Camu unter anderem eingesetzt zur Bekämpfung von Virusinfektionen wie etwa Herpes, bei Atmungsproblemen, als Stimmungsaufheller, zur Unterstützung der Wundheilung und des Nervensystems.

Camu Camu hat obendrein die wundervolle Eigenschaft, seinen Vitamin-C-Gehalt auch in der verarbeiteten Form bei korrekter Lagerung über lange Zeit zu bewahren. Diesen Vorteil verdankt die Pflanze ihren weiteren Nährstoffen und der Kombination mit den Vitaminen A, B_1, B_2 und B_3, den Mineralien Kalium, Kalzium, Phosphor, Zink und Eisen sowie den Aminosäuren Valin, Leucin und Serin, Flavonoiden, essenziellen Fetten und Bitterstoffen, die sowohl die Verwertbarkeit im Körper als auch ihre Haltbarkeit positiv beeinflussen.

Natürliches Vitamin C ist ein besonders starkes Antioxidans und schützt vor freien Radikalen. Bekannt ist, dass es unser Immunsystem kräftigt, den Heilungsprozess bei grippalen Infekten unterstützt und dessen Beschwerden lindert. Vitamin C hilft beim Abbau von überschüssigem Histamin bei Allergien und fördert die Synthese von verschiedenen Hormonen. Außerdem beeinflusst es den Cholesterinspiegel positiv und verbessert die Eisenaufnahme.

Die essenziellen Aminosäuren Leucin und Valin sind unter anderem zum Aufbau von Botenstoffen beziehungsweise Neurotransmittern wie Serotonin für Gehirn und Nervenzellen nötig und wirken daher Stimmungsschwankungen entgegen. Vitamin B_2 – Riboflavin – hilft der Leber zu entgiften, ist am Aufbau der roten Blutkörperchen beteiligt und als Muntermacher bekannt. B_3 – Niacin – hat eine wichtige Funktion beim Aufbau von Aminosäuren, Fetten und Kohlenhydraten. Beide B-Vitamine sind auch als Antioxidantien bekannt.

Camu Camu hat einen besonders hohen ORAC-Wert (Oxygen Radical Absorbance Capacity). Damit wird die antioxidative Fähigkeit eines Nahrungsmittels angegeben. Je höher dieser Wert ist, desto mehr und desto schneller werden freie Radikale neutralisiert. Für die tägliche Grundversorgung sind etwa 5000–7000 ORAC-Einheiten sinnvoll, was 8 Gramm Camu-Camu-Pulver entspräche. Besonders günstig wirken die Antioxidantien in Verbindung mit anderen bioaktiven Stoffen, wie sie in Camu Camu zahlreich vorkommen. Das Besondere an der Substanz ist, dass auch nach einem Jahr Lagerung noch immer ein hoher ORAC-Wert von mehr als zwei Drittel des ursprünglichen messbar ist.

Chia-Samen – beste Omega-3-Quelle

Samen sind sehr energiereich, da sie die komplette Information für die neue Pflanze enthalten und große Nährstofffülle bieten, muss aus ihnen doch der Keim hervorgehen und sich eine ganze Zeit lang aus sich selbst nähren können. Deshalb sind viele Samen – wie auch Chia – fettreich und liefern unserem Organismus guten Brennstoff, aber auch Material, seine Nerven einzukleiden und sich vor Herzkrankheiten zu schützen. Sie wirken obendrein als Antioxidantien.

Das aus Mittelamerika stammende Gewächs gehört zur Gattung des Salbeis. Die Samenkörner kommen in schwarzer oder weißer Form vor, wobei die schwarzen noch etwas mehr vom Antioxidans Quercetin enthalten. »Chia« heißt in der Aztekensprache »ölig«, denn das Einzigartige des Chia-Samens ist sein ungewöhnlich hoher Anteil an Omega-3-Säuren, der den von Lachs um das Achtfache übertrifft. Kein anderes Lebensmittel kann da mithalten. Da sich unser Verhältnis von Omega-3-Säuren zu Omega-6-Säuren dramatisch zu Ungunsten von Omega-3 verändert hat, kann Chia hier ideal gegensteuern. Fast ein Drittel des Chia-Samens besteht aus Fettsäuren, davon sind wiederum 60 Prozent essenzielle Omega-3-Säuren (Alpha-Linolensäure oder ALA) und 30 Prozent die ebenfalls essentielle Omega-6-Variante Linolsäure. Beide kann der Organismus nicht selbst herstellen, wie das Wörtchen »essenziell« verrät. Das Verhältnis Omega-3- zu Omega-6-Säuren von 2 : 1 kann keine andere Saat bieten, Walnüsse enthalten die beiden Gegenspieler im Verhältnis von 1:2, was ebenfalls noch als sehr gut zu bezeichnen ist. Ausreichend Omega-3-Säuren reduzieren laut Barbara Simonsohn das kindliche Diabetes-Risiko um 55 Prozent. An zweiter Stelle nach dem idealen Omega-3- zu Omega-6-Verhältnis folgt die verblüffend positive Wirkung auf Typ-I und Typ-II-Diabetes durch die Verlangsamung der Verdauung der Kohlenhydrate aufgrund des enormen Faserreichtums, der 15-mal höher als bei Vollkornreis liegt. Diese Ballaststoffe aber stabilisieren den Blutzuckerspiegel. Barbara Simonsohn schreibt in ihrem Buch »Chia-Power«, Chia ist die beste Quelle für Omega-3-Säuren und Ballaststoffe, die wiederum das Dickdarmkrebs-Risiko senken, Giftstoffe neutralisieren und die Darmflora fördern. Es reduziert daher alle Formen von Darmerkrankungen, selbst Schübe von Morbus Crohn gehen – nach Simonsohn – um die Hälfte zurück. Da Chia-Samen nur einen minimalen Kohlenhydratanteil aufweisen und über ein Drittel ihrer Inhaltsstoffe aus kalorienfreien Ballaststoffen bestehen, ist es ideal für Reduktionsdiäten. Die Samen quellen mit Wasser auf das Zehnfache ihres ursprünglichen Volumens, was die Peristaltik im Darm anregt.

2009 erschien eine Studie im *British Journal of Nutrition,* in der es heißt, Chia bessere Insulinresistenz und senke gleichzeitig Blutfette und Cholesterin. Zusätzlich stärkt das darin enthaltene Element Zink die Insulin produzierenden Langerhansschen Inseln der Bauchspeicheldrüse. Mit Chia-Samen angereichertes Brot hat bei einer Versuchsreihe der Universität Toronto den Blutzuckerspiegel nach Mahlzeiten um 41 Prozent gesenkt.

Zudem enthält Chia 18 von 22 proteinbildenden Aminosäuren, darunter alle essenziellen.

Aber auch darüber hinaus ist Chia ein Geschenk des Himmels, es enthält ca. sechsmal so viel Eisen wie Spinat. Mit fast doppelt so viel Protein wie Sojabohnen ist er auch eine herausragende Eiweißquelle. Zudem enthält Chia bis zu sechsmal so viel Kalzium wie Milch, vor allem aber 15-mal mehr Magnesium als Brokkoli und doppelt so viel Kalium wie Bananen, siebenmal so viel Vitamin C wie Orangen, fünfmal so viel Folsäure wie Spinat.

Im Hinblick auf die Lebensenergie hat Chia noch den großen Vorteil gegenüber anderen Superfoods, jedenfalls im Ganzen Verwendung zu finden und sich nicht auf ein Konzentrat reduzieren zu lassen. Insofern kann sich hier die Lebensenergie ungleich besser erhalten.

Moringa – der Zauberbaum

Der Moringa-Baum ist eine Pflanze mit altehrwürdiger Tradition, wird er doch schon in den Veden erwähnt und gilt der ayurvedischen Medizin mit seinen Blättern, Wurzeln, Samen, seinem Saft und Öl wie auch den Blüten als Heilmittel bei ca. 300 Krankheitsbildern. Hier mag auch der Name »Baum der Unsterblichkeit« herkommen.

An einem Moringa-Baum ist alles gesund und verwertbar: Seine Blätter gehören zu den nährstoffdichtesten Nahrungsmitteln. Sie enthalten fast fünfzig verschiedene Antioxidantien und neunzig unterschiedliche Nährstoffe. So überrascht es wenig, wenn zunehmend Moringablätter beziehungsweise deren Pulver bei Bluthochdruck, Diabetes und sogar Krebs, aber auch Osteoporose und so speziellen Symptomen wie Makuladegeneration ins Gespräch kommen. Die positive Wirkung im Hinblick auf Diabetes ist durch eine wissenschaftliche Studie bestätigt.

Der Ruf vom »Wunderbaum« aus dem Himalaja hat im vergangenen Jahrzehnt zu einer förmlichen Überschwemmung des alternativen Gesundheitsmarktes mit Moringa-Pulvern, -Tinkturen und -Ölen geführt. Entscheidend ist dabei, dass die Produkte erstens wirklich Bio-Qualität haben und zweitens von wild wachsenden Bäumen stammen. Besonders bei aus China stammenden Produkten ist das oft nicht erfüllt.

Der hohe Proteingehalt bei gleichzeitig sehr geringer Kalorienanzahl machte Moringa auch im an Übergewicht krankenden Westen populär. Er enthält alle acht essenziellen sowie zwei semi-essenzielle Aminosäuren.

Zudem ist er eine Fundgrube an sekundären Pflanzenstoffen, Vitaminen, Hormonen und Enzymbausteinen. Moringa-Pulver unterstützt das Immunsystem, indem es Pilze, Bakterien und Viren hemmt und Immunzellen stimuliert. Zusätzlich neutralisiert es freie Radikale durch seinen hohen Anteil an Antioxidantien, verbessert die Verdauung und hilft beim Abnehmen. Es hemmt die Histaminausschüttung bei überschießenden Immunreaktionen und hilft bei seinem Abbau, schützt vor Herz-Kreislauf-Krankheiten und verlangsamt Alterungsprozesse.

Moringa-Pulver enthält knapp neunmal so viel Eisen wie ein Rinderfilet. Sein Kalziumgehalt liegt nach einigen Angaben 17-mal höher, andere sprechen »nur« von viermal so viel. Vitamin E ist darin 4,5-mal mehr vorhanden als in Weizenkeimen, und es übertrifft die antioxidative Fähigkeit von Weintrauben um das 37-Fache. Moringa-Pulver enthält 46 verschiedene natürliche Antioxidantien und bietet damit einen phantastisch hohen ORAC-Wert. Während die meisten Gemüse- und Obstsorten nur über wasserlösliche Antioxidantien verfügen, besitzt Moringa auch einen hohen Anteil an fettlöslichen. Tatsächlich sind nur zwei Pflanzen bekannt mit einem diesbezüglich höheren Anteil: Gewürznelken und Kurkuma. Um an die fettlöslichen Sekundärstoffe heranzukommen, muss allerdings das ganze Blatt verzehrt werden. In heißem Tee lösen sich die fettwirksamen

Antioxidantien nicht vollständig auf, wobei die Hitze auch die Qualität der Vitalstoffe beeinträchtigt.

Moringa enthält doppelt so viel Magnesium wie Braunhirse, siebenmal mehr Vitamin C als Orangen, viermal mehr Vitamin A als Karotten und dreimal so viel Kalium wie Bananen. Und es beinhaltet sechsmal mehr Omega-3- als Omega-6-Fettsäuren, auch wenn es insgesamt nicht so viel wie beim Chia-Samen ist.

Sein Anteil an essenziellen Aminosäuren liegt 1,3-mal höher als bei Hühnerei und der an herzschützenden Polyphenolen sechsmal höher als im Rotwein. Sein Ballaststoffreichtum übertrifft den von Weizenvollkorn um das 1,9-Fache. Auch seinen Gehalt an Beta-Carotinen, Vitamin B_1, B_2, E, C, B_3, B_6 und Folsäure erreichen nur wenige andere Lebensmittel.

Moringa wird in einigen Ländern »Mother's Best Friend« genannt, weil er so viele wichtige Mineralien enthält und seine Einnahme Schwangerschaft und Geburt erleichtert. Zusätzlich fördert Moringa sowohl die Qualität als auch die Menge der Muttermilch in der Stillzeit.

Das Geheimnis des rasanten Wachstums des Moringa-Baumes und das seines ungewöhnlich dichten Bestands an Blättern und Früchten liegt wahrscheinlich in dem Stoff Zeatin. In einem Gramm Moringa-Pulver finden sich zwischen fünf und 200 µg Zeatin, das mehr als das 1000-Fache ist im Vergleich zu allen anderen bisher untersuchten Pflanzen. Zeatin ist ein enorm potentes Pflanzenwachstumshormon, dem auch eine starke Anti-Aging-Wirkung nachgesagt wird, indem es Zellwachstum sowie Stoffwechsel und Energietransport optimiert und die Bioverfügbarkeit der Inhaltsstoffe von Lebensmitteln um das bis zu Sechsfache verbessert.

Mit seinen hormonähnlichen Eigenschaften reguliert Zeatin außerdem den natürlichen Hormonhaushalt und verschafft

Frauen mit Wechseljahrbeschwerden Erleichterung. Im Leistungssport erweist sich Moringa Elektrolyt-Getränken deutlich überlegen. In keinem Lebensmittel ist obendrein mehr Chlorophyll zu finden als im Moringablatt.

Durch seinen hohen Vitalstoffanteil kann Moringa bei Übergewichtsproblemen Heißhungerattacken vermindern helfen und das Abnehmen durch seine geringe Kalorienanzahl bei hohem Faserstoffanteil unterstützen. Die reichlich enthaltenen Bitterstoffe optimieren zusätzlich die Verdauung. Der hohe Eiweißgehalt verhindert – bei entsprechender körperlicher Aktivität – den mit einigen Reduktionsdiäten einhergehenden Abbau von Muskelmasse.

Chlorophyll – Quelle des Lebens

Die Mutter der Erkenntnis von der Heilwirkung der grünen Süßgräser ist Ann Wigmore, eine große Ernährungslehrerin des letzten Jahrhunderts. 1909 in Litauen geboren, wurde sie von ihrer Großmutter, einer Heilerin und Kräuterkundigen, großgezogen und schon als Kind mit frisch gepresstem Grassaft versorgt. Sie erlebte im Ersten Weltkrieg, wie ihre Großmutter verwundete Soldaten mit Grassaft und Wundauflagen aus Gras behandelte. Als ihr selbst später nach einem schweren Reitunfall, der beide Beine zertrümmerte, eines abgenommen werden sollte, besann sie sich auf die Heilkraft der Gräser und grünen Pflanzen und entging der Amputation. Auch ihren beginnenden Darmkrebs heilte sie im Wesentlichen mit Grassaft und kehrte anschließend zu der von ihrer Großmutter erlernten Lebensweise zurück und erreichte ein Lebensalter von 85 Jahren. Die Rohkostpionierin gründete 1968 in Boston das Hippocrates Health Institute. Hier erforschte sie viele Grasarten auf Nährstoffgehalt und Bekömmlichkeit und setzte besonders Weizengrassaft als maßgebliche Therapieunterstützung in ihrem Institut ein. Viele Menschen wurden dort seitdem von diversen chronischen Krankheiten und Zivilisationsleiden wie z.B. Neurodermitits, Morbus Crohn, Bluthochdruck, Arteriosklerose, Typ-II-Diabetes, Übergewicht, Rheuma, Migräne und sogar Krebs geheilt. Sie sagte über den grünen Zauberstoff: »Chlorophyll wird im kommenden erleuchteten Zeitalter das Hauptprotein sein. Im frisch zubereiteten Getränk enthält es kondensierten Sonnenschein und den für die Wiederbelebung des Körpers erforderlichen elektrischen Strom, und es wird Teile des Gehirns erschließen, von denen der Mensch heute noch nichts weiß.«

Dem menschlichen Blutfarbstoff Hämoglobin sehr ähnlich, enthält Chlorophyll statt Eisen, das dem Hämoglobin seine rote Farbe verleiht, Magnesium im Zentrum und schenkt damit der Welt die grüne Farbe der Pflanzen. Im Körper hat Chlorophyll eine Sauerstoff anreichernde Wirkung, da es die Bildung der roten Blutkörperchen fördert. Die Anzahl roter Blutkörperchen lässt sich noch stärker steigern, wenn Chlorophyll zusammen mit Eisen verzehrt wird. Zusätzlich hat der Pflanzenfarbstoff antibakterielle Eigenschaften und stärkt so das Immunsystem. Seine geruchsneutralisierende Wirkung nutzt die Kosmetikbranche bei Präparaten gegen Mund- und Körpergeruch.

Kokosöl – Fett, das schlank macht

In vielen asiatischen Ländern wie Thailand, den Philippinen, Vietnam, Kambodscha, Indonesien ist es seit ewigen Zeiten Grundnahrungsmittel. Zunehmend erobert Kokosöl mit seinen mittelkettigen gesättigten Fettsäuren auch den europäischen Markt der Gesundheitsszene. Geschätzt wird es wegen seiner vorbeugenden und lindernden Wirkung bei neurodegenerativen Krankheitsbildern wie vor allem Alzheimer. Obendrein ist es ein Superbrennstoff für unser Gehirn, der zusätzlich Entzündungen hemmen kann. Und vor allem schmeckt es auch gut. In Asien werden Currys fast ausschließlich mit Kokosmilch zubereitet, was zwei Meister unter den Superfoods, Kurkuma und Kokos, in einer wohlschmeckenden Mischung vereint, die unzähligen Gerichten als Grundlage dient.

Zuerst hatte die Entdeckung von Kokosöl bei uns vor allem mit seinem verblüffenden Effekt auf Demenzerkrankungen zu tun, die zum wachsenden Problem werden. US-Ärztin Mary Newport, deren Mann mit 51 Jahren dramatisch an Alzheimer erkrankte, kam allein über Literaturstudium auf die Lösung. Sie fand heraus, dass Alzheimer eine Art Typ-III-Diabetes ist, bei dem das Gehirn die Fähigkeit verliert, Glukose in seine Zellen zu lassen und zu verarbeiten und so gleichsam allmählich verhungert. Die mittelkettigen gesättigten Fettsäuren von Kokosöl und auch von Palmkernöl kann es aber offensichtlich weiter verarbeiten. So gelang es Newport, die ihre Erfahrungen in dem Buch »Alzheimer behandeln und vorbeugen« beschreibt, bei ihrem Mann durch die Ernährungsumstellung und Ersetzung anderer Fette durch Kokosöl zuerst dessen Humor und dann sogar seine Arbeitsfähigkeit zurückzugewinnen. Allein die Integration von reichlich Kokos- und Palmkernöl in den Speisezettel bewirkte diesen zauberhaften Effekt. Dem entspricht auch die schon vorher vereinzelt beobachtete Besserung beim Fasten, weil sich auch dabei eine ketogene Stoffwechsellage ergibt: Der Organismus bekommt nur noch Fett – beim Fasten aus eigenen Quellen.

Das wohl wichtigste Keton ist die 3-Hydroxybuttersäure, die wir leicht und geschmackvoll über Kokosöl bekommen können. Prof. George Cahill von der Harvard Medical School sagt über sie, sie diene nicht nur als hocheffiziente Energiequelle fürs Gehirn, sondern sei (s)ein Supertreibstoff. Denn sie erzeugt die Energiewährung der Zelle – ATP – besser als Glukose und schützt die Nervenzellen vor Giften, die sowohl bei Alzheimer als auch Parkinson eine Rolle spielten. Außerdem verbessert sie die Wirkung von Antioxidantien, vermehrt die Mitochondrien und regt die Neuroplastizität der Hirnzellen an.

Auch Übergewichtige profitieren von dem gesunden Fett, denn die mittelkettigen Fettsäuren werden direkt vom Darm in die Leber verfrachtet und zu Ketonkörpern verarbeitet. Dieser Prozess verbraucht so viel Energie, dass Kokosöl wohl das einzige Fett ist, das zu wissenschaftlich nachgewiesener Gewichtsabnahme führt und dabei noch bevorzugt das gefährliche Bauchfett dezimiert. Dafür steigert es das »gute« HDL-Cholesterin, nicht aber das »schlechte« LDL. Selbstverständlich gibt es nach dem Polaritätsgesetz keine Vorteile ohne Nachteil: Patienten mit Gefäßproblemen sollten es natürlich auch mit Kokosöl nicht übertreiben, sondern ihren Ölkonsum insgesamt senken, wie Esselstyn in seiner erfolgreichen Diät für Herz-Kreislauf-Patienten betont.

Tatsächlich kann Kokosöl eine Fülle weiterer geradezu zauberhafter Effekte aufweisen, die bis zur Abschreckung von Zecken und Sandflöhen bei Mensch und Tier reichen – und zwar nicht nur bei äußerlicher Anwendung, sondern auch bei innerlicher. Da Kokosöl auch für die Haut viele Vorteile hat – etwa bei Akne –, vereint es kosmetische mit entzündungshemmenden und damit medizinischen Vorteilen. Zudem ist es ein gutes Mittel gegen Candida und damit gegen die Scheidenpilz-Seuche. Seine Katechine, eine Unterfraktion der sekundären Pflanzenstoffe – sind starke Antioxidantien und helfen gegen Darmkrebs. Und auch Schmerzlinderung steht auf dem (Heilungs-)Programm.

Allerdings ist bei Kokosprodukten unbedingt auf Bio-Qualität zu achten und auf fairen Handel, um nicht dem Roden von Urwäldern in der Dritten Welt Vorschub zu leisten. Uns hat sich das Kokosöl von Naturella geschmacklich und von der Qualität am besten bewährt (über: www.heilkundeinstitut.at). Die Kokosnuss ist ein Geschenk für die Menschen Asiens, die sich auch nicht von den – rückwirkend auch noch falschen – Warnungen der westlichen Medizin von ihr abbringen ließen. Eine Palme, auch Baum des Lebens in ihren Heimatländern genannt, (ver-)schenkt zwischen 60 und 180 Nüsse im Jahr. So ist die Kokosnuss nicht nur eine wirklich runde Sache, sondern ein wundervolles, vom Himmel geschicktes Geschöpf, eine Nuss wie für uns gemacht – wie schon einfache Beobachtung hätte zeigen können –, ein Geschenk des Himmels.

Soja(-Rehabilitation)

Dem Soja-Thema näherte ich mich ähnlich wie dem des Glutens, mit dem Verdacht, dass hier Stimmung gemacht werden soll gegen Fleischersatzprodukte. Nur beim Gluten fand ich die Argumente sehr überzeugend und die Studien geradezu erschreckend und habe meinen persönlichen Glutenkonsum noch während des Lesens der Studien zu diesem Buch völlig eingestellt, beim Soja aber ist das Gegenteil der Fall. Ich fand keine stichhaltigen Argumente gegen fair produziertes Bio-Soja. Alle Erfahrungen in Asien und praktisch alle Studien sprechen für solches Soja.

Nach den alten und den neuesten Studien ist die Bohne nicht nur ungefährlich für Brustkrebspatientinnen, sondern sogar sehr gesund. Prof. Mark Messina von der Loma-Linda-Universität sagte auf dem 9. Europäischen Brustkrebskongress in Glasgow: »Unter Berücksichtigung aller wissenschaftlichen Daten gibt es keinen Grund für Ärzte und Mitarbeiter aus dem Gesundheitswesen, Brustkrebspatientinnen den Verzehr von Soja-Produkten zu verbieten.« Und weiter: »Ärzte können ihre Brustkrebspatientinnen darüber informieren, dass Sojaprodukte aus einer ausgewogenen Ernährung vollkommen unbedenklich sind.« Im Jahr 2012 wurden in einer Analyse von drei wissenschaftlichen Studien aus USA und China annähernd 10 000 Frauen nach der Diagnose Brustkrebs sieben Jahre beobachtet und in drei Gruppen eingeteilt: eine ohne Sojakonsum, eine mit moderatem und eine mit reichlich Sojaverzehr. Bei den Frauen mit dem hohen Sojakonsum war das Sterberisiko im Vergleich zu denen ohne Soja um 17 Prozent reduziert, das eines Rückfalls signifikant um 25 Prozent. In beiden Gruppen waren Frauen, die *Tamoxifen* (ein Anti-Östrogen) erhielten, was keine Auswirkungen auf die Ergebnisse hatte. Das US-amerikanische Institut für Krebsforschung (AICR) sowie die amerikanischen Krebsgesellschaften bestätigten das.

Gegen Soja gab es immer nur Verdächtigungen, aber keine Studienergebnisse. Zu einem ähnlichen Ergebnis kamen Béliveau und Gingras. Sie gehen davon aus, dass die Studien, die keine positive oder sogar eine negative Wirkung von Soja ergaben, immer mit extrahierten Isoflavonoiden in Form von Nahrungsergänzungsmitteln gemacht wurden statt mit natürlichem Soja. Ersteres lehnen beide rundweg als gefährlich ab. Die Erfahrung, dass Extrakte negativ wirken können im Gegensatz zu den ganzen Pflanzen, war ja schon bei Vitaminstudien deutlich geworden.

Eine große Meta-Studie – das sind Studien, die andere zusammenfassen – an asiatischen Frauen war schon ähnlich positiv für Soja ausgegangen. Dabei hatten die Frauen mit dem höchsten Sojaverzehr eine um 30 Prozent niedrigere Brustkrebsrate als die mit dem niedrigsten Konsum. Eine japanische Studie, die über 15 000 Frauen 16 Jahre lang beobachtete, fand, dass die mit höherem Sojakonsum ihre Wahrscheinlichkeit auf Brustkrebs nach dem Wechsel im Vergleich zu denen mit niedrigem Konsum um 35 Prozent senkten.

Die im Soja enthaltenen Isoflavone oder Phytoöstrogene sind also gar kein Problem, im Gegenteil – wie sich in Asien im Übrigen seit Jahrhunderten und eigentlich Jahrtausenden zeigt, denn Soja wurde schon vor 3000 Jahren in der Mandschurei als Nahrungsmittel verwendet. Tatsächlich ist dieses Ergebnis auch logisch, denn Phytoöstrogene sind anders strukturiert, vergleichsweise nur sehr schwach hormonell wirksam und blockieren so eher die Rezeptorplätze an den Zellmembranen für körpereigene, viel stärker wirkende Östrogene. Ähnlich haben andere Studien ein angeblich erhöhtes Schilddrüsenkrebs-Risiko widerlegt. Außerdem ließ sich wiederholt zeigen, dass Soja die Osteoporose-Wahrscheinlichkeit senkt und auch andere Wechseljahrsbeschwerden reduziert, es senkt moderat das (»böse«) LDL-Cholesterin und verringert das Prostatakrebs-Risiko bei Männern.

Béliveau führt drei Gründe an, wieso Soja die Krebswahrscheinlichkeit senkt: erstens den schwachen östrogenähnlichen und damit abschirmenden Rezeptor-Effekt, zweitens die Hemmung von Wachstumsfaktoren und drittens die Hemmung der Angiogenese, der Gefäßbildung von Tumoren.

Das sollte – obwohl ich seitenlang weiter positive Berichte zitieren könnte – dann wohl reichen, den Kampagnen gegen Soja das Wasser abzugraben und die ausgesprochen köstlichen Sojagerichte in den »Peace Food«-Büchern zu entlasten. Die Sojafülle in »Vegan für Einsteiger« ist dagegen ausdrücklich nur für die Übergangszeit von Fleischkost auf vegan gedacht.

Das ist – *nomen est omen* – für Ein- und Umsteiger, die sich dann eines noch Besseren besinnen könnten. Erstmal ist aber auch viel Soja jedenfalls ungleich besser als weiterhin Tierprotein. Aber auch ich esse auf Dauer lieber viel mehr Gemüse.

Und bei so viel Positivem gibt es natürlich auch wieder eine Schattenseite:

1. Wer als Mann Berge von Fleischersatz auf Sojabasis isst, kann selbst von dem geringen östrogenähnlichen Effekt figürliche Auswirkungen mit rundlichen Formen erleben. Aber das ist nicht der Fall bei ein paar Mahlzeiten pro Woche.
2. Außerdem ist Soja eine Bohne und Hülsenfrucht (Leguminose), und da hat ja bekanntlich jedes Böhnchen sein Tönchen. Also Blähungen sind möglich und bei Übermaß auch manchmal erheblich.
3. Und natürlich ist es weiterhin wichtig, nur vollwertiges Bio-Soja zu verwenden. Fermentiertes (Tempeh) ist tatsächlich noch besser und bekömmlicher. So wie gekeimtes Soja auch noch hochwertiger ist, aber das sind Argumente, die generell gelten: Alles Gekeimte ist besser als ungekeimte Körner und Samen aus den erwähnten Gründen.

Was bleibt, ist also lediglich der Rat an Männer zu einer gewissen Vorsicht vor ausufernden Soja-Orgien, da eben eine minimale Hormonaktivität bleibt. Aber ein wenig weibliche Energie tut auch den meisten Männern gar nicht schlecht, schließlich haben auch wir eine Anima.

Kakao und die Ehrenrettung der Schokolade

Schokolade war lange zu (Un-)Recht ins Gerede geraten. Zu Recht wegen des gesundheitlich unverantwortlichen Anteil an Milch und Zucker. Zu Unrecht, weil ihr wesentlicher Bestandteil, der Kakao, große Vorteile für Wohlbefinden und Gesundheit hat.

Aus Südamerika stammend, wurde der Kakaobaum wegen seiner Bohnen schon vor ca. 3000 Jahren von den Mayas angebaut und Kakao im größeren Stil genossen, um dann später von Tolteken und Azteken verfeinert zu werden. Schon der Name birgt Verheißungsvolles: »Nahrung der Götter« ist die wörtliche Übersetzung von *Theobroma cacao,* der botanischen Bezeichnung. Hoch geschätzt, diente die Kakaobohne sogar zeitweise als Währung. Dem Zaubertrank »Xocoatl«, dessen Genuss den Adeligen vorbehalten war, sagte man Stärke für einen ganzen Tag nach. Er bestand aus rohen, zerstoßenen Kakaobohnen, Chili und Vanille. Das ursprünglich bittere Getränk wurde als besonderes Geschenk der Götter betrachtet und kam auch als Aphrodisiakum zu Ehren. Mit der brutalen Zerschlagung des Aztekenreiches durch Cortez begann die Eroberung der Welt durch die Schokolade, und in Gestalt der zuckersüßen Milchschokolade entwickelte sie sich durchaus zu einer bittersüßen Rache. Den Spaniern war die ursprüngliche Xocoatl zu bitter, und so fügten sie Zucker hinzu und trimmten ihren Geschmack nach süß und ihre Wirkung in Richtung bitter, wohingegen der ursprüngliche Geschmack bitter, aber die Wirkung süß war. Heute haben wir aber die Chance, diesen Irrtum wieder rückgängig zu machen und, bei einer Schokolade von mindestens 70 Prozent Kakaoanteil auf Zucker und Milch verzichtend, daraus wieder ein gesundes, die Sinne anregendes Getränk zu machen, ein neuerliches Geschenk der Götter. Aber auch bei schwarzer Schokolade sind Fett- und Zuckeranteil noch relativ hoch, und insofern ist sie in Maßen, nicht in Massen zu genießen, wobei der glykämische Index trotzdem weit unter dem von Vollkorn- oder gar Weißbrot liegt.

Einige Fans gehen davon aus, dass Kakao tatsächlich das hochwertigste, vitalstoffreichste und komplexeste Nahrungsmittel ist, das Menschen je entdeckt haben. Und dafür gibt es Belege und Erfahrungen, die natürlich auch sehr von der angenehmen Wirkung auf Seele und Bewusstsein geprägt sind: Mindestens 1200 verschiedene Stoffe enthält die Kakaobohne, darunter Theobromin, das als Wachmacher wirkt, aber sanfter als Koffein. Es stimuliert den Geist, wirkt stimmungserhellend und aphrodisierend. L-Tryptophan wiederum, die Vorstufe des Neurotransmitters und Wohlfühlhormons Serotonin, wirkt beruhigend, ein Antistress-Stoff par excellence und obendrein herzöffnend. Ein weiteres wertvolles Plus des Kakaos ist Anandamid, das ebenfalls die Entspannung fördert. Im Zusammenspiel führen diese Inhaltsstoffe zu einem insgesamt deutlich verbesserten Gemütszustand.

Der Reichtum an Antioxidantien – 10 Prozent der Gesamtbestandteile – ist im Vergleich mit anderen Lebensmitteln unerreicht. Rohe Kakaobohnen enthalten alle essenziellen Aminosäuren und viele weitere regenerationsfördernde und zellschützende Stoffe. Was die Mineralienversorgung angeht, ist Kakao Spitzenreiter an organisch verfügbarem Magnesium und Eisen. Aufgrund des hohen Magnesiumanteils erhöht Kakao wohl auch die Gehirndurchblutung und sorgt für fokussiertes, klares Denken. Außerdem enthalten sind Kupfer, Zink, Chrom, Mangan sowie viel Vitamin C, B-Vitamine und Vitamin E.

Obendrein wirkt Kakao herzstärkend, repariert Schäden an den Gefäßwänden, senkt den Blutdruck und reguliert den Blutzuckerspiegel. Darüber hinaus kann Schokolade die Gefahr von Blutgerinnseln bannen und folglich nicht nur die Lebensfreude im übertragenen Sinn, sondern auch den Lebensfluss ganz konkret fördern. Außerdem wirken einige Stoffe blutbildend, knochenstärkend, regulieren das Zellwachstum und haben wundheilende Kräfte.

Rohe Schokolade zügelt den Appetit und hilft so beim Abnehmen. Die enthaltenen Phenole behindern das Wachstum säurebildender Kariesbakterien und unterbinden die Plaquebildung.

Die weitere heilsame Wirkung der Kakaobohnen liegt in ihrem hohen Anteil an Polyphenolen, den sogenannten Katechinen, wie sie sich auch in grünem Tee und Rotwein finden. Sie sind ausgezeichnete Antioxidantien und kommen in dunkler Schokolade reichlich vor, so dass eine Tasse davon dreimal so wirksam ist wie eine Tasse Grüntee und doppelt so gehaltvoll wie ein Glas Rotwein. Allerdings verschwindet der gefäßprotektive Effekt der Schokolade sofort bei Zumischung von Milch, die sich auch hier als rechtes Teufelszeug erweist.

Béliveau und Gingras empfehlen den Verzehr von täglich 25 Gramm dunkler Schokolade – mit mindestens 70 Prozent Kakao – als Vorbeugung gegen Krebs. Besonders ideal wäre, wenn dadurch der Konsum anderer Süßigkeiten auf Zuckerbasis zurückginge oder ganz eingestellt würde.

Kakaobutter schließlich enthält einen hohen Anteil an gesättigten Fettsäuren (54 bis 74 Prozent), die laut neuerer Erkenntnisse auch wichtig für unseren Organismus sind. Allerdings wäre hier wieder an Maßhalten zu denken, vor allem wenn schon Gefäßprobleme vorliegen. Kakaobutter ist aber als traditionelles Mittel bei Hautproblemen unbestritten.

All diese wunderbaren Eigenschaften kann man sich zunutze machen, indem man sich ein rohköstliches Kakaogetränk bereitet, denn beim Erhitzen oder dem Vermischen mit Milch und raffiniertem Zucker gehen die meisten Inhaltsstoffe verloren, beziehungsweise ihre Wirkung wird blockiert. Das ist auch der Grund, warum Vollmilchschokolade nichts mehr von der Heilwirkung der Kakaobohne hat. Wegen der Raffinierungsprozesse und dem nur noch sehr geringen Kakaoanteil macht sie nur kurz glücklich, aber in Folge eher dick und krank und führt zu Hautproblemen, die fälschlicherweise oft als Kakaoallergie eingestuft werden. Versuche haben aber gezeigt, dass Allergieempfindliche solche allergischen Reaktionen bei Rohschokolade meist nicht zeigten. Die meisten reagierten auf die pasteurisierte Milch – und nur einer von 500 angeblich allergieempfindlichen Probanden reagierte positiv auf rohvegane Schokolade.

Die positive Wirkung des Kakaos wird noch verstärkt, wenn man ihn mit anderen Superfoods wie etwa Gojibeeren kombiniert – sie verstärken sich gegenseitig in ihrer Wirkung; weitere günstige Kombinationen: mit Bienenpollen, Carob, Cashew, Chili, Zimt, Kokos, Maca, Hanfsamen, Papaya.

Die Liste der Kakao-Wunder(stoffe) ließe sich noch weiter fortführen. Selbst Stresszeiten mit hoher nervlicher und geistiger Beanspruchunng sind gut mit einigen Schalen Kakao und Grünen Smoothies zu meistern. Auch die Kombination kann traumhaft sein.

Aus der medizinischen Gesundheitsabteilung

Einige wenige Stoffe haben sich als so wichtig und so unverzichtbar herausgestellt, dass sie vielfach als medizinische Darreichung angeboten werden, wobei nach Campbell auch davor zu warnen ist, zumal es auch hier fast immer natürliche Quellen gibt.

Omega-3-Fettsäuren – DHA (Docosahexaensäure)

Diese wahrscheinlich wichtigste Omega-3-Fettsäure ist auch deswegen so in den Mittelpunkt des Interesses geraten, weil sie von den 70 Prozent Fett, aus denen unser Gehirn besteht, ein ganzes Viertel und überhaupt 90 Prozent der Omega-3-Fettsäuren im Gehirn ausmacht. Sie ist zentraler Baustein der Membranen, die unser Gehirn strukturieren, und macht gewichtsmäßig hier 50 Prozent aus. Außerdem spielt sie auch an den Synapsen die erste Geige, kann Entzündungen hemmen und die Folgen glukoselastiger und auch übertrieben fruktosehaltiger Ernährung ausgleichen.

Vor allem aber ist DHA eine wichtige Mitarbeiterin an der Neuroplastizität des Gehirns, also seiner Fähigkeit, sich neuen Situationen anzupassen. In dieser Hinsicht trägt sie zur Bildung eines Zauberstoffes mit dem Kürzel BDNF (engl.: brain-derived neurotropic factor) bei. Eine japanische Studie belegte, dass die Einnahme von Kapseln mit DHA aus Algen die Fehlerquoten bei Patienten mit kognitiven Problemen innerhalb eines halben Jahres halbierte und das Gehirn ca. drei Jahre jünger erscheinen ließ. Eine andere Studie ergab bei denjenigen, die am meisten DHA zu sich nahmen, eine Verringerung der Alzheimerwahrscheinlichkeit um 60 Prozent. Eine zehnjährige Beobachtung der DHA-Spiegel in der Framingham-Heart-Studie ergab für die Teilnehmer mit den höchsten DHA-Spiegeln eine um 47 Prozent verringerte Wahrscheinlichkeit an Demenz zu erkranken.

Omega-3-Fettsäuren sind also auch aus Sicht der Schulmedizin lebensnotwendig und neben den positiven Wirkungen auf das (Zentral-)Nervensystem noch sehr wichtig für die Gefäß- und Herzgesundheit. Häufig taucht die Frage auf, wie mit einer rein oder überwiegend veganen Ernährung der Bedarf an Omega-3-Fettsäuren gedeckt werden kann. Tatsächlich enthalten neben Fisch auch viele pflanzliche Lebensmittel Omega-3-Fettsäuren, insbesondere die Alpha-Linolensäure, aus der der Organismus DHA selbst herstellen kann. Gute Quellen dafür sind Lein-, Hanf- oder Walnussöl bzw. Walnüsse. Schon ein Esslöffel Lein- oder Hanföl, etwa über Salat oder Müsli gegeben, deckt den Tagesbedarf an Omega-3-Fettsäuren. Auch fünf bis sechs Walnüsse reichen bereits.

Die Omega-6-Fettsäure Linolsäure ist ebenfalls lebensnotwendig. Auch Veganer und Vegetarier nehmen jedoch meist deutlich zu viel Omega-6- und zu wenig Omega-3-Fettsäuren auf. Omega-6-Fettsäuren können die Umwandlung der Omega-3-Fettsäure Alpha-Linolensäure in die gesundheitsfördernden langkettigen Omega-3-Fettsäuren DHA und EPA ungünstig beeinflussen. In geringen Mengen kann unser Organismus also DHA selbst herstellen aus der Alpha-Linolensäure.

Bei ADHS wäre vor einer Ritalin-Gabe immer die Einnahme von DHA aus Algen zu raten, nicht selten verschwindet dann das Hyperaktivitätssyndrom bereits oder bessert sich erheblich. Bedenkt man, dass bis zum Alter von 20 Jahren zehn Prozent aller jungen Männer in Deutschland schon einmal Ritalin bekommen haben, zeigt sich, was für ein Bedarf hier liegt. Aber auch zur Vorbeugung von Depression und Demenz und anderen neurodegenerativen Problemen ist DHA wichtig.

Die vegane Variante zur Einnahme ist »Take me – Omega-3-DHA« aus Algen (über: www.heilkundeinstitut.at).

Resveratrol

Dieser Stoff aus dem Rotwein, beziehungsweise den Trauben, hat die zauberhafte Eigenschaft, den Alterungsprozess aufzuhalten, die Hirn- und Herzdurchblutung zu fördern und obendrein noch Fettzellen zu behindern. Allerdings kommt man – laut Forschung – mit einem Glas Rotwein nicht weit, und mehrere Gläser davon haben wieder andere Nachteile, die die Vorteile überwiegen. In letzter Zeit mehren sich allerdings die Hinweise, dass auch schon bescheidene kleine Mengen verblüffend nachhaltige Wirkung haben. Überhaupt wird wohl mit der Zeit die Arndt-Schulze-Regel immer mehr ihre Überlegenheit erweisen. Sie besagt sinngemäß, dass kleine Reize Wunder wirken, mittlere fördern und große blockieren.

Der Harvard-Forscher David Sinclair konnte für Resveratrol nachweisen, dass dieses sogenannte Langlebigkeitsgene, die Sirtuine, anzuschalten vermag und obendrein das Immunsystem unterstützt und moduliert. Englische Wissenschaftler konnten zeigen, dass die Gabe von Resveratrol die geistigen Leistungen von Studenten und deren Hirndurchblutung anregte, je größer die gestellten Aufgaben waren. Zu deutsch, Rotwein lässt an den Aufgaben wachsen, und wenn es um die Erkennung der Wahrheit geht, könnte sich hier tatsächlich der alte Spruch *in vino veritas* bewahrheiten.

Trotzdem tut er mir persönlich nicht gut, was ich an einem verlängerten Schlafbedürfnis spüre, weswegen ich die Traubenvariante bevorzuge und diese auch lieber empfehle. Aber bei blauen Trauben ist natürlich besonders darauf zu achten, dass sie aus Bio-Anbau stammen. Es ist ganz unvorstellbar, was beim konventionellen Anbau an Giften auf Trauben gesprüht wird.

Probiotika

Der Name bildet absichtlich den Gegenpol zu den Antibiotika, und so wie sich Letztere gegen das Leben (von Bakterien) richten, fördern es Probiotika. Dabei handelt es sich um verdauungsfördernde Bakterienstämme, die unsere Darmfunktion unterstützen. Wissenschaftlich ist belegt, dass Kaiserschnittkinder anfälliger für ADHS und sogar Schizophrenie sind. Das erklären sich Wissenschaftler damit, dass Neugeborene auf dem normalen Geburtsweg gleich mit einer Fülle von Keimen in Berührung kommen, zum Beispiel über Stuhl und Urin der Mutter, die ihren Verdauungstrakt gleich richtig impfen, um das Leben später mit fremder (Bakterien-)Hilfe verdauen zu können. Kaiserschnittkindern fehlt diese Bakterien-Dusche oder -einweihung. Einen teuren und sehr späten Ersatz bietet die immer populärer werdende sogenannte Stuhlimplantation, die heute in Mode kommt.

Probiotika wie *Vicolon, Muta-* oder *Symbioflor* fördern die Aufnahme von wichtigen Grundlagenstoffen durch den Darm für die Synthese von Neurotransmittern, Béliveau und Gingras empfehlen sie. Allerdings disqualifizieren sich viele der von der Industrie gelieferten Probiotika von vornherein, weil sie in Milch(produkten) wie Joghurt untergebracht sind und viel Zucker enthalten. Persönlich empfehle ich *Vicolon* (www.heilkundeinstitut.at), insbesondere nach Fastenzeiten – weil dabei die erste Hälfte einer sogenannten Symbioselenkung schon nebenbei bewältigt ist und die gar nicht leichte Einführung neuer kooperativer Symbionten erfahrungsgemäß besser gelingt.

Kalzium für starke Knochen

Das Mineral Kalzium hilft Knochen und Zähne aufzubauen, ist wichtig bei der Blutgerinnung und für die Funktion von Nerven und Muskeln. Im menschlichen Körper ist etwa ein Kilogramm Kalzium gespeichert.

»Wenn Sie keine Milch(produkte) essen, wo bekommen Sie denn Ihr Kalzium her?« So lautet eine häufige Frage an Veganer. Die Antwort mag verblüffend sein. Die beste Vorbeugung eines Kalziummangels ist natürlich, keine Milch(produkte) zu sich zu nehmen. Denn über die Übersäuerung, der diese Vorschub leisten, nimmt man dem Organismus unter dem Strich mehr Kalzium, als sie ihm bringen. Ansonsten ist vollwertige Pflanzennahrung eine gute Quelle, und Chia-Samen enthält, wie gerade gesehen, sechsmal so viel Kalzium wie Milch.

Mandeln, dunkelgrüne Gemüsesorten wie Grünkohl und Brokkoli enthalten ebenfalls viel Kalzium. Eine weitere günstige und ähnlich hervorragende Quelle wie Chia-Samen ist Sesam – am besten schwarzer, idealerweise über Nacht eingeweicht –, aber auch als Sesammus wie Tahin. Sesam enthält neben einem optimalen Kalzium-Magnesium-Verhältnis sogar 6,5-mal so viel Kalzium wie Milch(produkte) und als Zugabe noch alle essenziellen Aminosäuren.

Wird wenig oder gar kein Tierprotein aufgenommen, sinkt auch der Kalziumbedarf. Bei einer überwiegend oder rein veganen Ernährung kann eine ausreichende Versorgung auch schon bei einer Mindestzufuhr von etwa 600 mg Kalzium am Tag gewährleistet sein, während ansonsten in Deutschland ein Wert von 1000 mg täglich gilt, was allerdings doppelt so hoch ist wie in der übrigen Welt.

Magnesium – Mineral der Nerven

Mindestens so wichtig für unser Wohlbefinden wie Kalzium ist allerdings Magnesium und eben das richtige Verhältnis zwischen beiden. In der gerade immer stärker aufkommenden Mitochondrien-Medizin wird Magnesium als Basis für reibungslose Zellfunktionen und effektive Energieversorgung gesehen.

In der kleinen Gruppe der Hundertjährigen fand sich ein höherer Magnesiumanteil im Gewebe als bei den meisten Menschen mittleren Alters. Möglicherweise trägt unsere Fähigkeit, Magnesium zu bewahren, zur Langlebigkeit bei. Schon vor mehr als hundert Jahren wusste der französische Forscher Pierre Delbert, dass die Gewebe alter Menschen drei Mal mehr Kalzium als Magnesium enthielten. Er ging davon aus, dass bei einem relativen Magnesiummangel und Kalziumüberschuss Letzteres auskristallisieren und so die Zellen schädigen würde. Bei fortgeschrittener Senilität fanden er und andere einen erheblichen Überschuss an Kalzium im Gehirn und in weiteren Geweben. Tatsächlich sprechen wir bei senilen Menschen auch von »Verkalkung«.

Eine ältere Studie aus dem Jahr 1996 (Cox und Shealy) zeigte, dass die Mehrzahl von 500 untersuchten Patienten mit Depressionen einen Magnesiummangel aufwiesen und auf Magnesiumgabe gut ansprachen.

Diesen Gedanken wird in Zukunft nachzugehen sein, wollen wir dem Geheimnis der Langlebigkeit wirklich auf die Spur kommen, und es würde mich nicht überraschen, wenn Magnesium dabei eine wichtige Rolle spielen würde.

Tatsächlich werden bei Insulinresistenz ebenfalls regelmäßig erhöhte Kalziumwerte und erniedrigte Magnesiumwerte gefunden. Möglicherweise spielt also Magnesiummangel auch hier eine wichtigere Rolle als bisher vermutet.

Magnesium und Kalzium scheinen sich vielfach antagonistisch im Organismus zu verhalten, und einiges spricht dafür, dass wir heute eher zu viel Kalzium bei zu wenig Magnesium aufnehmen, zumal dieses bei der modernen Fertigernährung im Wesentlichen zerstört wird.

Magnesium steuert mehr als 300 Enzyme in unseren Zellen und scheint eine entscheidende Rolle im Umgang mit unserer Körperenergie zu spielen, bei Speicherung, Transport und Verbrauch. Unübersehbar viele Aspekte des Zellstoffwechsels sind magnesiumabhängig, ganz voran die DNS- und RNS-Synthese, Zellwachstum und Zellteilung. Das ist eigentlich nicht so überraschend, wenn wir bedenken, dass es im Mittelpunkt des Chlorophyll-Moleküls steht, so wie Eisen im Zentrum unseres Hämoglobins. Offenbar sind wir sehr auf das Blut der Pflanzen, ihren grünen Farbstoff, angewiesen, fast wie die Farben Rot und Grün im Farbspektrum aufeinander, wo sie Komplementärfarben sind.

Wahrscheinlich ist der Mensch für ein Magnesium-Überangebot ausgelegt, denn er kann es nicht speichern. Wahrscheinlich weil er in seiner Entwicklungsgeschichte immer reichlich Grünzeug, Samen und Nüsse zu sich nahm. Allerdings hat sich durch moderne Anbaumethoden der Magnesiumgehalt unserer Esspflanzen – laut Peter Rohsmann – auf magere 30 Prozent im Vergleich zur vorletzten Jahrhundertwende ausgedünnt. Die intensive Wirtschaft mit Kunstdünger hat die Böden diesbezüglich verarmen lassen. Laut WHO braucht ein Mann mindestens 400 mg Magnesium, eine Frau 300 mg pro Tag, was wir immer weniger erreichen. Außerdem ist die industrielle Verarbeitung der Nahrung der Magnesiumzufuhr abträglich: Weißmehl hat noch ca. 10 Prozent des im Vollkorn enthaltenen Magnesiums, im geschälten Reis stecken nur noch sieben Prozent. Weitere Magnesiumverluste ereignen sich durch Kochen und durch moderne Methoden der Haltbarmachung.

Neben Samen und Nüssen ist auch Kakao eine gute Magnesiumquelle und natürlich immer wieder Chlorophyll aus grünen Blättern. Das ist sicher einer der Gründe, warum Grüne Smoothies so fröhlich und belastbar machen. Wie sagte Ann Wigmore: Chlorophyll werde in kommenden Zeiten (...) Teile des Gehirns erschließen, von denen wir heute nicht einmal wissen. Immerhin ist es doch eine Provokation, dass wir nur 10 Prozent unseres Gehirns gebrauchen. Wofür haben wir dann die übrigen 90 Prozent? Vielleicht – hoffentlich – wird uns Magnesium aus grünen Blättern helfen, das herauszufinden. [Quelle: Therapeuteninformationen (2011) von Dr. Peter Rohsmann und »The Magnesium Miracle« von Dr. C. Dean]

Eisen

Eisen findet sich im Zentrum des Hämoglobin-Moleküls und ist für den Sauerstofftransport in den roten Blutkörperchen wichtig, aber auch für die Energiegewinnung und die Immunabwehr. Eine Vielzahl pflanzlicher Lebensmittel enthalten ausreichend Eisen, wie etwa Hülsenfrüchte, Ölsamen, Nüsse und Vollwertgetreide. Bei diesem Spurenelement ist jedoch nicht nur die reine Menge im Nahrungsangebot ausschlaggebend, sondern ebenfalls, wie gut das in einem Lebensmittel enthaltene Eisen vom Körper überhaupt aufgenommen werden kann. Die Aufnahme kann durch Vitamin C und andere organische Säuren deutlich verbessert werden – bereits ein bisschen Limetten- oder Zitronensaft im Salat oder in anderen Gerichten, etwas Paprikaschote in der Tomatensoße oder etwas Orangensaft im Müsli können hier helfen. Das entscheidende Thema aber ist, inwieweit die oder der Betroffene sich dem mit dem Eisen verbundenen symbolischen Thema stellen kann und will, denn dabei geht es um das Aggressions- oder Marsprinzip. Was die Werte angeht, sind diese gar nicht so entscheidend. Die Normwerte sind – laut Prof. Leitzmann – auf den normalen Fleischesser bezogen und für die allermeisten Veganer gar kein anzustrebendes Ziel. Zu wenig Eisen führt in Blutarmut oder Anämie, zu viel aber in ein schwereres Krankheitsbild, die Hämochromatose.

Zink

Zink ist ein Spurenelement, das viele wichtige Aufgaben im Organismus erfüllt, im Stoffwechsel, bei der Immunabwehr, bei Zellwachstum, Wundheilung und Nervenfunktion. Zinkmangel kann aufgrund der vielfältigen Wirkungsweise zahlreiche Körperabläufe stören. Schwere Mangelzustände sind bei uns laut Studien sowohl bei erwachsenen Vegetariern und Veganern wie auch Mischköstlern selten, leichte Defizite finden sich dagegen öfter. Insbesondere bei Kindern und Jugendlichen wie auch in Schwangerschaft und Stillzeit sowie im fortgeschrittenen Alter ist auf eine ausreichende Versorgung zu achten. Zink findet sich reichlich in Kürbiskernen und Hülsenfrüchten wie

Linsen, Erbsen und Bohnen, aber auch im vollwertigen Getreide und in Nüssen.

Gemüse – mehr als ein Nahrungsmittel

Einen Weg, der Patienten noch mehr entspricht, hat Hans-Christoph Scharpf in seinem Büchlein »Gemüse – mehr als ein Nahrungsmittel« gewählt. Von den Krankheitsbildern ausgehend, hat er alle einschlägigen Studien, die den Wert von Gemüsepflanzen bei einer bestimmten Symptomatik belegen, zusammengetragen. Und er wird über die Maßen fündig. Es ist erstaunlich, wie viel wir bezüglich der Heilkräfte im Gemüse heute schon wissenschaftlich belegen können – und wie wenig Konsequenzen wir bisher daraus in der Medizin gezogen haben. Schon deshalb wird es höchste Zeit für dieses kleine Buch und seine Entdeckungen. Jedenfalls erscheint es mir um so vieles wichtiger als die dicksten Pharmakologie-Bücher, die doch nur dazu führen, dem Organismus immer noch mehr Gifte aufzudrängen. Es ist erstaunlich, was die verschiedenen Pflanzen im Einzel- und im Krankheitsfall zu bieten haben. Und sehr wahrscheinlich beugen sie auch alldem vor, was sie bessern und heilen können. Insofern ist es auch ein wundervolles Orientierungsbuch für diejenigen, die spezielle Krankheitsängste haben. In dieser Form sind auch Studien(ergebnisse) gut les- und vor allem so leicht umsetzbar. Denn letztlich bekommt der Leser schon nach einigen Seiten den Eindruck, es lohnt sich auf der ganzen Linie, sich pflanzlich-vollwertig zu ernähren und eine breite Pallette an Gemüse- und Gewürzpflanzen auszuwählen und für viel Abwechslung auf möglichst bunten Gemüse- und Obsttellern zu sorgen.

Jod

Jod ist für die Schilddrüsenfunktion und das damit verknüpfte Stoffwechselgeschehen entscheidend. Da wir in Jod-Mangelgebieten leben, ist die wichtigste Quelle dafür jodiertes Speise- oder Meersalz. Allerdings hat ein erhöhter Salzverzehr gleichzeitig negative Effekte, und man sollte damit keinesfalls den ganzen Jodbedarf zu decken versuchen. Der Tagesbedarf wären in etwa zwei Teelöffel. Die Jodversorgung lässt sich durch Meeresalgen aufbessern, wie der schwach jodhaltigen für Sushi verwendeten Nori-Alge. Allerdings sollten Algen mit hohem Jodgehalt wie Kombu und Wakame, auch nur selten und in geringen Mengen verzehrt werden. Zu hohe Jodaufnahme kann ebenso wie Jodmangel zu Schilddrüsenproblemen führen. Nahrungsergänzungsmittel mit Jod sollten nur verwendet werden, wenn die Jodversorgung über Jodsalz und Algen nicht ausreichend ist – vor allem während Schwangerschaft und Stillzeit. Bei Jodeinnahme ist die Gefahr der Überdosierung im Auge zu behalten, und Kontrollen werden notwendig.

Vitamin B_{12} – die Hürde für Veganer

Wann immer von Mangelernährung bei Veganern und sogar Vegetariern gesprochen wird, kann realistisch eigentlich nur das Vitamin B_{12} gemeint sein. Tatsächlich leiden bei uns viele daran Mangel, nicht nur Veganer, aber diese auch und messbar und oft. Dafür gibt es Gründe.

Tatsächlich herrscht hier eine unklare Situation, weil es reichlich B_{12} – etwa im beschriebenen Weizengras – gibt, aber in einer Analogform, die offenbar nicht aufgenommen werden kann. Auch kann der Körper selbst B_{12} produzieren, aber so weit hinten im Darm, dass es – nach Lehrmeinung – gar nicht mehr aufgenommen werden kann. Andererseits gibt es in Zen-Klöstern Japans, vor allem in Kyoto, Mönche, die strikt vegan leben, kein B_{12} zusätzlich nehmen und doch keinen Mangel haben.

Bei dieser Lage der Dinge muss ich als Arzt unbedingt empfehlen, sich den B_{12}-Spiegel in einer Laboruntersuchung bestimmen zu lassen. Das ist ein Piks mit dünner Nadel und eine Angelegenheit ohne jede Nebenwirkung. Spezialisten empfehlen, das Serum-Vitamin B_{12}, Holo-Transcobalamin und Homocystein kombiniert zu messen, um die Vitamin-B_{12}-Versorgung des Körpers wirklich einschätzen zu können.

Bei erniedrigtem Spiegel wäre es unbedingt einzunehmen, da die Auswirkungen bei dauerhaftem Mangel zu schlimm sind. Nicht nur das Blut (perniziöse Anämie), sondern auch das Nervensystem wird in Mitleidenschaft gezogen. Das sollte niemand ausprobieren, zumal bleibende Schäden möglich sind.

Aber so einfach ist es auch mit der Einnahme nicht. Denn in den gängigen, meist auch nicht veganen Präparaten, ist meist Cyano-Cobalamin enthalten, das nur mit Hilfe des sogenannten Intrinsic Faktors aus dem Magen im Dünndarm aufgenommen werden kann. Die Produktion dieses Faktors kann aber gestört sein, wie häufig bei Magenproblemen und mit zunehmendem Alter. Insofern empfehle ich Methyl-Cobalamin, eine Form, die unser Organismus direkt aufnehmen und verwerten kann.

Tatsächlich würde die Einnahme alle drei Jahre reichen, aber persönlich würde ich empfehlen, jeden Tag die Tagesdosis einzunehmen. Das wird weniger leicht vergessen und ist physiologischer. Bei uns hat sich in den letzten Jahren das vegane »Take me – B_{12}« bewährt (www.heilkundeinstitut.at).

Vitaminmangel bei Mischköstlern

Per Definition sind alle Vitamine lebenswichtig. Hier werden jene Vitamine angesprochen, die für Vegetarier und Veganer besonders wichtig sind. Natürlich wären für Mischköstler auch alle anderen zu erwähnen wie etwa Folsäure. Die wird heute bei Schwangerschaften reflexhaft gegeben, weil fast alle (Mischköstlerinnen) Mangel daran haben, Veganerinnen aber kaum. Selbst Vitamin-C-Mangel ist bei Mischköstlern meist zu befürchten, denn dieses wichtige Vitamin muss täglich zugeführt werden, da wir es weder herstellen noch speichern können, das aber gelingt ausreichend praktisch nur Pflanzenessern.

Vitamin D – Sonne nicht nur auf der Haut

Eigentlich handelt es sich bei Vitamin D eher um ein Steroidhormon der fettlöslichen Art als um ein Vitamin, denn der Organismus kann es selbst – unter Mithilfe der Sonne – in der Haut herstellen. In den letzten Jahrzehnten hat sich immer deutlicher erwiesen, dass Vitamin D weit über die Knochengesundheit hinaus wichtig ist, da fast alle Organe Vitamin-D-Rezeptoren haben bis hin zum Gehirn, aber auch das übrige Nervensystem. Vitamin D ist also Nervennahrung im engeren Sinn, und ich habe ihm schon in »Peace Food« breiten Raum gewidmet, denn um Frieden mit uns und der Welt zu finden, brauchen wir ein gut funktionierendes Nachrichten- oder Nervensystem. Vitamin D schützt unser System vor freien Radikalen und mindert die Entzündungsbereitschaft, ein ausreichend hoher Spiegel verlangsamt den geistigen Abbau nachweislich und reduziert das Alzheimer-Risiko deutlich wie auch das von Parkinson, multipler Sklerose und Depressionen sowie chronischen Erschöpfungszuständen. Vor allem aber hat sich gezeigt, dass ohne ausreichenden Vitamin-D-Spiegel die Nebennieren nicht für genug Dopamin und (Nor-)Ephinephrin sorgen können. Insofern hat es auch auf die Regulation von Neurotransmittern entscheidenden Einfluss und damit auf unsere (Lebens-)Stimmung und die alltäglichen Launen.

Nach einer Vitamin-D-Studie der Creighton University reduziert die tägliche Gabe von 1000 IE das Krebsrisiko um 75 Prozent (25-Hydroxy-Vitamin D). Die kanadische Krebsgesellschaft empfiehlt mittlererweile allen Kanadiern, 1000 IE Vitamin D in Herbst und Winter einzunehmen.

Drei neuere Studien belegen sogar einen Zusammenhang zwischen Gewichtszunahme und Vitamin-D-Defizit. Eine Arbeit, über die das *American Journal of Clinical Nutrition* berichtete, zeigte, dass Frauen mit normalen Vitamin-D-Werten bei einer von Sportprogrammen begleiteten Diät mehr Gewicht verloren als Frauen mit niedrigeren Werten. Eine zweite ebenfalls dort veröffentlichte Studie zeigte, dass der Nutzen einer Gewichtsabnahme – wie niedrigerer Blutdruck, Blutzucker- und reduzierte Insulin- und Blutfettwerte – bei denjenigen Teilnehmern größer war, die während der Diät Vitamin D und Kalzium einnahmen. Eine dritte Studie enthüllte, dass Menschen asiatisch-indischer Herkunft mit Vitamin-D-Mangel anfälliger für Fettleibigkeit und Insulinresistenz waren.

Das in jeder Hinsicht günstigste Vitamin D erhalten wir von der Sonne, indem wir uns beziehungsweise unsere Haut in ihr sonnen. In der Haut durch Sonnenstrahlung hergestelltes Vitamin D bleibt nach David Agus mindestens zweimal so lange im Blut wirksam wie mit Nahrung aufgenommenes.

Dafür sollte man alle drei Tage ein Sonnenbad von einer halben Stunde mit freiem Oberkörper nehmen. Allerdings können Sonnenschutzmittel, Luftverschmutzung und niedriger Sonnenstand hinderlich wirken. Ansonsten ist Vitamin D vor allem in Steinpilzen reichlich vorhanden, weniger auch in anderen Pilzen.

In sonnenarmen Zeiten ist das Vitamin einzunehmen, zumal 89 Prozent der Deutschen unter Vitamin-D-Mangel leiden sollen. Das ist sehr wahrscheinlich auch der Grund, warum Krebsoperationen im Sommer so viel günstiger verlaufen und in mediterranen Ländern mit brusterhaltenden Operationen bei Mamma-Karzinom bessere Ergebnisse erzielt werden als mit Radikal-Operationen in nordischen Ländern.

Von Problemen mit zu viel Vitamin D aus pflanzlichen Quellen ist mir nie etwas zu Ohren gekommen, sehr wohl aber mit Mangel. Ich nehme und empfehle das vegane »Take me – Vitamin D«, wobei die beste Quelle des besten Vitamin D natürlich die Sonne bleibt und dann Steinpilze.

Ansonsten ist für strenge Veganer Vorsicht geboten, denn Vitamin D (D_3) wird häufig aus dem Wollfett von Schafen gewonnen und ist damit nicht pflanzlichen Ursprungs.

Vitamin A – verlängert die »besten Jahre«

Das außerordentlich wichtige Vitamin A beziehungsweise seine Vorstufe Beta-Karotin findet sich hauptsächlich in grünem Blattgemüse und allen bunten Früchten und Gemüsen.

Das Vitamin ist wichtig für gesunde Augen, was es im Zeitalter stunden-, ja tage- und wochenlanger Computerarbeit unentbehrlicher denn je macht. Schnell ermüdende Augen sind ein Hinweis auf Vitamin-A-Mangel. Weniger bekannt ist, dass Vitamin A auch maßgeblich an der Bildung der roten Blutkörperchen beteiligt ist, dass es Haut und Schleimhäute gesund hält und dadurch den Körper immun gegen Eindringlinge wie Bakterien, Viren und Parasiten macht. Schon ein geringer Mangel erhöht ein Lungenentzündungsrisiko um das Zwei- bis Dreifache. Auch die Komplikations- und sogar Sterblichkeitsraten an Krankheiten wie etwa Masern lassen sich mit optimaler Vitamin-A-Versorgung um bis zu 80 Prozent senken.

Tierversuche zeigten, dass eine Vervierfachung der üblichen Vitamin-A-Menge in der täglichen Nahrung die Lebenszeit um über 10 Prozent verlängerte, wobei sich jene Spanne verlängerte, die als die sogenannten »besten Jahre« bezeichnet wird. Das bedeutet nun für die Ernährungspraxis, dass die üblicherweise empfohlenen Mengen an Vitamin A getrost um ein Vielfaches überschritten werden können, ja sollten. Hier sei auch mit Prof. Leitzmann daran erinnert, dass die Tagesbedarfsmengen ziemlich beliebig sind und von Land zu Land schwanken.

Überdosierung mit Vitamin A wäre nur mit vielen Vitamin-A-Kapseln oder dem häufigen Verspeisen von Innereien oder Lebertran zu erreichen. Wer den Vitamin-A-Hunger seines Körpers jedoch mit grünem Blattgemüse und Früchten stillt, bewegt sich in jeder Hinsicht im grünen Bereich.

Pflanzliches Beta-Carotin kann – nach Bedarf – vom Organismus selbst in Vitamin A umgewandelt werden. Auch sind zur Verwertung von Vitamin A nicht – wie es immer hieß – zusätzliche Fett- oder Ölgaben nötig. Man stellte fest, dass bereits winzigste Fettmengen genügen, damit der Körper sich das Vitamin A holen kann, das er benötigt. Und da auch Gemüse und Früchte zwischen etwa 0,2 und 1,5 Gramm Fett pro 100 Gramm enthalten, können rohe Möhren oder frische Erdbeeren den Vitamin-A-Bedarf – entgegen aller Unkenrufe – auch ohne Speckwürfel oder Sahnehäubchen hervorragend stillen. Die Einnahme von künstlichem Beta-Carotin war dagegen – wie beschrieben und wissenschaftlich gut belegt – gefährlich.

Vitamin B_2 – Notwendigkeit von Vollwertigkeit

Vitamin B_2 (Riboflavin) ist ein für die Energiegewinnung im Stoffwechsel wichtiges Vitamin, welches außer in Tierprodukten vor allem in Samen, Nüssen, Pilzen, Hülsenfrüchten, den Schalen und Keimen des Getreides – also im Vollkorn – vorkommt. Vegetarier und Mischköstler unterscheiden sich kaum in der Aufnahme und erreichen fast immer die notwendigen Spiegel. Bei Studien an Veganern kommen ausreichende, aber auch zu niedrige Werte zu Tage. Hier wäre besonders auf die Auswahl vollwertiger Lebensmittel zu achten, ansonsten wäre eine regelmäßige Kontrolle durch ein Blutbild etwa einmal im Jahr anzuraten.

Getränke – ihre Stärken und Tücken

- **Grüntee:** Er verfügt über ein spezielles Antioxidans aus dem Reich der Flavonoide, dem geradezu wundervolle Möglichkeiten zuerkannt werden. Dieses EGCG soll chronische Entzündungen wie etwa bei multipler Sklerose lindern, aber auch gegen Krebs, Alzheimer und Parkinson helfen.
- **Schwarzer Tee:** Ihm ist medizinisch deutlich weniger zuzutrauen, aber immer noch einiges Nützliches. Allerdings haben Homöopathen einiges Fundiertes gefunden sowohl gegen sein Teein als auch das Koffein seines noch beliebteren Konkurrenten um Platz eins bei den animierenden Getränken.
- **Kaffee:** Selbst der einst als Kreislaufgift so gescholtene Kaffee hat sich rehabilitiert. Zwar bleibt Koffein ein solches, wie sich am

Entzugskopfschmerz zeigt, aber Kaffee enthält auch wichtige Antioxidantien, sogar Ballaststoffe und ist keinesfalls ein Flüssigkeitsräuber wie früher unterstellt. Kaffee hat krebshemmende Fähigkeiten wie beim zweithäufigsten Krebs – dem des Dickdarms –, und das wohl durch seine leicht abführende Wirkung. Aber auch bezüglich Brust- und Nierenkrebs wirkt er hemmend.

- **Kakao:** Bei Kindern wie Erwachsenen gleichermaßen beliebt, ist er ein Wunder an Antioxidantien und ein in seiner Frühzeit in Mittelamerika bewährtes Aphrodisiakum. Durch seinen Anteil an L-Tryptophan, der Vorstufe von Serotonin, und seinen hohen Magnesiumgehalt ist er in veganen Drinks ein Stimmungsaufheller, der obendrein den Blutdruck senkt und damit das Herz schützt (siehe auch Seite 335 f.).

Schluss

Nach Schrödinger ist das Entscheidende an unserer Nahrung die Ordnung beziehungsweise die darin liegende Information. Frische ist ein Maß für Ordnung und Lebensenergie – der Mensch ist nach Popp ein Ordnungsräuber und Lichtsäuger. Je mehr Biophotonen er aufnimmt, desto mehr Frische bekommt er ab und kann sie auch ausstrahlen, desto besser ist buchstäblich seine Ausstrahlung – da reagiert der Mensch ähnlich wie Pflanzen. Je frischer, desto mehr Ausstrahlung. Und was ist Charisma anderes als Ausstrahlung? Die Sprache war der Lösung also schon immer nahe.

Neben der Lebensenergie brauchen die meisten von uns auch reichlich Wärme, und die bekommen wir ebenfalls aus der Nahrung im Sinne der TCM. Wir fühlen uns gut, wenn uns von innen heraus warm ist und wir eine gute lichte Ausstrahlung haben. Das ist eigentlich ganz einfach, und alles Wichtige und Richtige ist letztlich einfach.

Diesbezüglich die goldene Mitte zu finden war und ist die eigentliche Aufgabe aller Medizin aller Zeiten – das rechte Maß, die Mäßigung und das Maßhalten sind allen Traditionen als wichtig und richtig vertraut.

Unser persönliches Maß zu finden heißt für die meisten auch, sich mit Früchten in den heute handelsüblichen Größen zu mäßigen, je nach der individuellen Empfindlichkeit für Zucker und Kohlenhydrate. Sie stehen uns in dieser Menge entwicklungsgeschichtlich gesehen erst kurze Zeit zur Verfügung, Säfte noch viel kürzer – also nur in Maßen und mit Genuss und keinesfalls in Massen wegen vermeintlicher Gesundheitsgründe. Das geht daneben, denn die meisten Früchte enthalten viel Fruktose, die im Körper in der Verarbeitung in Konkurrenz zur Fettverbrennung steht.

Unser (Haupt-)Problem ist in meinen Augen die Maßlosigkeit der neuen Welt, des *american way of life!* Aber müssen wir dem wirklich weiter folgen – vor allem wenn wir uns klarmachen, wo er – ernährungstechnisch – bisher hingeführt hat?

In unserer alten Welt und Kultur schrieb uns Hippokrates ins Stammbuch: »*Eure Lebensmittel seien eure Heilmittel und eure Heilmittel eure Lebensmittel*« und weiter sagte er:

> *»Eine natürliche Ernährung, ausreichende körperliche Aktivität und Maßhalten in allen Dingen des Lebens sind das beste Rezept, um in Gesundheit alt zu werden.«*

Das wäre der ungleich gesündere Weg. Aber wollen wir das überhaupt, und wenn ja, was sind wir bereit dafür zu tun und zu geben? Und worauf sollten wir aufpassen?

Schauen wir uns zunächst einige kardinale Irrtümer auf dem hier skizzierten Ernährungsweg an und dann viele gute Tipps.

Vermeidbare Stolpersteine

- 1. Etappe: Vom Mischköstler zum Vegetarier: Hier liegt die Hauptgefahr – geboren aus der irrationalen, aber von der Werbung hochgehaltenen Angst vor Eiweißmangel – in einer Orgie aus Milch(produkten). Wer die Flucht in Letztere antritt, ist gesundheitlich bald schlechter dran als vor dem Wechsel, denn in der Hierarchie der Gefährlichkeit steht die Milch ganz oben.
- 2. Etappe: Beim Umstieg von vegetarisch auf vegan vermehrt auf raffinierte und jedenfalls nicht vollwertige Kohlenhydrate zu setzen, die heute die große Gefahr für die Gesundheit darstellen. Dabei handelt es sich aber nicht nur um eine Attacke auf die Bauchspeicheldrüse, sondern auf den gesamten Organismus. Vegan reicht einfach nicht, es muss schon pflanzlich-vollwertig sein – wie in »Peace Food« dargestellt. Auch die neue Vegan-Industrie bietet eine Fülle von Unnatürlichem an.
- 3. Etappe: Sich jetzt einer Richtung völlig verschreibend den Wald vor einzelnen Bäumen zu übersehen, etwa aus Angst vor Gefäßproblemen nicht nur Öl, sondern alles Fett zu meiden und so sein Gehirn gleichsam verhungern zu lassen. Wir müssen Herz und Hirn und den ganzen Rest ernähren, brauchen also auch gutes Fett.
- 4. Etappe: Beim Wechsel auf Rohkost tappen schließlich viele in eine Fett-Falle, weil sie zu wenige Omega-3- und zu viele

Omega-6-Fettsäuren bekommen. Wir müssten hier beim ursprünglichen Verhältnis von 1 : 2 oder wenigstens 1 : 3 bleiben, aber nicht 1 : 20 wie heute üblich durch den längst eingetretenen Schwerpunkt auf Körner- statt auf Blätternahrung.

In der Welt der Polarität lebend, laufen wir ständig Gefahr, von einem Extrem ins andere zu fallen. Salz war lange Zeit so kostbar, dass es als *Salär* zur Bezahlung diente. Schließlich aber kam es zum Überfluss und wurde zum Problem für die Gesundheit, und da stehen wir heute noch. Kaum hatten wir es – dank Einsicht der Schulmedizin – fast geschafft, kam das Himalaya-Salz auf und eröffnete neue Salzorgien. Natürlich ist es richtig, ganzes vollwertiges Salz, das viele und möglichst alle Elemente enthält, zu nehmen statt des Auszugsprodukts der Industrie, reinen Natriumchlorids – aber natürlich in Maßen, nicht in Massen. Denn man kann sich *das Leben auch versalzen.*

Ähnlich ging es uns mit Fleisch. Der Sonntagsbraten als Belohnung für viel harte körperliche Arbeit einer anstrengenden Woche hat uns noch nicht sehr geschadet, aber der tägliche Fleischkonsum ist für Büro-Drehstuhlbesitzer zum Fiasko geworden. Nun *riechen wir den Braten* allmählich, aber es gilt wach und aufmerksam zu bleiben.

Jetzt besteht natürlich auch die Gefahr, die ketogene Diät zu übertreiben, wie es bei Perlmutter und Davis geschieht. Und schon sind dort wieder alle Kohlenhydrate schuld. Dabei geht es natürlich nur um die raffinierten und den Weizen. Aber selbst wenn David Perlmutter sagt, »modernes Getreide zersetzt das Hirn«, ist das Wörtchen »modern« zu bedenken, tatsächlich enthält eben moderner Weizen mehr Gluten und vor allem andere genetische Sequenzen und Zusatzstoffe wie der ursprüngliche, und daraus entsteht die Problematik. Aber es spricht natürlich nichts dagegen, die alten oder glutenfreien Getreide oder ähnliche Sättigungsbeilagen wie Buchweizen (siehe Seite 300 f.) zu essen. Es sei denn, man folgt einer strengen Diät wegen Krebs oder Alzheimer mit Vermeidung fast aller Kohlenhydrate.

Wenn Perlmutter sich gegen Obst ausspricht, halte ich das für ganz verfehlt. Aber natürlich können Massen »moderner« süßer Früchte schaden. Aus meiner Sicht: Gern reifes Obst und auch mehrmals am Tag, aber natürlich in Maßen.

Ernährungs-Tipps von Fortgeschrittenen (und Forschern)

Vieles hört sich beim ersten Mal so kompliziert an, dabei ist das meiste viel einfacher, als es klingt: Insulin-Balance, Säure-Basen-Ausgleich und ein natürliches Natrium-Kalium-Verhältnis mag medizinisch und aufwändig klingen: Dabei ist es so leicht zu verwirklichen durch Essen von reichlich frischem Gemüse!

1. Lieber nichts als Schlechtes, lieber wenig als viel: Qualität vor Quantität!
2. a) Die Belastung unserer Muskeln ist kontinuierlich gesunken, die unseres Gehirns gestiegen, also brauchen wir andere Nahrung als unsere Vorfahren mit geringerer Energie- und höherer Vitalstoffdichte.
   b) Smoothies als Antwort auf die Herausforderungen dieser Zeit: unverdichtete, schaumige Nahrung voller Vitalstoffe.
   c) Statt Kaloriendichte – Vitalstoffreichtum!
3. a) Frisches Obst und Gemüse haben die geringste Kaloriendichte – 2000 kcal reichen pro Tag für Frauen, 2300 für Männer;
   b) aber: Kalorienzählen nimmt dem Essen den Genuss!

c) Stattdessen ein Gefühl für Qualität und Quantität entwickeln!

4. a) So frisch und lebendig wie machbar, dafür genetisch so alt wie möglich.

   b) Lieber alte Obstsorten, Gemüse und Beeren pflanzen und essen.

   c) Was nur schön ausschaut, aber nicht gut schmeckt, ist nicht gut.

   d) Der Geschmack ist (heute) ehrlicher als der Anblick.

5. a) Natürliches Magnesium- zu Kalziumverhältnis ist 2 : 3 wie in Gemüse und Obst, nicht 1 : 10 wie in Milch.

   b) Also: Gemüse und Obst statt Milch(-produkten)!

6. Gut gekaut ist halb verdaut! Wer von Smoothies lebt, muss anfangen, diese zu kauen.

7. a) Der Zauber des *nil (nocere)* – vor allem nichts (schaden). Alter Ärztegrundsatz, der sich noch immer bewährt.

   b) Im Zweifelsfall einfach nicht essen.

   c) Macht nichts, da Hundertjährige sowieso oft fasten.

8. Oxidativen Stress reduzieren: Rauchen und Übergewicht runter, basische Mineralstoffe hoch: Pflanzlich-vollwertig essen!

9. Gegengewicht zur Moderne: Gesundes Essen mit Genuss – Entspannung mit Hingabe – Bewegung mit Freude!

10. a) Schluss mit Übergewicht und den Volkskrankheiten Typ-II-Diabetes, Bluthochdruck und Herzinfarkt, Allergien und Krebs, Rheuma und Gicht!

    b) Ernährungs-Regression in die Jungsteinzeit, in der es noch keine Milch- und Weizenprodukte gab!

    c) Steinzeitnahrung auf wissenschaftlicher Basis!

11. So wenig konserviert und tot wie notwendig: Höchstens getrocknet, der natürliche Weg, den auch Mutter Natur für ihre Samen wählt.

12. Lieber roh als gekocht, so natürlich wie möglich, so wenig behandelt wie nötig – beim Garen, aber auch schon beim Züchten Zurückhaltung!
13. Genetisch so alt und natürlich wie machbar, so wenig hybridisiert und genmanipuliert wie möglich!
14. Lieber vollwertig als raffiniert, aber kein Vollkorn auf Weizenbasis, da dessen glykämischer Index höher ist als der von Haushaltszucker!
15. a) Je klebriger ein Lebensmittel, desto höher der Amylopektingehalt und damit der glykämische Index (GI): Reismehl (GI 90), Natur-Basmati-Reis (GI 45), Wildreis (GI 35).
    b) Also runter mit dem GI – hoch mit der Natürlichkeit!
16. Die Kombination von Tierprotein und rasch verfügbaren Kohlenhydraten erhöht die Insulinausschüttung – also beides meiden!
17. a) Zwischenmahlzeiten nur aus rohem Obst und Gemüse, keinesfalls mit kalorienreicher Nahrung, die das Insulin lockt.
    b) Milchkaffee mit Zucker ist eine insulinlockende Zwischenmahlzeit!
18. a) Seinen natürlichen Rhythmus finden.
    b) Inspiriert durch Ayurveda: Nur bei Hunger essen, nie aus Konvention, etwa weil Mittag ist.
19. Vor einer neuen Mahlzeit muss die letzte vollständig verdaut sein, nur dann stellt sich natürlicherweise neuer Hunger ein.
20. a) Inder sagen, ein schlechtes Verdauungsfeuer (Agni) hinterlasse Rückstände (Mala) und Giftstoffe (Ama):
    b) Deshalb für Lebensenergie und -wärme in den Lebensmitteln sorgen.
21. Bei Gewichtsproblemen fettarm, aber nicht fettfrei. Hirn is(s)t Fett und braucht Fett!

22. Pflanzenöle wichtig für die Aufnahme fettlöslicher Vitamine, aber nicht zwingend direkt dazu.
23. Fett ist der wichtigste Geschmacksträger, und guter Geschmack ist so wichtig, nicht nur, aber auch beim Essen. Also gutes Fett!
24. Omega-3-Fettsäuren aus Lein-, Hanf- und Chia-Öl (1 Esslöffel pro Tag) oder 2 Esslöffel gemahlene Leinsamen, eine Handvoll Walnüsse.
25. Nur nicht oxidierte Omega-3 fördern die Gesundheit, keinesfalls ranzige; Omega-3-Fettsäuren nie erhitzen, da sonst sehr schädlich!
26. Milchsäurehaltige Lebensmittel wie milchsauer vergorene Gemüsesäfte reduzieren Blutzucker- und Insulinantwort und sind deshalb gesund.
27. Günstige Zubereitungsarten: Dünsten im eigenen Saft, Backen im Ofen, kurzes Anbraten, grundsätzlich nur *al dente* kochen mit wenig Fett und das Gemüse knackig lassen; wenn Fett, dann vorm Servieren darübergeben.
28. Sehr kurzes Anbraten wärmt und schädigt wenig – wie Zubereiten im asiatischen Wok.
29. Lieber langsam als schnell essen, lieber regelmäßig als chaotisch!
30. Gut gewürzt, aber wenig Salz.
31. *Natürlich* süß, aber natürlich kein Zucker (sondern gesunde Ersatzzucker wie Erytrit, Xylit oder Stevia).
32. Kreuzblütler (Rosenkohl, Brokkoli, Blumenkohl) nicht in Wasser kochen, da das die wichtigsten Stoffe – wie Sulforaphan – ruiniert, die für die Krebsvorbeugung so wichtig sind. Lieber dampfgaren oder in Olivenöl dünsten.
33. Mehr basisch und weniger sauer essen, kalium- statt natriumreich. Das natürliche Verhältnis dieser beiden Stoffe hat

sich um den Faktor 10 bis 50 zugunsten des Natriums verschoben: Also gemüsereich und salzarm!

34. Häufige Fehler: a) Mengen zu groß, b) Pausen zwischen Mahlzeiten zu klein (weniger als 3 Stunden), c) Schling- statt Mahlzeit!
35. Wer zu viel verbraucht, ist zu früh verbraucht und fertig (nicht nur mit den Nerven). Also wenig und in Maßen statt in Massen! Aber regelmäßig, also in der Regel und mäßig!
36. a) »Fleisch ist ein Stück Lebenskraft – solange es lebt.« (Prof. Claus Leitzmann)
    b) Wenn wir es tot zu uns nehmen, vermittelt es auch Tod, also lieber streichen.
37. Zusätzlich raffinierte Kohlenhydrate und Gluten streichen und gutes Fett wählen wie Oliven- und Kokosöl.
38. Das »tödliche Quartett« aus Bauchfett, Insulinresistenz, Fettstoffwechselstörung und Bluthochdruck ausbremsen: Tierprotein-, zucker- und glutenfrei essen, salz- und fettarm, aber pflanzenreich!
39. Die Dickmacher-Combo: Tierprotein, Gluten, Haushaltszucker und Salz! Meiden und durch Besseres ersetzen! Tierprotein durch Pflanzlich-Vollwertiges, Haushaltszucker durch Erytrit, Xylit, Salz mit Gewürzen mischen!
40. Weniger Schleim [in Form von Milch(produkten)] und Kleber (Gluten). Ersterer verschleimt, und Letzterer verkleistert unser Hirn: Milch(produkte) und Gluten meiden!
41. Vorschlag zum G(l)uten: Einen Monat Regenerations-Ferien fürs Hirn ohne (Sch-)Leim, Kleber und Kleister und dafür mit ausgezeichneten Fetten wie Kokos- und Olivenöl. Dann läuft oben wieder alles wie geschmiert.
42. a) Gut geschmiert ist halb gewonnen.

b) Wer dagegen alles verpappt und verklebt, hat schon halb verloren.

43. a) Getreide aufs Korn nehmen!
b) Nur die Guten ohne Gluten ins Töpfchen und vor dem Essen noch keimen lassen.
44. Die Kunst des Würzens lernen!
45. a) Kartoffeln statt zu Gemüse zu Kohlenhydraten rechnen.
b) Speckige statt mehlige wählen wegen niedrigerem GI.
46. a) Keine Fertig-Menüs und Fertig-Müslis – beide machen uns fertig mit zu viel falschem Fett und Zucker.
b) Designer-Nahrung führt uns nicht ins, sondern hinters Licht.
47. Obst ist ideal auch für zwischendurch: Ausnahmen Trockenobst, Bananen, Trauben, Melonen, da zu zuckerreich. Wenn diese, dann in Maßen statt in Massen.
48. »Meiden Sie die vermeintlichen Helfer aus Röhrchen und Schachteln mit ihren Zutaten, die man weder aussprechen noch definieren kann, wenn man kein Chemiker ist.« (David Agus)
49. »Essen Sie natürliche Nahrungsmittel, also so naturnah wie möglich. Nicht zu viele. Hauptsächlich pflanzliche.« (Michael Pollan)
50. »Es gibt keinen Ersatz für Ernährung und Sport als Kernstück Ihres Gesundheitsprogramms.« (David Agus)
51. »Man kann nicht erwarten, dass Pillen und Fertigprodukte unsere Ernährungsdefizite ausgleichen. Das können nur natürliche Lebensmittel.« (David Agus)
52. Fragen Sie: »Welches Obst und Gemüse ist heute frisch eingetroffen?« Wie früher bei Fisch.
53. a) Spitzen-Winzer keltern nur Trauben, die direkt vom Weinstock kommen und erst Minuten vorher gepflückt wurden.
b) Spitzen-Esser folgen ihnen da.

54. Pflanzen sind natürlich und von niemandem bestritten die idealen Lichtspeicher – die Licht in reinster Form in ihren Zellen speichern.
55. Sättigung? Wann ist man satt? Wenn man das erste Mal aufstoßen muss, aufhören! (Okinawa, Ayurveda)
56. Praktische Tipps von Dr. Perlmutter: Weizenmehl durch Kokosmehl, gemahlene Nüsse und gemahlenen Leinsamen ersetzen.
57. Anstatt irgendwelchen Pflanzenölen natives Leinöl, Olivenöl und Kokosöl, aber wieder – in Maßen statt in Massen.
58. Das Richtige artgerecht aus der Umgebung und zur jeweiligen Zeit – regional und saisonal –, dabei das rechte Maß bewahren.
59. Geschmack lebt von Frische und Lebensenergie, aber auch von der Zusammenstellung – hier kommen gute Köche ins Spiel.
60. In die Psychosomatik von »Krankheit als Symbol« ein- und aus alten Gewohnheiten aussteigen!

Programmpunkte für ein erfüllteres Leben

1. Ernährungsumstellung auf ausgewogene pflanzlich-vollwertige Kost ohne Gluten und mit genügend guten Fetten.
2. Regelmäßige Bewegung im Sauerstoffgleichgewicht mit einmal täglich Schwitzen.
3. Guter Nacht- und Mittagsschlaf und gesunde Rhythmik.
4. Die eigene Seele besuchen – mit dem verbundenen Atem leben.
5. Regelmäßig bewusst fasten – auch mehrmals im Jahr.
6. Die Spielregeln des Lebens, die Schicksalsgesetze, anwenden.
7. *Last but not least,* und eigentlich vorrangig: Dem Leben Sinn geben, seine Gaben in seinen Begabungen entdecken und sie der Welt freigiebig schenken.

(Aus-)Wege aus der Falle

Wollen wir als Menschen überleben, müssen wir uns wieder mit Mutter Natur und Mutter Erde versöhnen und mit unseren Vätern, den irdischen und dem himmlischen. Und wir müssen die schwersten Fehler korrigieren und letztlich gedanklich dorthin zurückkehren, wo sie entstanden sind, in der Jungsteinzeit. Ernährungsmäßig ist das einfach: Wenn wir auf Milch(produkte) und Tierprotein verzichten und auf Gluten beziehungsweise Weizen und das übrige Getreide minimieren, sind wir auf gutem Weg und können eine Fülle alter Lebensmittel aus unserer Tradition wiederentdecken und eine Fülle neuer hinzugewinnen aufgrund unserer modernen Möglichkeiten. Bei Letzterem sollten wir nur bedenken, das neben saisonal auch regional seinen Wert hat, und jeweils überlegen, ob die Ausnahme es wirklich wert ist, wie ich das für Kurkuma, Moringa, Chia, Kokosöl und die Erwähnten glaube. Vor allem wenn wir dafür Sorge tragen, dass alles, was uns an Exotischem nützt, auch dort, wo es geerntet wird, Nutzen stiftet und das Leben fördert. Am Ende werden wir mehr und Besseres als im Augenblick haben und daran gesunden und in unsere Energie kommen, statt uns durchs Leben zu schleppen wie jetzt so viele. Ein Leben voller Lebensenergie und -kraft ist keine Utopie, wenn wir die großen Fehler korrigieren und nicht zu viele neue hinzufügen. Wir brauchen zuerst einmal eine Art Bedenkzeit oder Zäsur, und dafür kann ich nur immer wieder eine Fastenzeit empfehlen.

Wie sehr wir mit dem mütterlichen und väterlichen Prinzip im Widerstand sind, zeigt sich auf so vielen Ebenen. Mit der Vaterschaft klappt es nicht mehr, denn über 50 Prozent der jungen Männer sind zeugungsunfähig – in den USA und bei uns nimmt diese Seuche rapide zu. Versöhnung, Verbrüderung und Verschwisterung sind notwendige Voraussetzungen für ein Leben in Fülle für alle, ein erfülltes Leben, wie Christus es empfiehlt. Möglich ist es, allerdings wohl nicht mit diesem Wirtschafts- beziehungsweise Geldsystem.

Lösungshilfen und spirituelle Dimensionen der Ernährung

Der eigene Garten ist ein großes Geschenk, das viele auch noch zu schätzen wissen als bequemen Spielplatz für die Kinder und Möglichkeit, eben schnell mal frische Luft (Prana?) zu schnappen oder sich einen Moment in die Sonne zu legen (Lebensenergie). Aber der Höhepunkt bestünde darin, wenn hier die für den eigenen Typ optimale Nahrung wachsen würde.

Könnte es sein, dass Pflanzen, die wir selbst pflegen und hegen, auch enthalten, was wir brauchen? Wie Tiere uns viel mehr abnehmen, als wir uns träumen lassen, könnten Pflanzen uns – gleichsam aktiv – etwas schenken, das uns fehlt. Entnehmen sie dem Boden, was wir besonders brauchen, und bieten es uns an? Wenn Menschen völlig mit ihrer Umgebung in Harmonie verschmelzen, kann ich diesem Gedanken von Paul Brenner, unserem Bio-Gärtner in TamanGa, gut folgen. Für einen materialistischen modernen Intellektuellen ist das natürlich lächerlich, wie das meiste auf dieser Welt. Für einen empfindsamen, einfühlsamen, der Natur – der eigenen und der äußeren – zugewandten Menschen ist aber fast nichts lächerlich und so auch das denkbar.

Könnte es sein, dass das eigenhändig mit Liebe Angebaute für uns selbst noch besser ist? Kann es sein, dass die eigenen Kräuter auf dem eigenen Balkon für mich am besten sind und deine für dich?

Superfoods sind frisch auch noch viel besser und vor allem dann, wenn sie von Anfang an *in guten Händen* waren. Das aber ist nur über fairen Handel zu gewährleisten, weshalb es so wichtig ist, seinem Händler die Hand zu reichen, in der Hoffnung, dass er sie auch seinen Partnern reicht bis an den Anfang der Kette, wo meist einfache Menschen die Pflanzen anbauen und ernten. Man wird es mit der Zeit sogar schmecken, wenn diese ganz andere und in meinen Augen genauso wichtige Nahrungskette von Anfang an in Ordnung ist und dann auch gute Lebensenergie vermitteln kann.

Im Spannungsfeld von Himmel und Erde – das Geheimnis von Segen und Erdung

So wie uns das Licht des Himmels im Sinne der Biolumineszenz leuchten lässt und das Prana des Luftelementes atmen, kann auch ein geistiger Bezug nach oben so viel bewegen. Das ist das Prinzip des Segnens, das wir in fast jeder Kultur finden und das sich offensichtlich bewährt hat. Tatsächlich scheint es aber auch vielen wichtig, die den zu den großen Kirchen längst verloren haben. Religiös entwurzelte westliche Menschen haben jedenfalls viel bezahlt, um sich *Deeksha,* den hinduistischen Segen, geben zu lassen und vorher schon *Reiki* von einem christlichen Meister aus Japan. *Deeksha* holt die himmlische Energie von oben herab auf den zu Segnenden, *Reiki* legt ihm die Hände auf. All das könnte man in der eigenen Tradition natürlich auch in jeder Hinsicht günstiger haben, allein wir trauen dem Eigenen (Kulturgut) inzwischen oft am wenigsten (zu). Und natürlich ließe sich auch das eigene Essen vor dem Genuss segnen. Das hat sich jedenfalls sehr bewährt als Zäsur zwischen Arbeitsleben und Essen. Es erhöht die Bewusstheit und ermöglicht ein ruhigeres und entspannteres Essen.

Und so wie der Segen von oben uns und unserem Essen viel bringen könnte, brauchen wir auch den Bezug zur Erde. So wie uns konkrete Erdung Sicherheit vermittelt, etwa über den Platz, an dem wir Wurzeln schlagen und gedeihen können auf eigenem Grund und Boden, kann uns auch eine bewusste Kontaktaufnahme zu Mutter Erde Kraft und Vertrauen schenken. Wir könnten vor dem Essen auch diesen Bezug herstellen durch dankbare Gedanken an Mutter Erde, die dieses Essen wachsen ließ und uns schenkt.

Ist das Leben schön?
Wir können es uns jedenfalls besser schmecken lassen und schöner machen frei nach Sri Chinmoy:

»Leben ist sich entwickelnde Schönheit,
Wahrheit sich enthüllende Schönheit,
Liebe sich entfaltende Schönheit,
Frieden sich manifestierende Schönheit,
Licht sich erfüllende Schönheit.«

Literaturverzeichnis

Mein Weg-Weiser

Sie sind herzlich eingeladen zu meinem Buch *Mein Weg-Weiser* (www.dahlke.at), das Sie gratis erhalten. Wenn Sie sich dafür zu meinem Newsletter anmelden, freue ich mich. Darin erkläre ich, wie es zu über sechzig Büchern kam und was die Schattenseiten sind, und warum ich doch so gern weiterschreibe. *Mein Weg-Weiser* wird aber auch viele wertvolle Tipps geben. Ich freue mich, wenn du dir dieses kleine Buch gönnst und gern auch weitergibst, verschenkst, empfiehlst.

Neuerscheinungen 2019:

Körper-Geist-Seele-Detox, Arkana • Krebs – Wachstum auf Abwegen, Arkana • Jetzt einfach atmen! ZS • Das große Peace Food-Buch, GU

2018

Die Hollywood-Therapie. Was Filme über uns verraten (mit M. Dahlke), Edition Einblick • Die Peace-Food-Keto-Kur, GU • Jetzt einfach meditieren, ZS • Kurzzeitfasten, Südwest • Das Alter als Geschenk, Arkana

Grundlagenwerke

Die Schicksalsgesetze: Spielregeln fürs Leben, 2009 • Das Schattenprinzip: Die Aussöhnung mit unserer verborgenen Seite, 2010 • Die Lebensprinzipien: Wege zu Selbsterkenntnis, Vorbeugung und Heilung (mit Margit Dahlke) 2011 (alle Arkana)

Krankheitsdeutung und Heilung

Krankheit als Symbol, Bertelsmann 2014 • Angstfrei leben, Arkana 2013 • Wenn wir gegen uns selbst kämpfen, Goldmann 2015 • Die Schattenreise ins Licht: Depressionen überwinden, Goldmann 2014 • Seeleninfarkt. Zwischen Burn-out und Bore-out, Goldmann 2013 • Krankheit als Sprache der Seele, Goldmann 2008 • Krankheit als Weg (mit Thorwald Dethlefsen), Goldmann 2000 • Frauen-Heil-Kunde (mit M. Dahlke und V. Zahn), Goldmann 2003 • Krankheit als Sprache der Kinderseele, Goldmann 2010 • Herz(ens)probleme, Goldmann 2011 • Das Raucherbuch, Goldmann 2011 • Verdauungsprobleme (mit R. Hößl), Knaur 2001

Weitere Deutungsbücher

Hör auf gegen die Wand zu laufen, Goldmann 2017 • Die Spuren der Seele (mit R. Fasel), GU 2010 • Der Körper als Spiegel der Seele, www.heilkundeinstitut.at 2009 • Die Psychologie des Geldes, Goldmann 2011 • Die 4 Seiten der Medaille (mit C. Hornik), Goldmann 2015 • Tiere als Spiegel der menschlichen Seele (mit I. Baumgartner), Goldmann 2016 • Omega – im inneren Reichtum ankommen (mit Veit Lindau), Arkana 2017

Krisenbewältigung

Die Liste vor der Kiste, Terzium 2014 • Von der großen Verwandlung, Crotona 2011 • Lebenskrisen als Entwicklungschancen, Goldmann 2002 • Wie Sex und Liebe sich wieder finden, Goldmann 2017

Gesundheit und Ernährung

Das Lebensenergie-Kochbuch: Vegan und glutenfrei, Arkana 2016 • Peace Food – das vegane Kochbuch, GU 2011 • Vegan für Einsteiger, GU 2014 • Peace Food – vegan einfach schnell, GU 2015 • Das große Buch vom Fasten, Goldmann 2019 • Jetzt einfach fasten, ZS 2017 • Fasten-Wandern, Droemer Knaur 2017 • Bewusst fasten, Königsfurt-Urania 2016 • Vegan – ist das ansteckend?, Königsfurt-Urania 2017 • Vegan schlank, GU 2015 • Ganzheitliche Wege zu ansteckender Gesundheit 2011 • Das kleine Buch vom Fasten 2011 (alle www.heilkundeinstitut.at) • Endlich wieder richtig schlafen, Arkana 2014 • Notfallapotheke für die Seele, Goldmann 2009 • Die wunderbare Heilkraft des Atmens (mit A. Neumann), Heyne 2009 • Störfelder und Kraftplätze, Crotona 2013

Meditation und Mandalas

Mandalas der Welt, Goldmann 2012 • Schwebend die Leichtigkeit des Seins erleben 2012 • Arbeitsbuch zur Mandala-Therapie, 2010 • Mandala-Malblock, 1984 • Worte der Weisheit (alle www.heilkundeinstitut.at) • Weisheitsworte der Seele, 2012 • Die Kraft der vier Elemente (mit Bruno Blums Bildern), 2011 (beide Crotona)

Roman

Habakuck und Hibbelig – das Märchen von der Welt, Allegria 2004

Geführte Meditationen

CDs: www.heilkundeinstitut.at – Downloads: Arkana Audio

Grundlagen

Das Gesetz der Polarität • Das Gesetz der Anziehung • Das Bewusstseinsfeld • Die Lebensprinzipien – 12 CD-Set • Die 4 Elemente • Elemente-Rituale • Schattenarbeit

Krankheitsbilder

Allergien • Angstfrei leben • Ärger und Wut • Depression • Die Wege des Weiblichen • Hautprobleme • Herzensprobleme • Kopfschmerzen • Krebs • Leberprobleme • Mein Idealgewicht • Niedriger Blutdruck • Rauchen • Rückenprobleme • Schlafprobleme • Sucht und Suche • Tinnitus und Gehörschäden • Verdauungsprobleme • Vom Stress zur Lebensfreude

Allgemeine Themen

Der innere Arzt • Heilungsrituale • Ganz entspannt • Tiefenentspannung • Energie-Arbeit • Entgiften – Entschlacken – Loslassen • Bewusst fasten • Den Tag beginnen • Lebenskrisen als Entwicklungschancen • Partnerbeziehungen • Schwangerschaft und Geburt • Selbstliebe • Selbstheilung • Traumreisen • Mandalas • Naturmeditation • Die Lebensaufgabe finden

Weitere geführte Meditationen und Übungen auf CD

7 Morgenmeditationen • Die Leichtigkeit des Schwebens • Die Psychologie des Geldes (Übungen) • Die Notfallapotheke für die Seele (Übungen) • Die Heilkraft des Verzeihens • Eine Reise nach innen • Erquickendes Abschalten mittags und abends • Schutzengel-Meditationen

Hörbücher – Filme

Krankheit als Weg • Omega • Fasten-Wandern • Körper als Spiegel der Seele • Von der großen Verwandlung • Die Spuren der Seele – was Hand und Fuß über uns verraten • Krankheit als Chance (alle: www.heilkundeinstitut.at)

Vorträge von R. Dahlke auf CD
Erhältlich unter www.heilkundeinstitut.at (die Buchthemen und mehr)
Filme über Ruediger Dahlke: Die Schicksalsgesetze – auf der Suche nach dem Masterplan, Arenico 2014 • Unser Biogarten • Ruediger Dahlke – ein Leben für die Gesundheit (2 DVDs)

Adressen

Für Informationen zu Seminaren, Ausbildungen, Trainings, Vorträgen: Heil-Kunde-Institut Graz, Oberberg 92, A-8151 Hitzendorf, Tel.: 0043 316 7198885, Fax: 0043 316 7198886, Internet: www.dahlke.at; E-Mail: info@dahlke.at

Seminar- und Gesundheits-Zentrum TamanGa: www.tamanga.at
Labitschberg 4, A-8462 Gamlitz, (25 Minuten vom Airport Graz): Fasten- und Fastenwander-Wochen mit Ruediger Dahlke, TamanGa-Natur-Kur und Regenerations-Ferien für Gruppen und Einzelgäste

Für Psychotherapien: Heil-Kunde-Zentrum Johanniskirchen, Schornbach 22, D-84381 Johanniskirchen, Tel.: 0049 85 64-819, Fax: 0049 85 64-1429
Webshop Ruediger Dahlke: www.heilkundeinstitut.at (von Ruediger Dahlke empfohlene Gesundheits-Produkte, Bücher, Filme, CDs)

Internet-Community: www.lebenswandelschule.com

Unsere Leseempfehlung

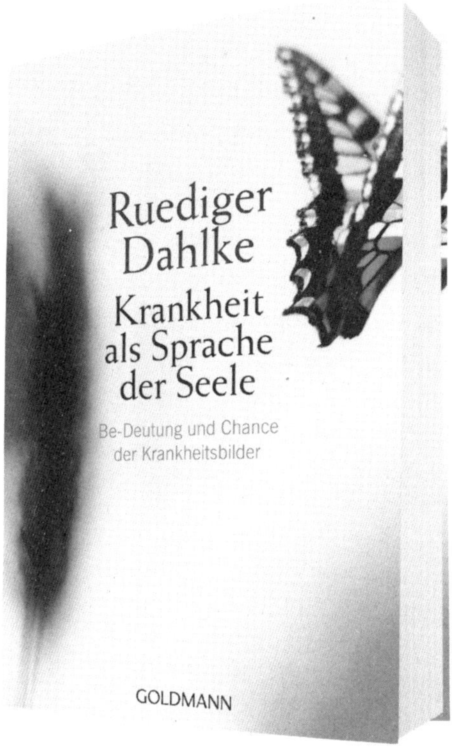

448 Seiten

Der Autor behandelt eine Vielzahl von Krankheitsbildern. Er gibt dem Leser Mittel an die Hand, die Sprache des Körpers zu verstehen, eigene Symptome zu deuten und mit seelischen Ursachen in Beziehung zu setzen.

Unsere Leseempfehlung

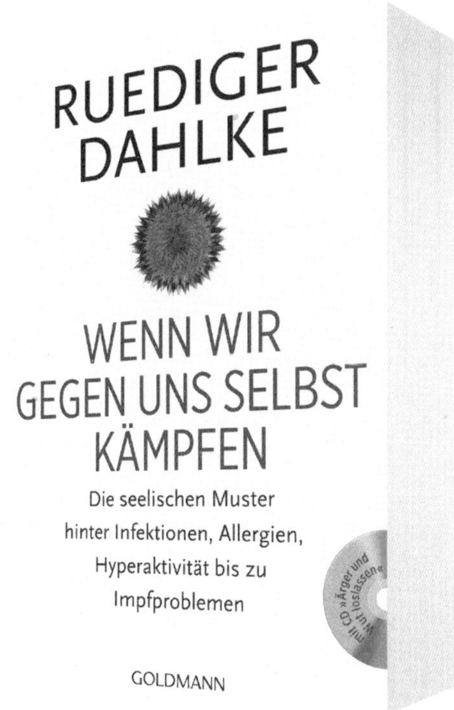

384 Seiten
Auch als E-Book erhältlich

Der Arzt und Psychotherapeut Ruediger Dahlke behandelt ein hochaktuelles Thema: Krankheiten als Ausdruck innerer Angespanntheit, Wut und unterdrückter Aggression. Dabei sind Ärger und Wut Urprinzipien des Lebens und es gibt viele neue Wege, sie positiv umzumünzen – und sie eben nicht aus sozialen Zwängen zu unterdrücken. Statt in den inneren Kampf gegen uns selbst zu treten, müssen wir den Mut zur Veränderung aufbringen. Und dadurch finden wir wieder zu Vitalität und Lebensfreude. Ein Grundlagenwerk zur ganzheitlichen Medizin.

www.goldmann-verlag.de
www.facebook.com/goldmannverlag

GOLDMANN
Lesen erleben

Unsere Leseempfehlung

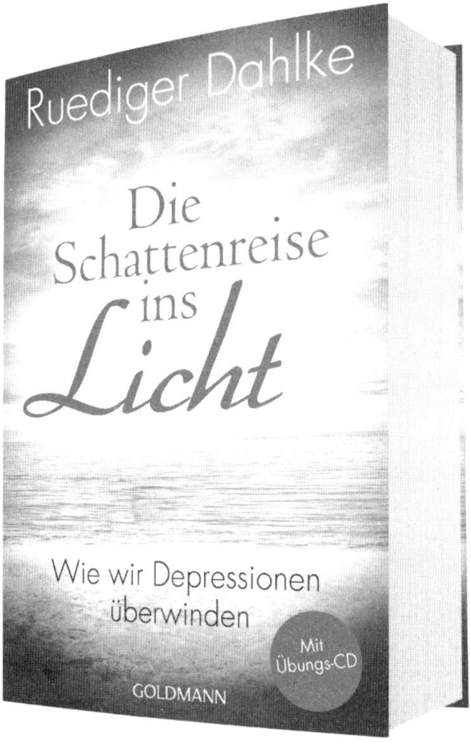

512 Seiten
mit 1 CD,
Spieldauer
1 Std. 15 min.

Depression ist die Volkskrankheit Nummer eins in Deutschland. Ruediger Dahlke bietet in der überarbeiteten Neuausgabe seines Erfolgssellers „Depression" umfassende therapeutische Hilfestellung, um die Erkrankung zu verstehen, zu heilen und sich dauerhaft davor zu schützen. Die beiliegende Übungs-CD bietet zahlreiche Übungen, um den Heilungsprozess zu unterstützen.

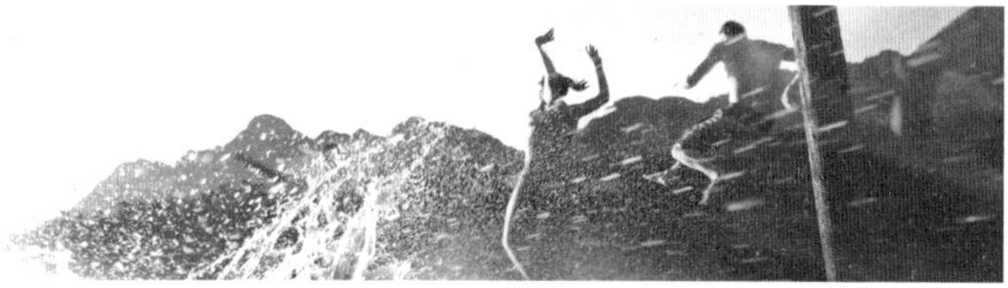